Peter Neu

Akutpsychiatrie

Akutpsychiatrie

Das Notfall-Manual

Herausgegeben von

Peter Neu

Unter Mitarbeit von

Sebastian Erbe, Christine Knaevelsrud,
Katrin Körtner, Steffen Lau,
Friedel M. Reischies, Stefan Röpke
und Friederike Schmidt

Mit 8 Abbildungen
und 30 Tabellen

Schattauer Stuttgart New York

Bibliografische Information der Deutschen Nationalbibliothek:
Die Deutsche Nationalbibliothek verzeichnet diese Publikation in der Deutschen Nationalbibliografie; detaillierte bibliografische Daten sind im Internet über http://dnb.d-nb.de abrufbar.

Besonderer Hinweis:
Die Medizin unterliegt einem fortwährenden Entwicklungsprozess, sodass alle Angaben, insbesondere zu diagnostischen und therapeutischen Verfahren, immer nur dem Wissensstand zum Zeitpunkt der Drucklegung des Buches entsprechen können. Hinsichtlich der angegebenen Empfehlungen zur Therapie und der Auswahl sowie Dosierung von Medikamenten wurde die größtmögliche Sorgfalt beachtet. Gleichwohl werden die Benutzer aufgefordert, die Beipackzettel und Fachinformationen der Hersteller zur Kontrolle heranzuziehen und im Zweifelsfall einen Spezialisten zu konsultieren. Fragliche Unstimmigkeiten sollten bitte im allgemeinen Interesse dem Verlag mitgeteilt werden. Der Benutzer selbst bleibt verantwortlich für jede diagnostische oder therapeutische Applikation, Medikation und Dosierung.
In diesem Buch sind eingetragene Warenzeichen (geschützte Warennamen) nicht besonders kenntlich gemacht. Es kann also aus dem Fehlen eines entsprechenden Hinweises nicht geschlossen werden, dass es sich um einen freien Warennamen handelt.

E-Mail: info@schattauer.de
Internet: http://www.schattauer.de
Printed in Germany

Lektorat: Dipl.-Psych. Mihrican Özdem, Landau
Umschlagabbildung: »Schuldgefühle« © Seyma Soydan 2008
Satz: Stahringer Satz GmbH, Kolpingstraße 9, 35305 Grünberg
Druck und Einband: Druckhaus Köthen GmbH, Friedrichstraße 11/12, 06366 Köthen

ISBN 978-3-7945-2593-5

Vorwort

Die »Akutpsychiatrie« richtet sich in erster Linie an psychiatrisch tätige Klinikärzte, klinisch tätige Psychologen, Amtsärzte des Sozialpsychiatrischen Dienstes und psychiatrisches Pflegepersonal. Es bereitet darauf vor, alltägliche und auch weniger alltägliche Situationen und Erkrankungen im Bereich der Akutpsychiatrie richtig einschätzen und behandeln zu können. Ferner richtet sich das Buch an nichtpsychiatrische Ärzte wie Notärzte oder allgemeinärztliche Kollegen in der Rettungsstelle, die wenig oder keine Erfahrungen mit akuten psychiatrischen Krankheitsbildern haben.
Dieses Buch soll helfen, Nacht- und Aufnahmedienste sicherer und stressfreier bewältigen zu können. Außerdem bietet es viele hilfreiche Informationen zur Organisation einer Akutstation, sodass sich aus dieser ein effektives und erfolgreiches therapeutisches Instrument entwickeln kann.

Zum Gebrauch dieses Buches

Dieses Buch ist aus dem Blickwinkel des aufnehmenden Arztes geschrieben, der eine Patientenversorgung durchführt und begleitet. Es beginnt mit der Darstellung der »Akuten Syndrome«. Hierbei gehen wir von der Situation aus, dass der Arzt im Nachtdienst, in der Rettungsstelle oder bei einer anderen Notfallsituation einen Patienten mit einem akut vorherrschenden Syndrom zu versorgen hat und ihm dabei typischerweise nur eingeschränkte Diagnose- und Anamnesemöglichkeiten zur Verfügung stehen. Die Beschreibungen erfolgen explizit aus der Sicht des Arztes, der sich mehr oder weniger alleine dieser schwierigen Situation stellen muss. Das Buch gibt detaillierte Hilfestellungen, wie unter diesen Bedingungen trotzdem eine effiziente Versorgung erfolgen kann.
Der Teil »Spezielle Krankheitsbilder« beschäftigt sich dann mit der subakuten Situation, z. B. am nächsten Morgen nach der stationären Aufnahme des Patienten. In diesem Stadium kann der Arzt mehr Informationen bekommen und eine ausführliche Diagnostik durchführen. Der Arzt erhält in diesen Kapiteln Empfehlungen für mögliche weitere Maßnahmen, die dann in eine längerfristig geplante und konzipierte Therapie überleiten sollen.
Im Abschnitt »Psychotherapie und Psychoedukation« werden die Einsatzmöglichkeiten der Psychotherapie auf einer Akutstation erläutert, die unter besonderen Voraussetzungen und mit anderen Mitteln erfolgen muss, als dies normalerweise der Fall ist. Ferner wird ausführlich auf das Konzeptionieren und Gestalten der therapeutischen Psychoedukation auf einer Akutstation eingegangen.
Der abschließende Teil des Buches befasst sich mit den rechtlichen Notwendigkeiten und ethischen Besonderheiten psychiatrischer Behandlung und geht auf die Probleme der Aggression und Deeskalation bei psychiatrischen Erkrankungen ein. Schließlich wird im letzten Kapitel ein Konzeptvorschlag für die Gestaltung und Organisation einer Akutstation gegeben.
Hinweis: Es liegt in der Natur der Sache, dass einige Syndrome bzw. Symptome bei mehreren Krankheiten von Bedeutung sind. So kann im Rahmen eines Delirs aufgrund eines

Alkoholentzugs als vorherrschende Symptomatik Fremdaggression auftreten; es können aber auch angstbesetzte Halluzinationen oder Krampfanfälle das klinische Bild dominieren. Daher kann es vorkommen, dass einige Syndrome überlappend in verschiedenen Kapiteln besprochen werden.
In den Texten wurde in den meisten Fällen die männliche Form bei der Bezeichnung von Personen gewählt. Dies soll keinem Geschlecht den Vorzug geben, sondern wurde der Einfachheit halber so gewählt. Es hätte jedoch ebenso gut das jeweils andere Geschlecht gewählt werden können.

Danksagung

Zu allererst möchte ich den Co-Autorinnen und -autoren danken, die mit soviel Innovationsfreude und Kreativität zu diesem Buch beigetragen haben. Das Planen und Gestalten des Buches mit ihnen hat die Arbeit zu einem Vergnügen gemacht.
Ich bedanke mich ebenfalls herzlich bei Frau Annette Gorka-Schlegel für die Überarbeitung des Abschnitts über Sozialarbeit, Frau Catharina Wendland für die des Abschnitts über Ergotherapie und Frau Beatrix Caspar für die des Abschnitts über Bewegungstherapie auf der Akutstation.
Besonders danken möchte ich auch meinen Kolleginnen und Kollegen, die mit mir auf der Akutstation zusammengearbeitet haben und die immer bereit waren, neue Konzepte zu erproben und umzusetzen. Bedanken möchte ich mich hier insbesondere beim Pflegeteam der Station 1 der Psychiatrischen Klinik der Charité Berlin und den ärztlichen Kolleginnen und Kollegen, die jeweils eine zeitlang die Station mit ihrem Engagement bereichert haben. Besonders erwähnt seien Frau Dr. Katrin Körtner, Herr Dr. Juri Katchanov, Herr Dr. Johannes Rentzsch, Herr Sharif Bahri, Frau Ana Gomez-Carrillo de Castro, Frau Dr. Carolin Opgen-Rhein, Frau Eva Brandl, Herr Priv.-Doz. Dr. Konstantin Prass und Herr Priv.-Doz. Dr. Orhan Aktas.
Ich möchte ferner dem Schattauer Verlag und hier insbesondere Frau Dr. Petra Mülker danken, die auf meinen Vorschlag hin sofort bereit waren, mein neues Konzept in ein Buchprojekt umzusetzen und zu begleiten.

Berlin, im Sommer 2008 **Peter Neu**

Anschriften

Herausgeber

Priv.-Doz. Dr. med. Peter Neu
Charité Universitätsmedizin Berlin
Campus Benjamin Franklin
Abt. für Psychiatrie und Psychotherapie
Eschenallee 3
14050 Berlin
peter.neu@charite.de

Autoren

Sebastian Erbe
Jüdisches Krankenhaus Berlin
Abt. für Psychiatrie und Psychotherapie
Heinz-Galinski-Straße 1
13347 Berlin
sebastian.erbe@jkb-online.de

Dr. phil. Christine Knaevelsrud
Behandlungszentrum für Folteropfer
Turmstraße 21
10559 Berlin
c.knaevelsrud@bzfo.de

Dr. med. Katrin Körtner
Charité Universitätsmedizin Berlin
Campus Benjamin Franklin
Abt. für Psychiatrie und Psychotherapie
Eschenallee 3
14050 Berlin
katrin.koertner@charite.de

Dr. med. Steffen Lau
Charité Universitätsmedizin Berlin
Campus Benjamin Franklin
Institut für Forensische Psychiatrie
Limonenstraße 27
12203 Berlin
steffen.lau@charite.de

Prof. Dr. med. Friedel M. Reischies
Arbeitsgruppe Neuropsychiatrie und psychiatrische Neuropsychologie, Charité
Friedrich von Bodelschwingh Klinik GPVA
Landhausstraße 33–35
10717 Berlin
friedel.reischies@charite.de

Dr. med. Stefan Röpke
Charité Universitätsmedizin Berlin
Campus Benjamin Franklin
Abt. für Psychiatrie und Psychotherapie
Eschenallee 3
14050 Berlin
stefan.roepke@charite.de

Dipl.-Psych. Friederike Schmidt
Charité Universitätsmedizin Berlin
Campus Benjamin Franklin
Eschenallee 3
14050 Berlin
friederike.schmidt@charite.de

Inhalt

Akute Syndrome

Psychotherapie und Psychoedukation

Forensische und ethische Aspekte der Behandlung

Akute Syndrome

1 Akute Erregung

Peter Neu

Fallbeispiel

Ein etwa 25-jähriger Mann wird in der Nacht von der Polizei in die Klinik gebracht. Er war abends ziellos auf einer dicht befahrenen Straße gelaufen und hatte parkende Autos beschädigt, woraufhin Passanten die Polizei riefen. Die hinzugezogenen Beamten sprachen den Mann an, dieser antwortete unverständlich und setzte seinen Weg fort. Als die Beamten ihn zurückhalten wollten, schlug er auf sie ein. Die Beamten entschieden dann, ihn unter dem Verdacht auf Vorliegen einer psychiatrischen Erkrankung in die Klinik zu bringen. Der diensthabende Arzt erhebt folgenden psychiatrischen Aufnahmebefund: Der Patient ist wach, antwortet aber nur unverständlich oder gar nicht auf Befragen. Er trägt altersentsprechende Kleidung von guter Qualität. Sein Haar ist zerzaust, wirkt aber gepflegt. Von dem Patienten geht ein starker Geruch aus, dessen Ursache nicht identifiziert werden kann. Inhaltliche Denkstörungen und Ich-Störungen sind nicht beurteilbar. Das Vorhandensein von Halluzinationen erscheint aufgrund des Verhaltens des Patienten als wahrscheinlich, da er immer wieder in sich hineinhorcht und plötzlich kurze, abgehackte Sätze in Richtung der Wand spricht. Er ist psychomotorisch sehr unruhig und läuft hin und her. Er präsentiert einen bedrohlich-gereizten Affekt, der sich bis hin zur körperlichen Aggression steigert. Es besteht offensichtlich keine Krankheits- oder Behandlungseinsicht.

Dieses Beispiel zeigt eine für den Nachtdienst typische Problemkonstellation, die folgendermaßen charakterisiert ist:

- Es ist kein ausführlicher psychopathologischer, neurologischer und internistischer Befund erhebbar, weil der Patient nicht kooperiert.
- Es ist keine oder nur wenig Zusatzdiagnostik wie Blutentnahme, Drogenschnelltest, Alkoholatemtest, EKG, Computertomographie (CT) und Liquorpunktion möglich. Dies liegt teils an der mangelnden Compliance des Patienten, teils an den eingeschränkten Möglichkeiten während des Notdienstes.
- Es ist keine oder nur eine eingeschränkte Fremdanamnese zu erheben.
- Der Zustand des Patienten macht dennoch eine sofortige Behandlungsentscheidung notwendig.

Die vordringliche Aufgabe in einer solchen Situation ist es, den Patienten so weit zu stabilisieren, bis eine ausführliche Diagnostik möglich ist und eine spezifische Therapie eingeleitet werden kann. Üblicherweise wird dies erst am nächsten Tag der Fall sein. Die Akutbehandlung sollte für den Patienten so schonend wie möglich und mit einem möglichst geringen Risiko an unerwünschten Nebenwirkungen erfolgen.

1.1 Diagnostik

Wenn ein Patient mit einem akuten Erregungssyndrom von der Polizei auf die Station gebracht wird, sollten Sie sich zunächst klar machen, ob Sie deren Hilfe vor Ort noch in Anspruch nehmen wollen oder nicht. Es be-

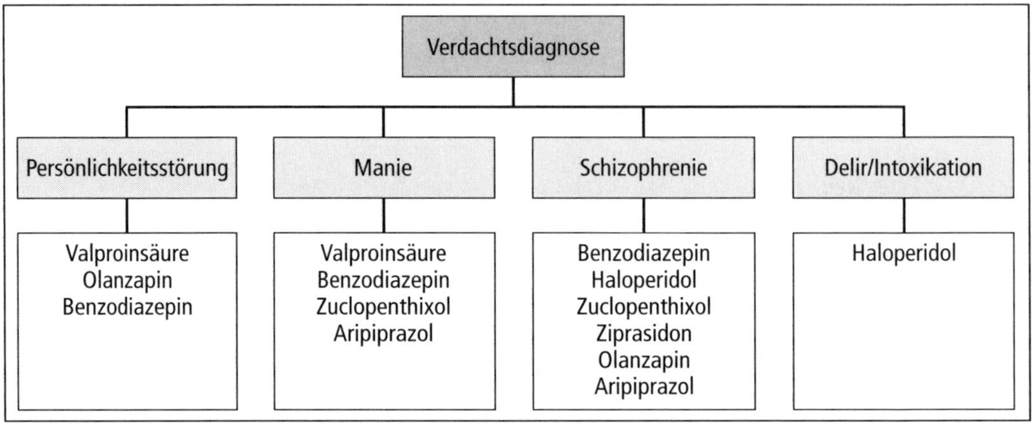

Abb. 1-1 Parenterale Therapieoptionen bei Akuttherapie verschiedener Grunderkrankungen. Die Optionen gelten für Fälle wie im Fallbeispiel (s. S. 3). Wären z. B. Informationen verfügbar, die auf eine bestimmte Ursache eines Delirs hinweisen, oder wäre der Patient bereit, Medikamente oral einzunehmen, könnte eine Behandlungsempfehlung deutlich anders aussehen.

deutet manchmal eine zusätzliche Erregung für den Patienten, wenn die Polizei anwesend ist, mitunter ist es aber die einzige Lösung, um eine Gewaltfreiheit zu garantieren, besonders, wenn nachts wenig Personal vor Ort ist.

Stellen Sie sich dem Patienten in ruhigem und freundlichem Ton als **Helfer** vor. Die meist einzigen Quellen einer **Fremdanamnese** sind die Beamten, die den Patienten bringen. Die Beamten können sein Verhalten und die Situation beschreiben, unter der er aufgefunden wurde. Diese Beschreibungen liefern erste Aufschlüsse über die zugrunde liegende Störung, aber auch Hinweise dafür, ob eine Gewaltgefährdung vorliegen könnte. Dies sollten Sie auch konkret nachfragen (z. B. »Ist der Patient gegen sie tätlich geworden, unter welchen Umständen ist das passiert?«). Im Beispielfall ist der Patient laut Auskunft rasch fremdaggressiv geworden; das ist ein Hinweis darauf, dass eine solche Gefahr möglicherweise auch in der Klinik droht und kann ein Entscheidungsgrund für eine zügige medikamentöse Behandlung sein.

Erkundigen Sie sich in jedem Fall bei der Polizei, ob der Patient auf das Vorhandensein gefährlicher Gegenstände untersucht wurde. Wenn dies noch nicht geschehen ist, bitten Sie die Beamten, die Untersuchung durchzuführen und noch so lange zu bleiben, bis Sie sich ein Bild vom Patienten machen konnten.

Ist – anders als im obigen Beispielfall – kein akuter Anhalt für Fremdaggressionen aus der Fremdanamnese ersichtlich, so ist zunächst eine **Verhaltensbeobachtung** sinnvoll, wenn dies von den räumlichen Gegebenheiten möglich ist. Lassen Sie dem Patienten Speisen und Getränke anbieten und lassen Sie ihn dann zunächst einen Moment für sich sein. Dadurch hat der Patient Gelegenheit, sich etwas von den Ereignissen zu erholen, und Sie können durch die Verhaltensbeobachtung weitere Rückschlüsse auf die Grunderkrankung ziehen. Anschließend kann, soweit möglich, ein **ärztlich-therapeutisches Gespräch** folgen mit dem Ziel, den hoch erregten Patienten zu beruhigen. Gleichzeitig stellt das Gespräch eine Exploration der zugrunde liegenden Symptomatik dar.

Wenn aber wie im obigen Beispielfall eine **Fremdgefährdung** weiterhin besteht, die sich anders nicht beherrschen lässt, muss eine **unmittelbare medikamentöse Therapie** erfolgen. Die Therapieoptionen hierzu sind weiter unten in Abschnitt 1.2 dargestellt. Unter Umständen muss dazu eine **Fixierung** vorge-

Tab. 1-1 Parenteral applizierbare Substanzen mit Akutwirkung

Substanz	Halbwertszeit	Empfohlene Anfangsdosis*
Haloperidol	12–36 Std.	10 mg i.m. oder i.v.
Benzodiazepine	Je nach Substanz 1,5–40 Std.	Lorazepam 2 mg, Diazepam 10 mg i.m oder i.v.
Valproinsäure	12–16 Std.	1 600 mg über 24 Std. in ca. 3 x 500 ml Infusionsflüssigkeit i.v.
Zuclopenthixol	36 Std.	100 mg i.m.
Ziprasidon	6 Std.	10 mg i.m.
Olanzapin	30–60 Std.	10 mg i.m.
Aripiprazol	60–80 Std.	9,75 mg i.m.

* ausgehend von einem 20- bis 40-jährigen Mann mit 80 kg Körpergewicht

nommen werden. Eine ausführliche Anleitung hierzu finden Sie in Kapitel 19.

Wir wollen in unserem Beispielfall zunächst davon ausgehen, dass nur eine *parenterale* Medikation infrage kommt, weil aufgrund der fehlenden Krankheits- und Behandlungseinsicht keine Mitarbeit seitens des Patienten erfolgt und weil die sich steigernde Erregung schnelles Handeln erfordert. Dadurch verkleinert sich die Auswahlmöglichkeit der zur Verfügung stehenden Medikamente, gleichzeitig sind die Gefahren unerwünschter Nebenwirkungen höher. Ferner sind unsere Handlungsoptionen dadurch eingeschränkt, dass wir nur minimale Informationen über den Patienten und seine möglichen Vorerkrankungen haben.

Um einen Behandlungsalgorithmus erstellen zu können, müssen wir uns die wahrscheinlichsten Differenzialdiagnosen vor Augen führen. Im vorliegenden Fall kommen folgende Diagnosen infrage: Delir/Intoxikation, Schizophrenie, Manie und Persönlichkeitsstörung. In Abbildung 1-1 sind verschiedene medikamentöse Therapieoptionen aufgeführt, die diesen Verdachtsdiagnosen zugeordnet sind. Unter Umständen kann es empfehlenswert sein, die Substanzen innerhalb eines Kästchens zu kombinieren. In Tabelle 1-1 sind parenteral applizierbare Substanzen dargestellt, die bei den verschiedenen Diagnosemöglichkeiten infrage kommen. Daneben sind die Halbwertszeiten, die für eine Therapieentscheidung ebenfalls relevant sind, sowie empfohlene Anfangsdosen dargestellt.

Denken Sie daran, während oder nach der Medikamentengabe ein Notfalllabor abzunehmen, um möglicherweise weiteren Ausschluss über die Ursachen der Störung zu erhalten. Sollte der Patient fixiert werden müssen, so haben Sie genug Zeit, zusätzlich ein EKG anzufertigen.

Verhaltensregeln für den Umgang mit Aggressionen sind in Kapitel 19, die rechtlichen Grundlagen der Akutbehandlung in der Psychiatrie in Kapitel 17 ausgeführt.

1.2 Ursachenorientierte Therapie

1.2.1 Delir und Intoxikation

Die im Fallbeispiel beschriebene Symptomatik wäre mit dem Vorhandensein eines Delirs erklärbar. Einem Delir können verschiedenste Ursachen zugrunde liegen. Die häufigsten sind metabolische oder zirkulatorische Störungen (z. B. Kreislaufstörung), Infektionen, Traumata, Einnahme oder Entzug von Medikamenten oder abhängig machenden Substanzen. Gerade unter jungen Männern, die als Notfall auf psychiatrische Stationen aufgenommen werden, sind Intoxikationen mit abhängig ma-

Tab. 1-2 Vor- und Nachteile parenteral applizierbarer Substanzen

Substanz	Vorteil	Nachteil
Haloperidol	Wenig Kreislaufnebenwirkungen	EPMS möglich
Benzodiazepine	Wirkung setzt sofort ein, angstlösend, sedierend, keine EPMS	Gefahr der Atemdepression bei zu schneller i.v.-Gabe
Valproinsäure	Keine EPMS, antimanisch	Nicht antipsychotisch, nur mäßig sedierend
Zuclopenthixol	Sedierend und leicht antipsychotisch, wirkt 2–3 Tage	Kreislaufnebenwirkungen, schlecht titrierbar
Ziprasidon	Keine EPMS	Relativ hohe Gefahr der kardialen Arrythmisierung, schwache Wirksamkeit
Olanzapin	Keine EPMS	Nicht mit Benzodiazepinen kombinieren!
Aripiprazol	Kombination mit Benzodiazepinen möglich	Wenig klinische Erfahrung

chenden Substanzen oder ein Entzugssyndrom sehr häufig. Die Leitsymptome im Beispielfall sind Unruhe und Aggression bei wahrscheinlich psychotischen Symptomen. *Haloperidol* kombiniert die Vorteile der parenteralen Applizierbarkeit und antipsychotischen Wirksamkeit mit einer geringen Kreislaufwirkung. Gerade letzteres ist bei einer unklaren Ausgangslage von großem Vorteil. Wenn beispielsweise bekannt wäre, dass es sich um eine Kokainintoxikation handelt, so wäre der Einsatz von Benzodiazepinen das Mittel der Wahl. Bei erschwerten Diagnosebedingungen jedoch müssen verschiedene Optionen abgedeckt werden. Gerade wenn man von einer Intoxikation ausgeht, muss man außerdem eher mit einer Mischintoxikation rechnen. Aus diesem Grund ist das Haloperidol in diesem Fall das Mittel der Wahl (s. Tab. 1-2). Die mögliche Gefahr der extrapyramidal motorischen Nebenwirkungen (EPMS) kann dadurch begrenzt werden, dass nicht zu hohe Anfangsdosen gewählt und gegebenenfalls noch einmal nachdosiert wird. Als angemessene Anfangsdosis gilt hier 10 mg Haloperidol i.v., bei älteren Patienten 5 mg.

1.2.2 Schizophrenie

Das zentrale Symptom einer Schizophrenie in einer akuten Situation wie in unserem Beispielfall ist das Symptom der Angst. Die Angst bei akut Schizophrenen stellt sich aber selten als ängstliches Verhalten dar, wie wir es normalerweise bei nichtschizophrenen Personen oder an uns selbst kennen (s. auch Kap. 5). Die Angst des an einer Schizophrenie leidenden Patienten äußert sich dagegen eher in Misstrauen, Rückzug und sonstigen Abwehrmaßnahmen oder eben in Aggression. Jegliche Akuttherapie muss daher darauf ausgerichtet sein, dieses Symptom effektiv zu beherrschen. Daher stehen hier *Benzodiazepine* mit an erster Stelle. Diese haben zudem den Vorteil, nicht die Nebenwirkungen der EPMS aufzuweisen und damit das von vielen Patienten als unangenehm beschriebene Gefühl des »Eingebundenseins« (Parkinsonismus) zu vermeiden. Selbst wenn der Patient keine Schizophrenie hätte, würde er die Gabe von Benzodiazepinen nicht als unangenehm empfinden. Bei der Wahl des Benzodiazepins vereint das Lorazepam viele Vorteile: Es hat eine relativ kurze Halbwertszeit und keine aktiven Metaboliten. Daher ist es gut geeignet, die nötige Dosis zu titrieren. Gleichzeitig hat es einen Vorteil gegenüber anderen Benzodiazepinen, die sich strukturchemisch schwer erklären lässt. Es ist sehr gut geeignet zur Behandlung von katatonen Symptomen. Kliniker machen immer wieder die beeindruckende Erfahrung, dass bei schweren mutistischen Zuständen nach Lorazepamgabe der Patient plötzlich

deutlich besser über seine Symptome berichten kann. Sollte eine stärkere Sedierung notwendig sein, so empfiehlt sich die Wahl eines länger wirksamen Benzodiazepins wie z. B. das *Diazepam*. Die Gefahr der Atemdepression wird minimiert, wenn bei i.v.-Gabe strikt auf eine langsame Applikation geachtet wird.
Beim Vorliegen einer Schizophrenie können die psychotisch bedingten Ängste jedoch so ausgeprägt sein, dass der zusätzliche Einsatz eines Antipsychotikums unerlässlich ist. Hier gibt es wiederum das *Haloperidol* als zuverlässiges Mittel. Die Gefahr von Nebenwirkungen kann durch die Wahl nicht zu hoher Dosen und den rechtzeitigen Wechsel auf eine andere Substanz nach Beendigung der Akutversorgung minimiert werden. Als Alternativen kommen die parenteralen Applikationsformen der neueren Antipsychotika *Olanzapin* und *Ziprasidon* infrage. Ihre Einsatzmöglichkeiten werden jedoch dadurch eingeschränkt, dass beim Olanzapin eine Kombination mit parenteralen Benzodiazepinen nicht empfohlen wird, beim Ziprasidon ein erhöhtes Risiko von Herzrhythmusstörungen besteht, weswegen ein vorheriges EKG empfohlen wird. Ferner sind beide Mittel nicht so stark antipsychotisch wirksam wie das Haloperidol. Daher muss gesagt werden, dass bei wohl dosiertem Einsatz das Haloperidol bisher nicht in seiner Nutzen-Risiko-Bilanz von anderen Antipsychotika in der Akutbehandlung, wie sie im Beispielfall erfolgen müsste, übertroffen wird.
Eine Alternative bietet schließlich das *Zuclopenthixol*, ein über 2–3 Tage wirksames Kurzzeitdepot-Antipsychotikum. Es vereint eine sedierende Komponente mit einer wenn auch nur schwachen antipsychotischen Wirksamkeit. Der Vorteil liegt in der Einmalgabe bei nur geringer Gefahr von EPMS. Der Nachteil liegt darin, dass aufgrund des Depotcharakters ein Titrieren schwerer ist, man also gleich die geeignete Dosis finden muss. Ferner setzt die Wirksamkeit nicht sofort ein. Man kann erst nach einigen Stunden mit einem klinisch erkennbaren Effekt rechnen, daher müsste in unserem Beispielfall zusätzlich z. B. ein Benzodiazepin i.v. gegeben werden, um eine Sofortwirkung zu erzielen und die Zeit zu überbrücken, bis das Zuclopenthixol ausreichend wirksam geworden ist.

1.2.3 Manie

Eine Manie kann sich nicht nur in gehobener Stimmung, sondern auch in fremdgerichteter Aggression präsentieren. Wenn zusätzlich psychotische Symptome vorliegen, kann sie gerade anfangs von der Schizophrenie schwer zu unterscheiden sein.
Die frühere klinische Praxis, bei der jede Manie mit Antipsychotika als ein mögliches Mittel der ersten Wahl behandelt wurde, ist heute obsolet. Es stehen gute Alternativen zur Verfügung. Die *Valproinsäure* ist zur Akuttherapie der Manie zugelassen. Mit einer Infusion kann eine Titrierung erfolgen (bis zu 20 mg/kg Körpergewicht), welche eine rasche Besserung der Symptomatik ermöglicht. Gleichzeitig erfolgt eine leichte Sedierung ohne die Gefahr unangenehmer EPMS. Allerdings ist bei einer akuten Manie die sedierende Wirkung der Valproinsäure allein häufig nicht ausreichend, daher ist eine Kombination mit einem *Benzodiazepin* notwendig. Diese Kombination vereint die kausal therapeutische Wirkung der Valproinsäure mit der symptomatisch therapeutischen Wirkung des Benzodiazepins.
Eine weitere gute Möglichkeit, ein manisches Syndrom mit Aggressionen zu beherrschen, stellt wie bei der Schizophrenie die Behandlung mit Zuclopenthixol dar. Allerdings wirkt das Medikament nicht sofort, sodass eine Kombination mit einem Benzodiazepin erwogen werden sollte. Die empfohlenen Anfangsdosen sind in Tabelle 1-1 aufgeführt.
Auch das *Olanzapin* hat eine Zulassung und nachgewiesene Wirksamkeit bei akuten Manien. In Situationen wie in unserem Beispielfall allerdings sind die Einsatzmöglichkeiten ähnlich wie bei der Schizophrenie eingeschränkt, weil eine parenterale Kombination mit Benzodiazepinen nicht empfohlen wird. Der the-

rapeutische Einsatz von Olanzapin in Akutsituationen ist somit begrenzt, weil unter Umständen keine ausreichende Sedierung erreicht werden kann.

1.2.4 Persönlichkeitsstörung

Symptome wie im Beispielfall können auch bei einer Persönlichkeitsstörung auftreten. In diesem Fall wird man am ehesten eine Impulskontrollstörung als Ursache der akuten Erregung vermuten. Insgesamt sind die medikamentösen Behandlungsansätze hier allerdings nicht befriedigend. Obwohl bisher für diese Situationen keine zugelassenen Therapien existieren, bietet *Valproinsäure* einen symptomatischen Therapieansatz und würde zu favorisieren sein. Gerade die neueren Antipsychotika scheinen bei Persönlichkeitsstörungen ebenfalls eine Alternative darzustellen, sodass das *Olanzapin* i.m. hier ebenfalls eine Behandlungsoption ist. Auch *Benzodiazepine* sind eine Behandlungsoption, allerdings muss hier die kontraindizierte Kombination mit Olanzapin beachtet werden.

2 Mutismus, Stupor und Dissoziation

Peter Neu

Fallbeispiel

Die etwa 35-jährige Patientin wird von der Polizei in die Klinik gebracht. Sie hatte sich seit mindestens 10 Stunden in der Halle des Hauptbahnhofes aufgehalten und war dem dortigen Sicherheitsdienst aufgefallen. Sie habe verwirrt gewirkt, sei wie ziellos umhergeirrt und habe dann zwischendurch wieder längere Zeit reglos auf einer Bank gesessen und in die Ferne gestarrt. Als sie vom Sicherheitsdienst angesprochen worden sei, habe sie kein Wort von sich gegeben und auch keinerlei Blickkontakt aufgenommen. Es schien den Sicherheitsbeamten, als nehme die Patientin die Anwesenheit anderer Menschen kaum wahr. Sie habe sich aber ohne jeglichen Widerstand in die Klinik bringen lassen. Die Patientin hat keine Papiere bei sich, die Identität lässt sich daher zum Aufnahmezeitpunkt nicht feststellen. Das Klinikpersonal sieht in der Aufnahmesituation den Bericht der Bahnhofspolizei bestätigt. Die Patientin ist altersentsprechend gekleidet, sie macht jedoch den Eindruck, als habe sie bei eigentlich guter Körperpflege diese in der letzten Zeit vernachlässigt. Die Patientin ist wach, hat die Augen geöffnet und blickt den Untersucher gelegentlich an, wirkt jedoch teilnahmslos und reagiert nicht auf Ansprache und befolgt auch keine Anweisungen. Die Patientin ist mit Mantel, Pullover, Hosen und Schuhen bekleidet. Bei äußerlicher Betrachtung sind keine Verletzungen erkennbar. Außer den Angaben der Bahnhofspolizei ist keine Fremdanamnese verfügbar.

Der Beispielfall beschreibt eine typische Aufnahmesituation, in der ein Patient nicht spricht und scheinbar keinen Kontakt zu seiner Umwelt aufnimmt oder diesen zulässt. Die Diffenzialdiagnose kann hier mitunter kompliziert sein, weil einige psychiatrische und nichtpsychiatrische Erkrankungen derartige Symptome hervorrufen können. Aus psychiatrischer Sicht müssen zunächst die wichtigsten Symptome voneinander abgegrenzt werden, die den Zustand charakterisieren, um so einen Rückschluss auf die Genese ziehen zu können. Diese sind der Mutismus, der Stupor und die Dissoziation. In der Praxis ist die Differenzierung dieser drei Symptome häufig sehr schwer, da sie sich in der klinischen Erscheinung mitunter sehr ähnlich sind. Zur besseren Orientierung sind die drei Begriffe hier noch einmal definiert.

Mutismus: Wortkargheit (weniges, oft auch leises Sprechen) bis hin zum Nichtsprechen (Verstummen) bei intaktem Sprach- und Sprechvermögen. Der Mutismus gehört in den Bereich der Antriebsstörungen und wird vom willentlichen Schweigen abgegrenzt. Mutismus kann im Rahmen fast aller psychiatrischer Krankheitsbilder vorkommen.

Stupor: Zustand deutlich verminderter bzw. aufgehobener psychomotorischer Aktivität, der weder durch Schlaf noch durch eine quantitative Bewusstseinsstörung zu erklären ist. Der Patient nimmt dabei die Vorgänge seiner Umgebung mit besonderer Empfindlichkeit wahr, kann sich aber an ihnen nicht beteiligen, was für ihn sehr quälend ist. Ein Stupor kommt v.a. in der Depression und Schizophrenie vor.

Dissoziation: Hauptmerkmal der Dissoziation ist eine Unterbrechung der normalerweise integrativen Funktionen des Gedächtnisses, des Bewusstseins, der Identität oder der Wahrnehmung der Umwelt. Normalerweise besteht beim Gesunden ein hoher Grad bewusster Kontrolle darüber, welche Erinnerungen und Empfindungen für die unmittelbare Aufmerksamkeit selektiert und welche Bewegungen ausgeführt werden. Bei einer Dissoziation wird angenommen, dass die Fähigkeit zu bewusster und selektiver Kontrolle gestört ist. Die Störung kann plötzlich oder allmählich auftreten. Eine Dissoziation kann bei den verschiedensten psychischen Erkrankungen auftreten.

2.1 Ursachen

In Tabelle 2-1 sind die möglichen psychiatrischen und nichtpsychiatrischen Krankheitsbilder aufgelistet, die eine der drei Symptome hervorrufen können. Beim Vorliegen einer der nichtpsychiatrischen Ursachen und auch z.B. bei der Drogenintoxikation dürfte man streng genommen nicht von Stupor, Mutismus oder Dissoziation sprechen, sondern es wird eher eine Bewusstseinsstörung vorliegen, dies kann jedoch in der Praxis mitunter kaum zu unterscheiden sein.

Tab. 2-1 Ursachen für Mutismus, Stupor und Dissoziation

Psychiatrisch	• Affektive Erkrankung • (Katatone) Schizophrenie • Malignes neuroleptisches Syndrom • Serotonin-Syndrom • Drogenintoxikation • Belastungsreaktionen • Persönlichkeitsstörung • Delir • Demenz (bei älteren Patienten)
Andere	• Metabolische Störungen (u. a. diabetische Ketoacidose, akute intermittierende Porphyrie, hepatische Enzephalopathie, Urämie) • Arzneimittelinduziert • Epilepsie (Status non-konvulsivus, postiktaler Zustand) • Parkinson-Krise • Meningitis/Enzephalitis • Zerebrale Raumforderung, Ischämie, Blutung • Schädel-Hirn-Trauma

2.2 Diagnostik und Therapie

Wieder gehen wir davon aus, dass Sie in der Aufnahmesituation eine nur eingeschränkte Möglichkeit der Fremdanamnese und der Diagnostik haben und sich trotzdem ein Bild über die möglichen Ursachen der gesehenen Symptomatik machen müssen. Das folgende vorgeschlagene Prozedere soll einerseits den wahrscheinlichsten Differenzialdiagnosen zu allererst Rechnung tragen, andererseits eine Untersuchung der anderen überhaupt erst ermöglichen. Die vorgeschlagenen Schritte sind in Abbildung 2-1 noch einmal zusammenfassend dargestellt.

Da Sie damit rechnen müssen, dass bei der Patientin ein wichtiges Leitsymptom die Angst ist, sollten Sie eine **Kontaktaufnahme** sehr behutsam beginnen und sich und Ihre Funktion in ruhigem und freundlichem Ton erst einmal vorstellen. Bewahren Sie einen angemessenen Abstand zu der Patientin. Der Grund hierfür liegt zum einen darin, dass Sie nicht wissen, ob Ihr Gegenüber fremdaggressiv reagieren könnte, v.a. aber, weil der Patientin eine zu große Nähe einer fremden Person eher eine mutmaßlich vorhandene Angst steigern wird.

! Cave

Beachten Sie bei der Exploration, dass beim Mutismus die Antworten mit langen Latenzen kommen können und man daher besonders geduldig sein sollte.

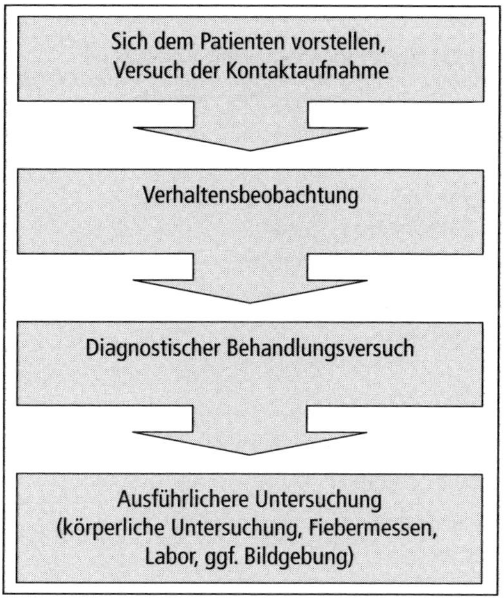

Abb. 2-1 Praktisches Vorgehen bei der Differenzialdiagnose von Mutismus, Stupor und Dissoziation

Wenn die Patientin weiterhin nicht reagiert und die Gegebenheiten es erlauben (z. B. geschlossene Station), nehmen Sie sich Zeit zur **Verhaltensbeobachtung** der Patientin. Wie auch in den anderen Kapiteln oft erwähnt spielt die Verhaltensbeobachtung bei der Diagnose auf der Akutstation eine nicht zu unterschätzende Rolle. Sie gibt v.a. Aufschlüsse über den Zustand der Patientin, ohne dass diese durch eine für sie manchmal sehr unangenehme explorative Befragung beunruhigt wird. Lassen Sie die Verhaltensbeobachtung gegebenenfalls durch das Pflegepersonal über einige Zeit fortführen. Dabei achten Sie besonders auf die folgenden Punkte:

- Wie z. B. reagiert die Patientin bei Anbieten oder Hinstellen von Speisen und Getränken?
- Interessiert sie sich für die Ausstattung der Station?
- Nimmt die Patientin Kontakt zu anderen Patienten auf?
- Kommt es in Abhängigkeit von äußeren Faktoren (z. B. Ansprache oder Nichtbeachtung) zu einer Modulation der Symptomatik?

Beachten Sie aber auch, dass sich durch die Verhaltensbeobachtung auch Hinweise auf andere nichtpsychiatrische Erkrankungen ergeben können. So können Sie anhand der Bewegungen der Extremitäten erste Anzeichen auf das Vorliegen von Seitendifferenzen und Paresen erhalten. Bei der Beobachtung des Gangbildes können sich Hinweise auf das Vorliegen eines Parkinsonismus ergeben.
Sollte die längere Verhaltensbeobachtung aus verschiedensten Gründen nicht möglich sein oder Sie keine weiteren Aufschlüsse mehr erhalten, behandeln Sie zuerst die wahrscheinlichsten Differenzialdiagnosen im Sinne einer **differenzialdiagnostischen Behandlung.** Diese sind die psychiatrischen Ursachen aus Tabelle 2-1. Geben Sie der Patientin 1 mg Lorazepam oral oder i.m./i.v. Bei Personen über ca. 60 Jahren wählen Sie zunächst die halbe Dosis.

> **! Cave**
> Für den Fall, dass es sich um einen Stupor im Rahmen einer katatonen Schizophrenie handelt, könnte die Symptomatik ohne erkennbare Ursache unvermittelt und plötzlich in hochgradige Erregung und Aggression umschlagen! Führen Sie die Erstversorgung daher nicht allein, sondern im Beisein oder mindestens in Sichtkontakt mit dem anderen medizinischen Personal durch.

Durch eine Lorazepamgabe ist die Wahrscheinlichkeit einer Besserung aller in Tabelle 2-1 genannten psychiatrischen Ursachen hoch. Lorazepam ist sehr gut geeignet zur Behandlung von katatonen Symptomen. Kliniker machen immer wieder die beeindruckende Erfahrung, dass bei schweren mutistischen oder stuporösen Zuständen nach Lorazepamgabe der Patient plötzlich deutlich besser über seine Symptome berichten kann (s. auch Kap. 1). Selbst wenn eine der anderen genannten Erkrankungen Ursache der Störung ist und Sie keine wesentliche Besserung sehen, erwächst dem Patienten aus der Applikation von Lorazepam zumindest kein Nachteil.

Tab. 2-2 Hinweise auf verschiedene Ursachen für Stupor, Mutismus und Dissoziation

Symptom/Befund/Untersuchung	Möglicher diagnostischer Hinweis auf
Fieber, Rigor, Creatinkinase deutlich erhöht	Malignes neuroleptisches Syndrom, perniziöse Katatonie, Serotonin-Syndrom
Fieber, Entzündungsparameter, Meningismuszeichen	Meningitis/Enzephalitis
Paresen, Hirnnervenausfälle	Raumforderung, Ischämie, Blutung
Äußerliche Verletzungen, neurologische Untersuchung	Schädel-Hirn-Trauma
Labor, körperliche Untersuchung	Metabolische Störungen
Zungenbiss, Ceratinkinase-Erhöhung	Epilepsie
Neurologische Untersuchung	Parkinson

Tab. 2-3 Zu erwartende Akuteffekte der Lorazepamgabe bei verschiedenen psychiatrischen Krankheitsbildern

Erkrankung	Wirkung der Lorazepamgabe
• Katatone Schizophrenie • Depressiver Stupor	Deutliche Besserung! Patient spricht mehr, nimmt Kontakt auf.
• Malignes neuroleptisches Syndrom • Serotonin-Syndrom	Stabilisierung bzw. Besserung
• Drogenintoxikation • Delir	Je nach Substanz und Ursache; Besserung wahrscheinlich, möglicherweise aber mehr Sedierung
• PTBS • Persönlichkeitsstörung	Geringe oder keine Besserung
• Demenz	Sedierung, keine Besserung

Sollte sich keine Änderung ergeben, wiederholen Sie die Lorazepamgabe mit derselben Dosis nach einer Stunde, es sei denn, dass es durch die erste Gabe zu einer deutlichen Sedierung gekommen ist.

Jetzt nehmen Sie eine Blutentnahme vor und führen eine internistisch-neurologische **Untersuchung** durch. Die wichtigen Notfalllaborparameter bei Stupor, Mutismus und Dissoziation sind:

- Blutbild
- Glucose
- Transaminasen (GOT, GPT)
- Kreatinin
- Natrium, Kalium
- Creatinkinase
- C-reaktives Protein (CRP)/Blutkörperchensenkungsgeschwindigkeit (BSG)
- Gerinnungsparameter
- Drogenurin

Es empfiehlt sich, dies erst nach Gabe des Lorazepam durchzuführen, um die Patientin nicht zu verängstigen und um mit etwas Mitarbeit der Patientin rechnen zu können. Hierdurch werden Sie weitere Hinweise erhalten, die Sie der Diagnose weiter näherbringen. In Tabelle 2-2 ist aufgeführt, welche Symptome bzw. Befunde auf welche möglichen Ursachen für Stupor, Mutismus und Dissoziation hinweisen.

In Tabelle 2-3 sind die zu erwartenden Veränderungen nach Lorazepamapplikation bei den verschiedenen psychiatrischen Krankheitsbildern dargestellt. Die deutlichste Veränderung wird bei einer katatonen Schizophrenie oder einem depressiven Stupor zu sehen sein. Auch bei einem malignen neuroleptischen Syndrom ist die Lorazepamgabe als unspezifisches Therapeutikum gut geeignet, es wird Ihnen zumindest ermöglichen, weitere Diagnostik durchzuführen. Genauere Hinweise für oder gegen ein malignes neuroleptisches Syndrom werden Sie erhalten, wenn Sie in der Lage sein werden, eine körperliche Untersuchung durchzuführen, Fieber zu messen und Blut abzunehmen (zur Differenzialdiagnose und Behandlung s. auch Kap. 14).

Im Falle einer Drogenintoxikation wird sich bei fast allen Substanzen nach Lorazepamgabe eine Besserung zeigen. Bei einer Intoxikation mit Cannabis, Opioiden und Opiodderivaten, Kokain und anderen Psychostimulanzien oder Halluzinogenen ist ebenfalls sehr wahrscheinlich mit einer Besserung zu rechnen. Sollte eine Intoxikation mit Sedativa und Hypnotika wie z. B. Benzodiazepine oder Barbiturate vorliegen, ist mit keiner Besserung zu rechnen. Allerdings geht man auch kein Risiko ein, eine Verschlechterung des Zustandes zu induzieren. Die Menge an Lorazepam ist zu gering, um einen Organismus, der ohnehin mit Sedativa oder Hypnotika intoxikiert ist, noch zu beeindrucken.

Im Falle einer Alkoholintoxikation allerdings würde man eher von einer Lorazepamgabe Abstand nehmen wollen, da eine Bewusstseinsverminderung unter Umständen in gefährlicher Weise verstärkt werden kann. Wenn wir davon ausgehen, dass die Patientin keinen Atemalkoholtest zulassen wird, kann man durch den Atem- und Körpergeruch zumindest abschätzen, ob der Verdacht auf eine Alkoholintoxikation besteht oder nicht.

Im Falle einer Persönlichkeitsstörung oder einer Belastungsreaktion würde man vom Vorliegen eines dissoziativen Zustandes ausgehen. Hier ist die Wirksamkeit von Lorazepam schwerer vorherzusagen, in jedem Fall aber nicht so überzeugend wie z. B. im Falle der katatonen Schizophrenie oder des depressiven Stupors. Eine häufige Persönlichkeitsstörung, die in die psychiatrische Akutaufnahme kommt, ist die Borderline-Persönlichkeitsstörung. Hier ist die Akutwirkung von Medikamenten auch in hoher Dosierung klassischerweise äußerst gering. Zudem ist die Wahrscheinlichkeit einer Abhängigkeitserkrankung als Komorbidität hoch, sodass hier Ähnliches gilt, wie im Falle der Benzodiazepinabhängigkeit. Wenn man nach Lorazepamgabe keine wesentliche Besserung erzielt hat und der Verdacht auf eine Dissoziation besteht, wie sie z. B. bei der posttraumatischen Belastungsstörung (PTBS) oder auch der Borderline-Persönlichkeitsstörung auftreten kann, so sollte ein Versuch mit einem physischen Reiz, z. B. einem Schmerzreiz oder das Riechen an einem Ammoniakfläschchen, durchgeführt werden. Vorher sollte der Patientin das Vorgehen jedoch genau erklärt werden (z. B. »Ich werde Sie gleich am linken Arm etwas kneifen« oder » Ich halte Ihnen jetzt eine Flasche Ammoniak unter die Nase, das wird einen stechenden Geruch haben«). Auch jüngeres Alter, weibliches Geschlecht und das Vorliegen von Narben (Schnitte oder Brandnarben an den Unterarmen oder den Beinen) können ein Hinweis auf Dissoziation bei einer Borderline-Persönlichkeitsstörung sein.

Mit dem beschriebenen Prozedere können Sie erreichen, dass die Patientin entweder mehr Auskunft gibt und Sie auf diese Weise eine genauere Untersuchung durchführen und die Ursache der Störung eingrenzen können. Zumindest aber werden Sie die Patientin so stabilisieren, dass Sie sie sicher über die nächsten Stunden bringen, bis eine ausführlichere Diagnostik und Anamnese möglich ist.

3 Suizidalität

Stefan Röpke

Fallbeispiel 1

Eine 19-jährige Soldatin wird in Begleitung einer Freundin in die Notaufnahme gebracht. Die Freundin berichtet, dass die Patientin ihr heute Suizidgedanken anvertraut und von sexuellem Missbrauch in der Kindheit durch den Stiefvater erzählt habe. Die Patientin selbst berichtet, dass sie seit mehreren Tagen ihre Wohnung nicht mehr verlassen habe, sie habe an nichts mehr Interesse, sehe keinen Sinn im Leben und fühle nichts. Sie habe auch ausgeprägte Schlaf- und Appetitstörungen. Alles habe begonnen, als sie vor 3 Monaten ihren Stiefvater wiedergesehen hätte. Die Patientin wirkt traurig und deprimiert mit wenig Mimik und Gestik. An ihren Unterarmen fallen mehrere ältere Schnittverletzungen auf.

Fallbeispiel 2

Ein 29-jähriger Mann wird in Begleitung der Mutter zur Aufnahme gebracht. Die Mutter berichtet, ihr Sohn habe sich vor mehreren Monaten einer »Sekte« angeschlossen, sei seinem Philosophiestudium nicht mehr nachgegangen und habe vor mehreren Wochen den Kontakt zur Familie gänzlich abgebrochen. Die Mutter habe heute ihren Sohn in dessen verwahrloster Wohnung »völlig verändert« aufgefunden. Der Sohn habe mehrfach unvermittelt geäußert, er wolle sich ja nicht umbringen. Der Patient erscheint teilweise verwahrlost, er ist wach und orientiert, lächelt immer wieder vor sich hin und inspiziert das Zimmer genau. Auf Nachfrage gibt er an, alles sei in Ordnung, er habe eine Verabredung mit »Georg«, weshalb er jetzt gehen müsse.

Fallbeispiel 3

Ein 31-jähriger Berufstänzer wird von der Polizei und Feuerwehr im stark alkoholisierten Zustand nach Suizidversuch durch Strangulation in der Akutstation vorgestellt. Er habe vor einigen Tagen sein Engagement verloren, und sein Lebenspartner habe sich von ihm getrennt. Nach heftigem Streit mit körperlichen Auseinandersetzungen habe er versucht, sich zu suizidieren. Auch gegenüber den eintreffenden Beamten sei es zu heftigen körperlichen Auseinandersetzungen gekommen, sodass dem Patienten Handschellen angelegt werden mussten. Der Patient ist wach, sehr gereizt, verbal aggressiv, motorisch sehr unruhig und verweigert jegliche Angaben zu seiner Person oder den Geschehnissen.

3.1 Abschätzung von akuter Suizidalität

Zu den Aufgaben des Psychiaters in Akutsituationen und zur psychiatrischen Anamnese gehört immer die Einschätzung der Suizidalität. Dies zu unterlassen oder das Resultat nicht zu dokumentieren, ist ein Kunstfehler! Schätzt der Psychiater einen Patienten nach einer gründlichen Untersuchung als nicht akut suizidal ein, ist somit akute Suizidalität ausgeschlossen. Auch wenn sich der Patient im Nachhinein suizidieren sollte, war die vorhergehende Einschätzung richtig und der Suizid nicht absehbar, wenn die Einschätzung nach allen Regeln der ärztlichen Kunst erfolgte. In einigen Fällen ergibt sich die Frage nach dem aktuellen Vorliegen von Suizidalität aus den Aussagen des Patienten, durch Personen aus dem Umkreis, durch die Angaben der Rettungskräfte oder durch die Situation selbst. In anderen Fällen ist es anfänglich nicht erkennbar, dass Suizidalität bei einem Patienten vorliegt. In diesem Kapitel werden einerseits Techniken vorgestellt, um Suizidalität zu erfragen und einzuschätzen, andererseits werden die sich daraus ableitenden Handlungskonsequenzen erläutert.

3.1.1 Evaluation von akuter Suizidalität

Nach einer häufig anzutreffenden Meinung können durch offenes und gezieltes Nachfragen nach Suizidgedanken und Plänen Suizide ausgelöst werden. Hierfür gibt es keinerlei Hinweise. Vielmehr wird eine professionelle Exploration von Suizidalität häufig vom Patienten als entlastend erlebt und dient dem Beziehungsaufbau. Allerdings kann das direkte Ansprechen von Suizidgedanken dem *Untersucher* emotionale Schwierigkeiten bereiten. Besonders für den Berufsanfänger wird sich herausstellen, dass es den Patienten viel leichter fällt, über Suizidgedanken und Pläne zu sprechen, als zuvor angenommen. Ganz bewusst sollten Sie sich der Umgangssprache des Patienten anpassen und gegebenenfalls Wörter wie »Selbstmord« und »sich umbringen« verwenden.

Ein Großteil der Menschen, die einen Suizid begehen, deutet dies im Vorfeld im Verwandten- und Bekanntenkreis oder auch gegenüber dem Hausarzt an. Bei Bemerkungen wie »Ich weiß schon, was ich machen werde«, »Dann wird es passieren« oder »Ich wüsste dann schon wie«, sollte gezielt nachgefragt werden. Hierbei sollten Verstärkungs- und Verständnisstrategien (Validieren) zum Beziehungsaufbau eingesetzt werden (s. Tab. 3-1). Bei der Exploration von akuter Suizidalität handelt es sich um das Erfassen von Lebensüberdrussgedanken, Suizidgedanken, Suizidplänen, Suizidvorbereitungen sowie eventuell durchgeführten Suizidproben (s. Tab. 3-2).

3.1.2 Evaluation von Suizidalität in der Vorgeschichte

Bei Patienten nach Suizidversuch ist neben der Erhebung des psychiatrischen Befundes mit

Tab. 3-1 Verständnisstrategien/Validieren

Strategie	Beispiele
Gerichtete Aufmerksamkeit	Blickkontakt, zugewandte Körperhaltung, nicht von außen unterbrechen lassen (z. B. Telefon, Türklopfen)
Wiederholung der vom Patienten ausgesprochenen Emotion oder Kognition (echoing)	»Das hat Sie ärgerlich gemacht.«, »Da haben Sie sich gesagt: Ich will nicht mehr.«
Aussprechen der vom Patienten beschriebenen, aber noch nicht benannten Emotion oder Kognition (mind reading)	»Das hat Sie sehr traurig gemacht, dass x Ihnen y gesagt hat.«
Verhalten des Patienten aus dessen Erkrankung oder der Vorgeschichte erklären	»Bei dem, was Ihnen alles schon passiert ist, kann ich verstehen, dass Sie misstrauisch sind.«
Das vom Patienten Geäußerte als nachvollziehbar/verständlich kennzeichnen	»Das hätte mich auch geärgert.«
Handlung oder Emotion des Patienten aufgrund der Interpretation des Auslösers erklärbar darstellen	»Wenn der ausbleibende Anruf Ihrer Freundin für Sie heißt, dass Sie keinen Kontakt mehr mit Ihnen haben möchte, kann ich verstehen, dass Sie panische Angst bekommen haben.«

Tab. 3-2 Fragen zur Evaluation von akuter Suizidalität

Bereich	Beispiele
Lebensüberdruss	• »Ist Ihnen im Moment alles zu viel, und haben Sie den Wunsch nach Ruhe und Unterbrechung?« • »Denken Sie momentan, es wäre besser, wenn Sie am nächsten Morgen nicht mehr aufwachen würden?« • »Denken Sie, wenn Ihnen jetzt etwas passieren würde und Sie tot wären, wäre es auch nicht so schlimm?«
Suizidgedanken	• »Denken Sie, es wäre besser, wenn Sie tot wären?« • »Haben Sie Selbstmordgedanken?« • »Würden Sie sich am liebsten umbringen?«
Suizidpläne	• »Haben Sie sich schon überlegt, wie Sie sich umbringen wollen?« • »Haben Sie konkrete Pläne, wie Sie sich das Leben nehmen wollen?«
Suizidvorbereitungen	• »Haben Sie sich schon die notwendigen Mittel (z.B. Seil, Tabletten) besorgt? Wo haben Sie sie jetzt?« • »Wissen Sie schon, von welchem Hochhaus Sie springen werden? Wissen Sie, wie Sie auf das Dach kommen werden?«
»Suizidprobe«	• »Haben Sie das Seil bereits einmal befestigt und auf Gewicht geprüft?« • »Haben Sie bereits einmal auf der Brücke gestanden, an der Stelle, von der Sie springen wollten?« • »Hatten Sie die Waffe bereits einmal geladen und an den Kopf gehalten? An welche Stelle genau?« • »Haben Sie bereits einen Probeschnitt mit der Rasierklinge am Arm gemacht, z.B. um zu testen, ob es sehr schmerzhaft ist?«

Abklärung der aktuellen Suizidalität die genaue Exploration des Suizidversuchs wichtig. Bei Suizidversuchen in der Vorgeschichte sollte ebenfalls der genaue Hergang eruiert werden. Hierbei gilt es aufzuklären, ob es sich um potenziell tödliche Suizidversuche handelte. Das Verhalten in der Vorgeschichte ist ein guter Prädiktor für Verhalten in der Zukunft. Schwere potenziell letale Suizidversuche in der Vorgeschichte sind ein Indikator für erhöhte aktuelle Eigengefährdung.

3.1.3 Weitere Risikofaktoren

Neben der direkten Exploration von aktuellen und früheren suizidalen Gedanken und Handlungen gibt es eine Reihe weiterer Risikofaktoren für einen Suizid. Einige sind offensichtlich, nach anderen muss gezielt nachgefragt werden. So sind erhöhte Impulsivität, Drogen- und besonders Alkoholintoxikation und Abhängigkeit mit erhöhtem Suizidrisiko verbunden. Auch Beziehungskonflikte, z.B. in Partnerschaften, der Verlust wichtiger Bezugspersonen sowie soziale Isolation sind Risikofaktoren für einen Suizid. Ernste gesundheitliche Probleme, körperliche Schmerzen, Schlafstörungen, Ängste und Schamgefühle sind mit einem erhöhten Suizidrisiko verbunden. Zusätzlich sind auch finanzielle oder juristische Probleme Risikofaktoren für suizidales Verhalten. Auch eine positive Familienanamnese für Suizid ist ein Risikofaktor (s. auch Tab. 3-3). Insgesamt hat das Vorliegen der Risikofaktoren jedoch nur eine geringe Vorhersagekraft hinsichtlich eines Suizids. Letztlich entscheidend ist der Gesamteindruck, der sich nicht eindeutig formalisieren lässt.
Zusätzlich sollten auch protektive Faktoren erfasst und im Verlauf therapeutisch genutzt werden (z.B. Werte, Religion, wichtige Bezugspersonen, Haustiere, Lebensziele). Wichtige Fragen hierzu sind »Was hat Sie davon abgehalten, sich umzubringen?«, »Was haben Sie noch im Leben vor, was wollen Sie noch erleben?«

Tab. 3-3 Fragen zu weiteren Risikofaktoren für suizidales Verhalten

Lebensbereich	Beispiele
Impulsivität	• »Tun Sie oft Dinge aus dem Moment heraus, ohne lange zu überlegen, und ärgern sich hinterher darüber?« • »Kaufen Sie oft Dinge, die Sie dann gar nicht brauchen?« • »Geben Sie oft mehr Geld aus, als es ihre finanzielle Lage erlaubt?« • »Fahren Sie schnell und riskant Auto?« • »Nehmen Sie Drogen oder trinken Alkohol in ungeplant großen Mengen mit Kontroll- oder Gedächtnisverlust?« • »Gehen Sie mitunter unüberlegte schnelle sexuelle Beziehungen ein, möglicherweise mit ungeschütztem Geschlechtsverkehr?«
Alkohol- oder Drogenkonsum	• »Nehmen Sie regelmäßig Drogen oder trinken Alkohol? Wie oft und in welcher Menge?« (Substanzen vorgeben und aufzählen.) • »Haben Sie heute Alkohol oder Drogen zu sich genommen?« In der Akutsituation sollte bei entsprechendem Verdacht oder Anhaltspunkten ein Drogen- und Alkoholtest durchgeführt werden.
Beziehungsprobleme	• »Welches sind die wichtigsten Menschen in Ihrem Leben, wie verlaufen diese Beziehungen momentan?« • Haben Sie momentan Beziehungskrisen?«
Bedeutender Verlust	• »Gab es einen Todesfall oder eine Trennung, unter der Sie momentan leiden?« • »Gab es schmerzliche Verluste in der letzten Zeit, z.B. Verlust eines Haustiers oder der Arbeit?«
Soziale Isolation	• »Wie verbringen Sie Ihre Tage? Mit wem haben Sie Kontakt? • »Wie wohnen Sie?« • »Welche Menschen sehen Sie regelmäßig oder mit wem telefonieren Sie?« • »Haben Sie Kontakt zu Freunden, Kindern, Eltern, Verwandten?«
Gesundheitliche Probleme	• »Gibt es gesundheitliche Probleme? Stehen wichtige Vor- oder Nachsorgeuntersuchungen an?« • »Waren oder sind Sie ernsthaft erkrankt?«
Körperliche Schmerzen	• »Haben Sie momentan Schmerzen? Wo?« • »Haben Sie chronische Schmerzen? Seit wann?«
Schlafstörungen	• »Wie lange brauchen Sie zum Einschlafen?« • »Werden Sie nachts wach, nicht nur, um auf die Toilette zu gehen?« • »Wachen Sie morgens deutlich früher auf, als Ihr Wecker klingelt?«
Schamgefühle	• »Ist irgendetwas vorgefallen, das Ihnen sehr peinlich ist, wofür Sie sich momentan schämen?«
Ängste	• »Haben Sie Ängste? Gibt es Dinge, die Ihnen momentan Angst machen?« • »Hatten Sie schon einmal einen Panikanfall?«
Juristische und finanzielle Probleme	• »Gibt es laufende Verfahren oder Verurteilungen?« • »Haben Sie Ärger mit dem Gesetz?« • »Haben Sie finanzielle Probleme, z.B. Schulden?«

3.2 Zuordnung zu einer Grunderkrankung

In der psychiatrischen Akutsituation kann die Zuordnung zu einer Störung nach ICD-10 (International Classification of Deseases) oder DSM-IV (Diagnostic and Statistical Manual of Mental Disorders) nur vorläufig sein. Im Folgenden wird das Symptom Suizidalität im Rahmen der verschiedenen psychiatrischen Syndrome und Störungen behandelt (s. auch Tab. 3-4).

Tab. 3-4 Art der Suizidgedanken bei bestimmten Grunderkrankungen

Grunderkrankung	Art der Suizidgedanken
Depressive Episode	• Grübeln über Suizid, über Tage oder Wochen • Hoffnungslosigkeit
Psychotische Störung	• Imperative akustische Halluzinationen; werden teilweise von den Patienten verschwiegen • In Verbindung mit starker Angst bei dem Gefühl der Fremdbeeinflussung • Bei Wahn oder Stimmen mit religiösen Inhalten, die zu letalen Handlungen auffordern • Im Rahmen der postpsychotischen Depression • Bilanzierend nach Remission der Positivsymptomatik
Drogen- und Alkoholabhängigkeit	• In depressiver Stimmungslage mit herabgesetzter Hemmschwelle zum Suizid • Teilweise impulsive Suizidgedanken
Borderline-Persönlichkeitsstörung, histrionische Persönlichkeitsstörung, chronische PTBS und dissoziative Störungen	• Im Zusammenhang mit hoher Anspannung • Im Zusammenhang mit extremen Emotionen (Hass, Selbsthass, Wut) • Häufig nach Beziehungskonflikten
Narzisstische Persönlichkeitsstörung und narzisstische Persönlichkeitszüge	• Situation, die als stark kränkend oder verletzend erlebt wird • Häufig Partnerschaftskonflikte (Trennung) oder Konflikte am Arbeitsplatz (Kündigung)

3.2.1 Depressives Syndrom

Kennzeichnend für ein depressives Syndrom (z.B. bei unipolarer und bipolarer Störung) sind neben Suizidalität Symptome wie traurige, niedergedrückte Stimmung, Antriebs- und Interesselosigkeit, Schlaf-, Libido-, Appetit- und Konzentrationsstörungen, Selbstvorwürfe und Schuldgefühle, die seit mehreren Tagen oder Wochen fast durchgehend anhalten. Die Suizidgedanken sind oft länger andauernd, meist liegen ihnen keine konkreten Auslöser zugrunde, und sie stellen eher eine Art Ausweg aus der als hoffnungs- und perspektivlos empfundenen Gefühls- und Gedankenlage der Person dar. Teilweise werden die Suizidgedanken als Grübeln beschrieben, ein immer wieder gedankliches Durchgehen des geplanten Suizides. Oft verlaufen die Suizidgedanken über Tage oder sogar Wochen mit Schwankungen in der Intensität. Nachdem vom Patienten ein klarer Entschluss zum Suizid getroffen wurde, ist häufig eine Erleichterung und somit augenscheinliche Besserung der Symptomatik sichtbar.

Zu Fallbeispiel 1

Bei der Patientin mit Suizidgedanken und depressiven Symptomen sollten Sie auf den zeitlichen Verlauf der depressiven Symptome achten. Starke affektive Schwankungen würden eher für das Vorliegen von Suizidalität im Rahmen einer Borderline-Persönlichkeitsstörung und/oder einer posttraumatischen Belastungsstörung (PTBS) sprechen, stabile Symptomatik oder tageszeitliche Schwankungen eher für depressive Suizidalität. Zusätzlich sollten Sie die Suizidgedanken genau explorieren; stabile stimmungskongruente grüblerische depressive Suizidgedanken sprechen für depressive Suizidalität, impulsive Suizidgedanken als dysfunktionale Problemlösestrategien treten eher im Rahmen einer Borderline-Persönlichkeitsstörung oder chronischen PTBS auf.

3.2.2 Psychotisches Syndrom

Patienten mit akuten psychotischen Symptomen, z. B. mit Schizophrenie oder wahnhafter Störung, berichten selten über Suizidgedanken. Eher werden imperative Stimmen angegeben, die zum Suizid auffordern können (z. B. »Spring endlich aus dem Fenster, Du hast ja eh' keine Chance«). In vielen Fällen machen die Patienten, trotz intensiven Nachfragens, keine Angaben zu den zum Suizid auffordernden Stimmen. Das Vorliegen von Positivsymptomen wie Wahnwahrnehmung, Beziehungs- oder Verfolgungswahn und Ich-Störungen (z. B. Gedankeneingebung oder -entzug) kann diagnostisch richtungweisend sein. Häufig tritt Suizidalität bei Patienten mit psychotischer Störung erst nach einer akuten Episode mit Positivsymptomen auf, besonders bei jungen männlichen Patienten mit zuvor hohem Funktionsniveau. In diesem Fall können sich die Patienten über die Prognose der Erkrankung bewusst werden, und der Suizid ist dann als eine Art »Bilanzierung« zu sehen. Suizidalität kann auch im Rahmen eines religiösen Wahns oder auch bei dem Gefühl der Fremdbeeinflussung oder Fremdsteuerung auftreten. Auch kann eine postpsychotische Depression mit Suizidalität auftreten, die Suizidgedanken sind in diesem Fall als Symptom der depressiven Symptomatik zu sehen.

Zu Fallbeispiel 2

Das Verhalten des Patienten, der bei der Aufnahme immer wieder vor sich hin lächelt und den Raum inspiziert, könnte für das Vorliegen von akustischen Halluzinationen sprechen. Bei der Evaluation sollten Sie zwischen kommentierenden, dialogisierenden und imperativen Stimmen, die möglicherweise zum Suizid auffordern, differenzieren. Zusätzlich sollten Sie das Vorliegen eines Wahnes und das Vorliegen von Ich-Störungen explorieren, auch hinsichtlich möglicher Inhalte, Wahrnehmungen oder Impulse, die zu einer suizidalen Handlung führen könnten. Der beschriebene Vorlauf mit sozialem Rückzug könnte für eine Negativsymptomatik oder ein Prodromalstadium sprechen. Dies sollte genau eruiert werden.

3.2.3 Affektive Instabilität, Anspannung und starke negative Emotionen

Die Borderline-Persönlichkeitsstörung, die histrionische Persönlichkeitsstörung, dissoziative Störungen und die PTBS, besonders die chronische Form nach multiplen Traumen, werden hier gemeinsam behandelt (zur genauen Diagnostik s. Kap. 8 u. 12). Bei allen genannten Störungen treten häufig komorbide depressive Episoden auf. Diese sollten in jedem Fall mit abgeklärt werden. Wenn nicht im Rahmen einer depressiven Episode, tritt Suizidalität bei diesen Störungen häufig im Zusammenhang mit starken negativen Emotionen und Anspannung auf. Bei der Borderline- und histrionischen Persönlichkeitsstörung sind es häufig impulsive, unvermittelt auftretende Suizidgedanken oder die Ankündigung von Suizid gegenüber Dritten, nicht selten im Zusammenhang mit Beziehungskonflikten. Im Gegensatz zur depressiven Störung beschreiben die Patienten oft, das Ziel ist nicht, tot zu sein, sondern die Beendigung des gegenwärtigen als stark aversiv erlebten Zustands (z. B. extreme Anspannung, extreme Gefühle wie Wut, Hass und Selbsthass). In diesem Zusammenhang treten häufig auch die selbstverletzenden Verhaltensweisen (z. B. Schneiden, Brennen) auf.
Zur Diagnostik einer Persönlichkeitsstörung ist die Kenntnis des bisherigen Krankheitsverlaufs notwendig. Die chronische PTBS, die Borderline-Persönlichkeitsstörung und die dissoziativen Störungen treten oft infolge schwerer chronischer Traumatisierung auf. Suizidgedanken im Rahmen dieser Störungen stehen ebenfalls in vielen Fällen in Verbindung mit extremen negativen Emotionen und Anspannung, wenn nicht eine komorbide depressive Episode Ursache der Suizidgedanken ist. Oft stehen Gefühle von Selbsthass mit starker An-

spannung im Vordergrund, durch welche traumabezogene Emotionen wie Schuld, Scham und Ärger ersetzt werden. Zusätzlich sind diese Patienten oft sehr misstrauisch, und die Exploration erfordert einen guten Beziehungsaufbau (z.B. durch Validierungsstrategien). Bei der Exploration stark angespannter Patienten sind anspannungsreduzierende Techniken (Skills) und Validierungsstrategien besonders hilfreich (s. Tab. 3-1 unter Kap. 3.1.1).
Bei Unsicherheit, ob Suizidversuch oder Selbstverletzung vorliegt, sollte gezielt nachgefragt werden (z. B. »Haben Sie sich geschnitten, weil Sie sich umbringen wollten, oder wollten Sie sich Erleichterung verschaffen?«). Oftmals ist die anspannungsreduzierende Intention aus Art und Lokalisation der Selbstverletzung erkennbar. Bei in der Vorgeschichte schwer traumatisierten Patienten kann Suizidalität mit dem Wiedererleben traumatischer Erfahrungen zusammenhängen (Intrusionen). In vielen Fällen liegen bei den Patienten Beziehungsbedürfnisse vor, die erfüllt werden können durch positives Verstärken von Ressourcen (z. B. »Ich finde es sehr gut, dass Sie zuerst den Krisendienst angerufen haben!«, »Ich finde es sehr gut, dass Sie in Ihrer Not die Polizei gerufen haben und nicht aus dem Fenster gesprungen sind!«) und durch Validierungsstrategien, die das Verstehen von Leid signalisieren (z. B. »Bei dem, was Sie alles durchgemacht haben, kann ich sehr gut nachvollziehen, dass Sie jetzt Selbstmordgedanken haben!«). Zusätzlich haben Sie durch positives Verstärken und Validieren Strategien zur Hand, um die diagnostisch wichtigen Informationen erfragen zu können und gegebenenfalls Zwangsmaßnahmen und Unterbringung nach Psychischkrankengesetz (PsychKG) zu verhindern.

Zu Fallbeispiel 1

Bei der Patientin mit den Schnittverletzungen an den Unterarmen steht die Abklärung eines depressiven Syndroms mit akuter Suizidalität sicher im Vordergrund. Weiterhin sollten Sie abklären, ob eine Gefährdung der Patientin durch den Stiefvater besteht. Da in einigen Fällen ein zunächst undurchsichtiges Beziehungsgeflecht zwischen Täter und Opfer besteht, kann es sinnvoll sein, mit der Patientin Ausgangsbeschränkungen, Abgabe des Handys oder ähnliche Maßnahmen zu vereinbaren. Bei erneut auftretendem selbstverletzenden Verhalten sollten Sie die Intention genau evaluieren (Anspannungsreduktion oder suizidale Handlung).

3.2.4 Kränkungssituationen

Menschen mit narzisstischer Persönlichkeitsstörung oder narzisstischen Zügen zeichnen sich durch erhöhte Kränkbarkeit aus (zur genauen Diagnostik s. Kap. 8). In vielen Fällen kann das Verletzende der Situation nachvollzogen werden (Entlassung, Trennung nach längerer Partnerschaft), jedoch die Heftigkeit der Reaktion erscheint unangemessen. Besonders bei Patienten nach schwerem Suizidversuch ist es wichtig, eine gute Anamnese und wenn möglich Fremdanamnese zu dem Suizidversuch und eventuellen Suizidversuchen in der Vorgeschichte zu erheben. Schwerste Suizidversuche (Erhängen, Sprung aus großer Höhe, Einnahme von potenziell letalen Substanzen) sind bei Patienten mit narzisstischen Persönlichkeitszügen nicht selten. Auch hier sollten bei der Exploration positive Verstärker (z. B. »Ich finde es gut, dass Sie sich doch entschlossen haben, sich Hilfe zu holen«) und Validierungsstrategien (z. B. »Ich kann es gut verstehen, dass es Sie sehr verletzt, wenn Sie ohne Ankündigung verlassen werden!«) eingesetzt werden.
In der Akutsituation ist es nicht hilfreich, den Patienten mit eigenen Anteilen an der gegenwärtigen Problemlage zu konfrontieren. Eine besondere Herausforderung stellen Patienten mit einer narzisstischen Persönlichkeitsstörung dar, die nach schwerem Suizidversuch vorstellig werden, sich ausdrücklich von ihrer Suizidalität distanzieren und auf schnelle Entlassung drängen. Häufig werden von diesen Patienten sehr wenige oder unvollständige Angaben zu der Vorgeschichte gemacht. Sie soll-

ten hellhörig werden, wenn die Schwere des Suizidversuchs und die bagatellisierende Darstellung des Patienten sich widersprechen. Besonders Patienten mit hohem sozialen Funktionsniveau können versuchen, Suizidalität kleinzureden und auf schnelle Entlassung zu drängen. Ein weiteres Problem können Patienten darstellen, die zusätzlich die Kriterien einer antisozialen Persönlichkeitsstörung erfüllen. So kann es vorkommen, dass sich diese Patienten nach Begehen einer Straftat mit Suizidalität bei Ihnen vorstellen. In diesen Fällen müssen Sie abklären, ob akute Suizidalität oder aber eine vorgetäuschte Störung vorliegt.

Zu Fallbeispiel 3

Die heftige Reaktion des Patienten auf den Arbeitsplatzverlust und die Trennung könnten auf eine narzisstische Persönlichkeitsakzentuierung oder -störung hinweisen. Aufgrund des schweren Suizidversuchs, der Alkoholintoxikation und der möglichen narzisstischen Persönlichkeitsstörung können Sie von akuter Eigengefährdung bei diesem Patienten ausgehen. So kann eine Medikation oder eine Unterbringung nach PsychKG notwendig werden. Aufgrund der schweren Alkoholintoxikation sollte das diagnostische Interview auf die wesentlichen Punkte zur Einschätzung von akuter Suizidalität und möglichen wichtigen psychiatrischen, internistischen oder chirurgischen Komorbiditäten (z. B. Schädel-Hirn-Trauma) beschränkt werden. Es sollte ein Drogen- und Alkoholscreening erfolgen und der Patient soweit als möglich körperlich und neurologisch untersucht werden.

3.2.5 Doppeldiagnosen

Bei vielen psychiatrischen Patienten liegen mehrere psychische Störungen parallel vor. Insgesamt ist es wichtig, eine Hierarchisierung der akuten Symptomatik vorzunehmen. So stellt eine komorbide Abhängigkeitserkrankung, besonders durch Alkohol, einen zusätzlichen Risikofaktor für einen Suizid dar. Auch eine akute Intoxikation, hier wieder vorwiegend durch Alkohol, erhöht das akute Suizidrisiko. Bei Patienten mit im Vordergrund stehender Abhängigkeitserkrankung oder Intoxikation sollten Sie die Symptome der Depression abfragen. Häufig ist dies erst nach erfolgter Entgiftung möglich. Wahnhafte und andere psychotische Symptome, auch im Rahmen einer depressiven Episode, erschweren häufig die Exploration und vermindern die Absprachefähigkeit. Auch Angsterkrankungen stellen einen Risikofaktor für Suizide dar. Bei Vorliegen einer Persönlichkeitsstörung (z. B. Borderline-Persönlichkeitsstörung) und einer schweren depressiven Episode sollten Sie das Vorgehen eher an die depressive Symptomatik als an die Borderline-typische Symptomatik anpassen.

Zu Fallbeispiel 3

Bei dem Patienten, der einen Strangulationsversuch unternahm, steht die Behandlung der akuten Eigen- und/oder Fremdgefährdung an erster Stelle. Zusätzlich sollte der Patient entgiftet werden. Die Abklärung einer depressiven Symptomatik sollte in der Hierarchie erfolgen. Die Diagnostik und gegebenenfalls Behandlung einer narzisstischen Persönlichkeitsstörung würden eine nachgeordnete Bedeutung einnehmen.

3.2.6 Andere klinisch relevante Probleme

Es gibt eine Reihe von Situationen, in denen Suizidalität ohne eine der oben genannten psychischen Störungen vorliegt. So kann akute Suizidalität nach Erhalt einer schwerwiegenden medizinischen Diagnose (z. B. Karzinom, Karzinomrezidiv, HIV) auftreten. Weiterhin kann bei verschuldeter Schädigung Dritter (z. B. Verkehrsunfall mit Todesfolge) Suizidalität auftreten oder auch bei Verlust einer nahen Person (z. B. nach plötzlichem Kindstod). Auch bei unauffälliger psychiatrischer Vorgeschichte und unauffälligem psychiatrischen Befund vor dem jeweiligen belastenden Ereignis sollte nach den beschriebenen Kriterien eine Risikoabschätzung erfolgen und das weitere Vorgehen dementsprechend geplant werden (ggf. auch Unterbringung nach PsychKG). In vielen der beschriebenen Fälle liegt jedoch komorbid ein depressives Syndrom vor, welches die Kriterien einer Anpassungsstörung erfüllt.

3.3 Entlassung oder stationäre Aufnahme?

Nachdem Sie die Risikofaktoren für akute Suizidalität, die Psychopathologie und die Begleiterkrankungen erfragt, sich weiter Informationen zu der Krankengeschichte und den aktuellen Umständen eingeholt und eine vorläufige diagnostische Einordnung vorgenommen haben, müssen Sie das weitere Vorgehen planen. Eine wichtige Entscheidung ist, ob sie den Patienten stationär aufnehmen, gegebenenfalls nach PsychKG oder Betreuungsgesetz unterbringen oder in ambulante Weiterbehandlung entlassen.

3.3.1 Entlassung in ambulante Behandlung

Mit am schwierigsten ist die Entscheidung, ob man einen Patienten mit Suizidgedanken oder auch Suizidplänen, nach Suizidankündigung oder nach Suizidversuch nach Hause entlassen kann. Hierbei gibt es keine goldene Regel. Insgesamt gilt: Der Patient muss Sie überzeugen, dass er keinen Suizidversuch begehen wird! Es empfiehlt sich in jedem Fall die Rücksprache mit ihrem erfahrenen Hintergrunddienst. Einige Dinge gibt es beim Management von Patienten mit Suizidgedanken zu beachten: Beziehen Sie möglichst Verwandte oder enge Freunde mit ein. Gehen Sie sicher, dass der Patient die nächsten Stunden und – wenn möglich – Tage nicht allein ist. Lassen Sie den Patienten von einer vom Patienten gewählten Vertrauensperson aus der Klinik abholen. Besprechen Sie nach Einwilligung des Patienten mit der Vertrauensperson den Grund der Aufnahme und den weiteren Behandlungsplan. Gehen Sie sicher, dass der Patient nach Entlassung eventuell vorhandene Hilfsmittel für den geplanten Suizid abgibt (z. B. Tabletten, Waffen, Strick), möglichst an die Vertrauensperson. Lassen Sie sich dies gegebenenfalls durch einen Telefonrückruf bestätigen. Besprechen Sie die ambulante Weiterbehandlung durch einen Psychiater oder Nervenarzt bzw. Psychotherapeuten. Geben Sie bei zusätzlicher Angstsymptomatik oder Schlafstörungen Medikation für die Nacht mit (z. B. Lorazepam 2 × 1 mg). Besprechen Sie mit dem Patienten, was er tun wird, wenn es ihm wieder schlechter geht (Ablenkungsstrategien, Hilfe holen, Wiedervorstellung in der Klinik). Schließen Sie, wenn möglich, einen Antisuizidpakt bis zum nächsten ambulanten Termin beim Psychiater, Nervenarzt bzw. Psychotherapeuten und informieren Sie diesen. Dokumentieren Sie alles detailliert. Zögern Sie nicht, nach der Entlassung und bei Bekanntwerden neuer Sachverhalte (z. B. der Patient hatte doch einen Abschiedsbrief geschrieben) die Polizei zu verständigen und den Patienten fahnden zu lassen.

3.3.2 Allgemeine Hinweise zur stationären Aufnahme

Suizidale Patienten sollten bei stationärer Aufnahme auf mitgeführte Mittel zur Durchführung des Suizids befragt (z. B. Medikamente, Waffen, Stricke) und die mitgebrachten Taschen und die Kleidung des Patienten auf solche Mittel hin untersucht werden. Dies muss dem Patienten vorher erklärt werden, und es sollte, wenn möglich, ein Einverständnis eingeholt werden. Patienten mit schwerer Alkoholintoxikation, Suizidalität und weiteren Risikofaktoren sollten Sie nicht nach Hause entlassen, da die Hemmschwelle zum Suizidversuch herabgesetzt ist. Sollte es zu einem Suizid auf der Station kommen, sollten die Mitpatienten zeitnah in einer durch einen Arzt begleiteten Gruppe hierüber informiert werden. Hierbei sollte mit allen Informationen offen umgegangen werden, solange die Informationen nicht die Privatsphäre des Verstorbenen verletzen.

3.3.3 Unterbringung nach Psychischkrankengesetz (PsychKG)

Eine Unterbringung ist aus psychiatrischer Sicht gerechtfertigt, wenn von akuter Eigen- oder Fremdgefährdung auszugehen ist. Bezogen auf das Symptom Suizidalität bedeutet es, dass wir verpflichtet sind, Patienten nach PsychKG unterzubringen, die wir als akut suizidgefährdet einschätzen und die eine freiwillige stationäre Behandlung ablehnen (s. Kap. 17). Akut suizidale Patienten, die sich mit einer stationären Behandlung einverstanden erklären, sollten nicht untergebracht werden. Auch ist akute Suizidalität kein hinreichender Grund für die Aufnahme auf eine geschützte (geschlossene) Station. Die Einschätzung hinsichtlich akuter Suizidalität, stationärer Aufnahme oder Unterbringung ergibt sich aus der Summe der Risikofaktoren und der eingeschätzten Absprachefähigkeit des Patienten. Auch bei richterlich untergebrachten Patienten sollte immer wieder in der aktuellen Situation eingeschätzt werden, ob akute Eigen- oder Fremdgefährdung besteht. Diese ist von Bedeutung, wenn es z. B. darum geht, ob ein Patient, der gerichtlich untergebracht ist, bei Entfernen von der Klinik polizeilich gefahndet werden soll oder ob ein richterlich untergebrachter Patient auf eine offene oder geschützte Station aufgenommen oder verlegt werden sollte. Wenn Maßnahmen gegen den Willen des Patienten notwendig werden sollten, ist es hilfreich, diese gegenüber dem Patienten eher mit dem eigenen Gewissen zu begründen (z. B. »Wenn ich Sie jetzt nach Hause gehen ließe und morgen erfahren würde, dass Sie sich umgebracht haben, würde es mich sehr belasten«) als mit möglichen juristischen Folgen (z. B. »Ich könnte belangt werden«). Oft werden die die Bewegungsfreiheit einschränkenden Maßnahmen, wenn sie in einer adäquaten Form benannt und begründet werden, von dem Patienten als akzeptabel erlebt und stellen eine geringere Belastung für die therapeutische Beziehung dar als zuvor angenommen. Besonders Patienten mit schwerer depressiver Episode oder psychotischer Störung können eine Unterbringung nach PsychKG auch als Entlastung erleben, da sie der Ambivalenz ein Ende setzt.

3.3.4 Prozedere je nach Absprachefähigkeit

Absprachen zwischen Arzt und Patient, z. B. ein Antisuizidpakt, sind keine juristisch gültigen Rechtsmittel, vielmehr wird die Arzt-Patient-Beziehung therapeutisch genutzt. Trotzdem sollten die Absprachen genau dokumentiert werden. Vorher gilt es allerdings zu klären, ob der Patient Absprachen einhalten kann. Hierzu kann keine allgemeingültige Regel festgelegt werden. Wichtig ist, dass mit dem Patienten genau besprochen wird, was er tun soll, wenn eine bestimmte Situation eintrifft (z. B. Telefonanruf oder Spaziergang bei Suizidgedanken). Bei suizidalen Patienten sollte eine Absprache einen überschaubaren Zeitrahmen umfassen. Schematisch kann folgende Abstufung hilfreich sein:

Stufe 1: Schwer suizidaler Patient ohne Behandlungseinsicht und Absprachefähigkeit mit starken autoaggressiven Tendenzen: Aufnahme auf eine geschützte Station, 24-Stunden-Betreuung durch eine Sitzwache, Medikation (entsprechend der Grunderkrankung). In einigen seltenen Fällen kann bei starken fremd- und autoaggressiven Tendenzen eine Fixierung notwendig werden (zu den rechtlichen Voraussetzungen s. auch Kap. 17). *Zu Fallbeispiel 3:* Sollte der Patient nach Strangulationsversuch weiterhin akut suizidal, sehr gereizt und aggressiv sein und auf sofortige Entlassung drängen, wäre eine Unterbringung nach PsychKG, auch aufgrund der starken Alkoholintoxikation, indiziert. Es könnte eine Medikation und eine 24-Stunden-Betreuung durch eine Sitzwache notwendig werden. Alle Maßnahmen müssen schriftlich angeordnet und genau dokumentiert werden.

Stufe 2: Schwer suizidaler Patient ohne Absprachefähigkeit, jedoch ohne impulsive Eigen- oder Fremdaggression: gegebenenfalls Aufnahme auf eine offene Station, 24-Stunden-Betreuung durch Sitzwache und Medikation. Sitzwachen sollten sich im erforderlichen Fall nicht scheuen, z. B. mit auf die Toilette zu gehen bzw. an der geöffneten Tür zu stehen. *Zu Fallbeispiel 2:* Bei dem Patienten, der von seiner Mutter gebracht wurde, könnte, z. B. bei Verdacht auf imperative akustische Halluzinationen, akute Suizidalität nicht ausgeschlossen werden. Sollte sich der Patient mit einer stationären psychiatrischen Behandlung einverstanden erklären, ist die Aufnahme auf eine offene Station möglich. Allerdings könnte eine 24-Stunden-Betreuung durch Sitzwache notwendig werden, besonders, wenn der Patient als sehr misstrauisch und wenig absprachefähig eingeschätzt wird. Zusätzlich ist neben einer spezifischen antipsychotischen Medikation eine sedierende anxiolytische Medikation (z. B. Lorazepam 2 mg) indiziert.

Stufe 3: Suizidaler Patient, glaubhaft absprachefähig: Aufnahme auf offener Station mit regelmäßigem Sichtkontakt (z. B. jede Stunde einmal) und Medikation. *Zu Fallbeispiel 1:* Sollte die Patientin mit den Schnittverletzungen an den Unterarmen drängende Suizidgedanken und Impulse berichten, aber noch absprachefähig sein, könnte ein stündlicher Sichtkontakt und neben der spezifischen antidepressiven Medikation eine sedierende anxiolytische Medikation (z. B. Lorazepam 2 mg) indiziert sein.

3.4 Medikamentöse und nichtmedikamentöse Therapie

3.4.1 Suizidalität und depressive Episode

Bei depressiver Suizidalität besteht die psychotherapeutische Intervention in der Akutsituation v.a. aus dem Vertrauens- und Beziehungsaufbau. Hierbei können wieder positive Verstärker (z. B. »Es war eine richtige Entscheidung, um Hilfe zu fragen!«) und Validierungsstrategien (z. B. »Wenn Sie denken, dass Sie aus dem Tief nie wieder herauskommen, kann ich es gut verstehen, dass Selbstmordgedanken auftreten«) hilfreich sein. Weiterhin sollten Suizidgedanken als typisches Symptom der Depression im Sinne eines Krankheitsmodells vermittelt werden. Sie sollten als Experte auftreten, der die Symptomatik gut kennt und versteht und der auch weiß, dass der Patient aus dem »Tief« wieder herauskommen wird. Problemkonfrontation oder Diskussion der Frage nach dem »Sinn des Lebens« sind wenig hilfreich. Einen wesentlichen Nutzen haben Absprachen und Übereinkünfte, z. B. hinsichtlich Stationsausgang (z. B. zum Rauchen) oder Suizidgedanken (z. B. sich bei den Schwestern melden, sobald starke Suizidgedanken auftreten). Wichtiger als ein Antisuizidpakt ist das gemeinsame Erarbeiten von alternativen Strategien (z. B. Ablenken durch Puzzeln).

Oft wird von den Patienten bei Aufnahme die Frage gestellt, wie lange sie in der Klinik bleiben müssen. Hierbei sollten Sie vermitteln, dass die Ausprägung der Symptome und das Befinden des Patienten ausschlaggebend sind. Insgesamt sollten Sie dem Patienten so viel Eigenverantwortung wie möglich übertragen. Sie sollten dem Patienten gegenüber als kompetenter professioneller Partner bei der Behandlung seiner Erkrankung auftreten.

Suizidalität ist ein Symptom der Depression. Jede psychopharmakologische Strategie, die das depressive Syndrom behandelt, behandelt auch depressive Suizidalität. Die Behandlung mit Antidepressiva erniedrigt das Suizidrisiko, besonders bei älteren Menschen (z.B. Hall et al. 2003). Langzeitstudien belegen dies für Antidepressiva allein oder in Kombination mit Antipsychotika oder Lithium (z.B. Angst et al. 2002). Bei depressiven Patienten, besonders jenen mit einer Angststörung und Schlafstörungen, sollte bei der Wahl der Medikation auf eine anxiolytische und schlafanstoßende Wirkung geachtet werden. In der Klinik sollte eine Antidepressivatherapie gemeinsam mit vorübergehender Behandlung mit Benzodiazepinen (z.B. Lorazepam 4 × 0,5 mg) erfolgen, gegebenenfalls auch als Bedarfsmedikation. Einer besonderen suizidpräventiven Wirkung kommt Lithium zu (Müller-Oerlinghausen et al. 2003). Es kann bei unipolarer und bipolarer Depression zur Suizidprohylaxe eingesetzt werden.

3.4.2 Suizidalität und Alkoholintoxikation

Bei akuter Intoxikation und Suizidalität steht neben der Behandlung der Suizidalität die Entgiftung von Alkohol (und/oder anderen Drogen) im Vordergrund (s. auch Kap. 7). Nach akuter Entgiftung sollte unbedingt die Suizidalität erneut evaluiert werden, da Patienten dann häufig deutlich von Suizidalität distanziert sind. Auch eine möglicherweise notwendig gewordene Unterbringung nach PsychKG sollte nach Entgiftung erneut eingeschätzt werden. Oft ist die richterliche Unterbringung am Folgetag nicht mehr notwendig. Nach Detoxikation muss unbedingt das Vorliegen eines depressiven Syndroms abgeklärt und gegebenenfalls behandelt werden. Längere psychotherapeutische Gespräche mit intoxikierten Patienten sind in der Regel nicht zielführend. Es sollte eher ein pragmatisches Vorgehen mit gutem Zeitmanagement erfolgen.

3.4.3 Suizidalität und psychotische Störung

Patienten mit akuter psychotischer Episode (Positivsymptomatik) sollten bei Behandlungswunsch stationär aufgenommen werden. Gibt es einen Verdacht auf Eigengefährdung (hierzu zählt auch Suizidalität), sollten akut psychotische Patienten bei fehlender Behandlungseinsicht notfalls auch nach PsychKG untergebracht werden. Wieder kann keine allgemeine Regel festgelegt werden. Das Suizidrisiko ist größer, je weniger ein Patient absprachefähig ist (z.B. durch drängende imperative Halluzinationen, die zum Suizid auffordern, oder durch einen religiösen Wahn, der die Selbsttötung beinhaltet), je weniger Krankheitseinsicht besteht und je mehr Risikofaktoren vorliegen. Die psychiatrischen Maßnahmen sollten dem angepasst werden (z.B. Unterbringung nach PsychKG, Aufnahme auf geschützter Station, 24-Stunden-Betreuung mit Sichtkontakt, Medikation). Auch bei schwer psychotischen Patienten sollten die erforderlichen Maßnahmen so weit als möglich mit dem Patienten offen und direkt angesprochen und begründet werden. Es sollte eine freundliche empathische, aber auch professionelle direkte Beziehungsgestaltung erfolgen, z.B. durch den Einsatz von positiver Verstärkung (z.B. »Ich finde es sehr gut, dass Sie sich entschlossen haben, freiwillig auf der Station zu bleiben«) und Validierung (z.B. »Wenn Sie denken, alle Welt ist gegen Sie, kann ich es verstehen, dass Sie zögern, das Medikament zu nehmen«).

Tritt Suizidalität im Zusammenhang mit psychotischen Symptomen auf (z.B. religiöser Wahn, Gefühl der Fremdbeeinflussung), reduziert die pharmakologische Behandlung dieser Symptome das Suizidrisiko. Da sowohl Schlafstörungen als auch Angstsymptomatik Risikofaktoren für Suizidalität darstellen, sollten diese in der psychiatrischen Akutsituation pharmakologisch behandelt werden, z.B. mit Benzodiazepinen (z.B. Lorazepam 3 × 1 mg).

3.4.4 Suizidalität und Emotionsregulationsstörung

Emotionsregulationsstörungen finden sich in der Regel bei der Borderline-Persönlichkeitsstörung, histrionischen Persönlichkeitsstörung, posttraumatischen Belastungsstörung und den dissoziativen Störungen. Neben der psychopharmakologischen Behandlung von Emotionsregulationsstörungen nehmen psychotherapeutische Strategien einen entscheidenden Platz ein (s. Kap. 8 u. 12). Bei Vorliegen von akuter Suizidalität bei diesen Störungen stehen psychotherapeutische Strategien im Vordergrund. Die erste Frage, die Sie geklärt haben sollten, ist: Hat sich der Patient zur Spannungsregulation selbst verletzt, oder hat er einen Suizidversuch unternommen? Teilweise gibt es Überlappungen, und die Frage kann nicht eindeutig beantwortet werden. Liegt Suizidalität vor, muss ein depressives Syndrom abgeklärt werden. Wie bereits beschrieben, ist die validierende Evaluation der aktuellen Situation in vielen Fällen bereits eine entscheidende therapeutische Intervention. Sie sollten die Anspannung des Patienten abfragen (z. B. »Sind Sie im Moment sehr angespannt, haben Sie das Gefühl, innerlich zu zerplatzen?«). Liegt Anspannung vor, sind Stresstoleranzstrategien (Skills) sehr hilfreich, wie z. B. Treppen steigen, kalt duschen, Kühlakkus auflegen, in ein Kissen schreien, mit dem Handtuch auf ein Bett schlagen, Hometrainer benutzen. Bei hoher Anspannung des Patienten sollten Sie die Exploration unterbrechen und Skills durchführen lassen.

Wenn eine stationäre Aufnahme aufgrund von impulsiver Suizidalität bei einer Persönlichkeitsstörung, chronischer posttraumatischer Belastungsstörung oder dissoziativer Störung indiziert ist, sollte von Beginn an ein Zeitplan (z. B. Aufnahme für 7 oder 10 Tage) und das genaue Ziel des Aufenthalts besprochen werden, z. B. hierarchische Aufstellung der aktuellen Probleme (z. B. Finanzen, Arbeit, Partnerschaftskonflikt), Erarbeitung von Lösungsstrategien durch den Patienten (z. B. »Schreiben Sie eine Liste von Lösungsstrategien für jedes Problem«) und Planung der Tage und Wochen nach der Entlassung. Zusätzlich ist es hilfreich, während des Aufenthalts einen Notfallplan für mögliche nächste Krisen erarbeiten zu lassen (z. B. Telefonnummer des Krisendienstes, Skills bei Anspannung). Erst wenn Handlungsalternativen besprochen wurden, sollte ein klarer, möglichst schriftlicher Antisuizidpakt für die Dauer des Aufenthalts geschlossen werden. Es sollten entlastende Gespräche für akute Suizidgedanken und -impulse angeboten werden, z. B. durch das Pflegeteam. Diese kurzen Gespräche sollten problemfokussiert (z. B. »Was genau ist im Moment das Problem? Was ist passiert, bevor die Selbstmordgedanken gekommen sind?«) und lösungsorientiert sein (z. B. »Was können Sie jetzt tun? Was hat Ihnen beim letzten Mal geholfen? Könnte Ablenkung durch Puzzeln, Schreiben, Fernsehen, Gameboy spielen usw. hilfreich sein?«).

Psychopharmakologische Strategien bei akuten emotionalen Belastungen oder Anspannung sind nur sehr eingeschränkt wirksam. Stehen Angstsymptome im Vordergrund, sollte aufgrund des Abhängigkeitspotenzials nur bei Unwirksamkeit von Gesprächsstrategien auf Benzodiazepine (Lorazepam 1–2 mg) zurückgegriffen werden. Diese Wirken allerdings nicht oder nur sehr wenig auf Anspannung und Dissoziation. Sedierende Medikation sollte nur zum Schlafanstoß und kurzfristig gegeben werden (z. B. Quetiapin 50–100 mg, Trimipramin 25–50 mg), allerdings gibt es keine empirischen Befunde dazu. Psychotherapeutische Strategien sind in jedem Fall vorzuziehen, da Skills, die einmal geholfen haben, immer wieder einsetzbar sind. In einigen seltenen Fällen kann bei ausgeprägter Anspannung mit akuter Eigen- oder Fremdgefährdung, besonders wenn der Patient mit Worten nicht mehr erreichbar ist, eine Zwangsbehandlung notwendig werden (zu den Voraussetzungen s. Kap. 17).

3.4.5 Allgemeine psychotherapeutische Strategien

Aufgrund einer Analyse der aktuellen auslösenden oder belastenden Faktoren sollte ein hierarchisierter Behandlungsplan, möglichst mit genauem Zeitmanagement, für den stationären Aufenthalt erarbeitet werden. Sie sollten schon zu Beginn des stationären Aufenthaltes mit dem Patienten Lösungsstrategien für die Probleme erarbeiten, die mit den Suizidgedanken zusammenhängen. Für psychotherapeutische Interventionen können Pro- und Kontra-Listen hinsichtlich eines Suizids hilfreich sein (z. B. »Wofür lohnt es sich für mich zu leben?« »Weshalb sollte ich sterben?«). Insgesamt sollten Sie versuchen, Ressourcen herauszuarbeiten (Lebensziele, wichtige Bezugspersonen, religiöse oder weltanschauliche hilfreiche Einstellungen). Hierzu können Sie z. B. erfragen, was bisher vom Suizid abgehalten hat. Auch könnte es hilfreich sein, z. B. die Frage zu stellen nach »der einen Sache, die passieren müsste«, damit der Patient weniger suizidal ist. Durch die vorhandenen Ressourcen hätten Sie Anknüpfungspunkte für weitere Interventionen. Wichtig ist, dass Sie mit dem Patienten Handlungsalternativen für Suizidgedanken und Impulse erarbeiten, z. B. Ablenkungsstrategien (z. B. »Immer wenn ich Suizidgedanken habe: gehe ich baden, koche ich einen Tee, schreibe ich einen Brief, gehe ich einkaufen usw.«). Zusätzlich sollten die Patienten während des stationären Aufenthalts einen Notfallplan für suizidale Krisen nach der Entlassung mit Adressen und Telefonnummern erarbeiten (z. B. Telefonseelsorge, Krisendienst, beste Freundin). Insgesamt ist der Aufbau einer stabilen therapeutischen Beziehung, z. B. durch Validieren und Verstärken, eine wichtige Voraussetzung für die Compliance des Patienten und ein wirksamer Suizidschutz.

Literatur

Angst F, Stassen HH, Clayton PJ, Angst J. Mortality of patients with mood disorders: follow-up over 34–38 years. J Affect Disord 2002; 68: 167–81.

Hall WD, Mant A, Mitchell PB, Rendle VA, Hickie IB, McManus P. Association between antidepressant prescribing and suicide in Australia, 1991–2000: trend analysis. BMJ 2003; 326: 1008.

Müller-Oerlinghausen B, Berghöfer A, Ahrens B. The antisuicidal and mortality-reducing effect of lithium prophylaxis: consequences for guidelines in clinical psychiatry. Can J Psychiatry 2003; 48: 433–9.

Internet

http://www.buendnis-depression.de
http://www.kompetenznetz-depression.de
http://www.psychiatriekonsil.de
http://www.suizidprophylaxe.de
http://www.suizidpraevention-deutschland.de
http://www.telefonseelsorge.de
http://www.nakos.de/site (Selbsthilfegruppen)

4 Delirsyndrome

Friedel M. Reischies

Fallbeispiel 1

Ein 80-jähriger Mann wird in die Notaufnahme gebracht, weil er sich im Heim zum ersten Mal aggressiv verhalten hatte – es sei zu Schlägen gegenüber dem Pflegepersonal gekommen. Er zeigte eine Pflege- und Essensverweigerung. Bekannt war seit 2 Jahren ein mildes Demenzsyndrom vom Alzheimer-Typ, und man vermutete eine Delirentwicklung aufgrund der geringen Flüssigkeitsaufnahme, die seit langer Zeit bestand und sich nun im Rahmen der Krise noch akzentuiert hatte. Bei der Aufnahmeuntersuchung ist eine Vigilanzminderung zu beobachten. In der psychopathologischen Untersuchung findet sich eine Störung der Aufmerksamkeit. Er zeigt zeitliche und räumliche Orientierungsfehler (Datum um 3 Monate und 1 Jahr falsch). Vom Pflegepersonal des Heims ist zu erfahren, dass er sonst über den Monat immer noch recht sicher orientiert war. Es fällt außerdem auf, dass der Patient beim Ankleiden sehr ungeschickt ist. Im körperlichen Befund ist er unauffällig. Die ganze Nacht über ist er unruhig, schläft kaum und scheint, nach den Beobachtungen der Nachtschwester zu urteilen, optisch zu halluzinieren.

Fallbeispiel 2

Eine 40-jährige Patientin wird wegen einer akut aufgetretenen Verwirrtheit und des Verdachts auf akute Psychose von einem Allgemeinkrankenhaus in die psychiatrische Abteilung verlegt. Aus der Anamnese geht hervor, dass sie Schlafstörungen und absonderliches Verhalten zeigt. Die Patientin wirkt einerseits müde und sitzt herum, andererseits wirkt sie ratlos und innerlich unruhig. Sie versteht offenbar nicht alle Fragen der Anamnese, sie beantwortet sie nicht angemessen. Die psychopathologische Untersuchung ergibt eine deutliche Desorientierung und Merkfähigkeitsstörung. Die Patientin ist nicht in der Lage, einfache konzentrationsanfordernde mentale Aufgaben zu lösen.

4.1 Diagnostik

Obwohl die Ursache eines Delirs bei jüngeren Patienten häufig Intoxikation und Substanzentzug sind, signalisiert das Delir in vielen Fällen auch andere ernsthafte Erkrankungen und gewinnt einen zunehmend hohen Stellenwert in der Medizin. Delirsyndrome im Alter sind häufig. Eine altersbedingte Hirnveränderung oder eine langsam sich entwickelnde Demenzerkrankung erhöht die Anfälligkeit für ein Delir, auch schon bei geringfügigen schädigenden Ereignissen.

Nach der Stellung der Verdachtsdiagnose eines Delirs ist die Diagnostik zu vervollständigen: Zunächst wird geprüft, ob sich die Diagnose eines Delirs bestätigt. Nach DSM-IV (Diagnostic and Statistical Manual of Mental Disorders) werden folgende Symptome für ein Delir gefordert:

- Störung des Bewusstseins (der Klarheit der Bewusstheit der Umgebung) und/oder der Aufmerksamkeit,
- Störung kognitiver Funktionen wie Gedächtnisstörungen, Desorientierung oder Sprachstörung bzw. Wahrnehmungsstörungen,

- akute Entwicklung der Symptomatik (innerhalb von Stunden oder Tagen) und Fluktuationen im Tagesverlauf,
- Nachweis, dass das Syndrom direkte Folge eines medizinischen Krankheitsfaktors ist,
- die Störung kann nicht durch eine gleichzeitig bestehende Demenz erklärt werden.

Ein wesentliches Element der Diagnosesicherung ist die Verlaufsbeobachtung. Dies impliziert auch, dass die gesicherte Diagnose eigentlich gar nicht in der Aufnahmesituation gestellt werden, sondern nur ein Verdacht geäußert werden kann. Für die Diagnostik wichtig ist der Nachweis von Fluktuationen. Diese können leicht sein und darin bestehen, dass beispielsweise die Orientiertheit mehr oder weniger gestört ist. In jedem Fall ist das Pflegepersonal zu fragen, wie das Befinden und das Verhalten des Patienten in der Nacht war. Außerdem sollte das Pflegepersonal beim Delirverdacht die zeitliche Orientierung regelmäßig prüfen und dokumentieren (s. auch Kap. 4.1.4).
Es versteht sich von selbst, dass zur Diagnose eine neurologisch-internistische Untersuchung gehört und grundlegende Diagnostik wie Notfalllabor und EKG durchgeführt werden muss. Die Möglichkeiten der Labordiagnostik und apparativen Untersuchungen können in der Aufnahmesituation eingeschränkt sein. Die mindestens notwendigen Parameter in der Aufnahmeuntersuchung sind:

- Laboruntersuchungen: Glucose, Transaminasen, GGT, Creatinkinase (ggf. Untereinheiten), evtl. Troponin T, Creatinin, Harnstoff, Blutbild, Entzündungsparameter, Elektrolyte, TSH (thyreoidstimulierendes Hormon), Amylase, Lipase, Gerinnung, Urinstix, Drogenurin.
- Apparative Untersuchungen: EKG, Blutdruck, Herzfrequenz, Körpertemperatur.

Die weitergehende Diagnostik richtet sich nach Befund und Verlauf.
Die Diagnostik gliedert sich in die psychiatrische Diagnostik des Delirsyndroms einerseits und die ätiologische Diagnostik andererseits. Die Diagnosestellung ist nicht immer leicht und nicht etwa allein schon mit internistisch-neurologischer Untersuchung und Routinelabor zu erzielen. In jedem Fall ist die Verlaufsbeobachtung notwendig.
Im Folgenden wird über die Vervollständigung der psychiatrischen Diagnostik berichtet. Dabei muss die Differenzialdiagnose auf der Symptomebene, der Syndromebene und der ätiologischen Ebene bedacht werden.

4.1.1 Differenzialdiagnose auf Symptomebene

Zunächst ist zu fragen, ob die Hauptsymptome des Delirs vorliegen. Die Hauptsymptome sind eine Störung der Bewusstseinsfunktionen und der Aufmerksamkeit.

Bewusstseinsfunktionen

Eine Bewusstseinsstörung ist schwer zu definieren. International wird von einer Störung der Bewusstseinsfunktionen ausgegangen, die über eine Somnolenz und einen Sopor zum Koma führt und die z. B. mittels Glasgow-Coma-Scale *quantitativ* beschrieben wird. Es handelt sich um Beobachtungen und Untersuchungsergebnisse, welche die Vigilanzlage, die Zielgerichtetheit der Reaktionen des Patienten beschreiben sowie das Niveau kognitiver Leistungen. Die Glasgow-Coma-Scale ist jedoch sehr grob und deshalb für die differenzierte psychopathologische Untersuchung in der Psychiatrie nicht geeignet. Für die *Frühdiagnose des Delirs* bzw. die Diagnose auch leichterer Delirformen hat es sich als wertvoll erwiesen, auf weitere psychopathologische Merkmale zu achten (Reischies et al. 2007):

- die allgemeine Reagibilität, die aus den Reaktionen des Patienten auf den Interviewer ersehen werden kann (z. B. wird überhaupt reagiert, oder nur selten und auf welche Signale des Interviewers?),

- die allgemeine Verlangsamung der Reaktionen,
- die Zuwendung der vollen Aufmerksamkeit auf den Interviewer,
- die Aufmerksamkeitswendung auf die Umgebung (z. B. wenn eine fremde Person den Raum betritt),
- die Promptheit der Vergegenwärtigung der Situation bzw. des vom Interviewers vorgeschlagenen Gesprächsthemas und
- deren Vollständigkeit.

Die internationalen Diagnosesysteme beschreiben eine Störung der Bewusstheit der Umgebung, eine »awareness of the environment«. Ergibt sich aus den psychopathologischen Beobachtungen des Verhaltens des Patienten, dass eine leichte Veränderung der Bewusstseinsfunktionen zu vermuten ist oder eine Störung der Bewusstheit der Umgebung vorliegt, ist die Diagnostik eines Delirs fortzusetzen.
Zu unterscheiden sind andere Formen der Bewusstseinsstörungen. Hier sind auch die qualitativen Störungen des Bewusstseins und des Antriebs wie Dissoziation, Stupor oder Mutismus zu erwähnen (s. Kap. 2).

Aufmerksamkeit

Die Definition der Aufmerksamkeitsstörungen ist wie die des Bewusstseins schwierig. Es handelt sich einerseits allgemein um die Aktivierung der ZNS-Funktionen, andererseits um selektive Verarbeitung hinsichtlich bestimmter Stimuli, d. h. Stimuli, die beispielsweise an einem besonderen Ort gesehen werden oder auf die akustisch im Raum zu achten ist. Oben wurde schon die Zuwendung der vollen *Aufmerksamkeit* und die Wendung der Aufmerksamkeit auf neue Objekte oder Personen erwähnt. Zusätzlich ist eine Störung im Niveau der allgemeinen Aufmerksamkeit (attentiveness), andererseits eine Störung im Niveau der fokussierten Aufmerksamkeit und des Verlaufs der Konzentration zu beachten (Reischies 2007).

Eine Störung der Aufmerksamkeit ist zu unterscheiden von einer aktiven Abwendung des Interesses und vom Stupor bzw. akinetischen Mutismus, bei dem die Aufmerksamkeit nicht überprüft werden kann, da die Person nicht reagiert.

Orientierung und episodisches Gedächtnis

Die zeitliche und räumliche Orientierung ist beim Delir praktisch immer, jedoch nicht obligatorisch gestört. Ein Patient mit einer leichten Demenz z. B. weiß plötzlich nicht mehr das aktuelle Jahr, während er dies in den Wochen zuvor immer sicher angeben konnte. Dazu kommt vielfach, dass die situative Orientierung gestört ist. Die wahnhafte Fehlorientierung bei akuten schizophrenen Syndromen ist von einer Orientierungsstörung zu unterscheiden.
Zu Störungen der Orientierung kommen in der Regel schwere Gedächtnisstörungen. Ein Beispiel für eine retrograde Amnesie: Eine Person kann sich plötzlich nicht mehr an die letzten Monate erinnern, obwohl sie dies vor Beginn des Delirs noch konnte.

Formales Denken

Eine Störung im Bereich des formalen Denkens tritt beim Delir häufig auf. Eine verworrene Manie kann zu differenzialdiagnostischen Problemen Anlass geben – dabei ist auf Ideenflucht und weitere manische Denkstörungen zu achten. Die Inkohärenz bei der Schizophrenie und Schizophasie kann selten einmal differenzialdiagnostische Erwägungen veranlassen. Eine Jargonaphasie nach Schlaganfall kann ebenfalls fälschlicherweise eine Denkstörung vermuten lassen.

Tab. 4-1 Psychopathologische Typen des Delirs

Im Vordergrund bestehende psychopathologische Symptome aus den Bereichen	Bezeichnung	Kommentar
Aufmerksamkeit und Antrieb	Hypovigilant-hypoaktives und hypervigilant-hyperaktives Delir	Hypovigilant-hypoaktives Delir besonders leicht zu übersehen
Formale Denkstörung	Amentielles Syndrom	Im Vordergrund stehen formale Denkstörungen.
Gedächtnisstörung	Verwirrtheitszustand	Amnestische Symptomatik der Orientierungsstörung und Merkfähigkeitsstörung stehen im Vordergrund (DD*: transiente globale Amnesie).
Produktiv-psychotische Symptomatik	Produktiv-psychotisches Delir	Halluzination (DD*: Halluzinose), flüchtige Wahngedanken
Qualitative Bewusstseinsstörung	Dämmerzustand	Z. B. bei Epilepsie
Enthemmungssymptomatik		Meist agitiertes, impulsives Verhalten

* DD = Differenzialdiagnose

4.1.2 Differenzialdiagnose auf Syndromebene

Transiente globale Amnesie

Bei älteren Menschen muss eine transiente globale Amnesie (TGA) differenzialdiagnostisch gegenüber einem Verwirrtheitszustand mit vorwiegend amnestischer Symptomatik abgegrenzt werden. Eine TGA ist eine plötzlich auftretende schwere amnestische Episode ohne Zeichen einer Bewusstseinsstörung oder Störungen im formalen Denken, die in den meisten Fällen ohne Therapie nach ca. 24 Stunden rückläufig ist. Beispielsweise kann eine Person plötzlich nicht mehr sagen, wo sie ist und was in den letzten Tagen und Wochen geschehen ist. Eine Abklärung hinsichtlich neurologischer Ursachen der TGA muss erfolgen.

Halluzinose

Ein plötzlich aufgetretenes halluzinatorisches Syndrom lässt neben dem Delir noch an eine Halluzinose denken sowie natürlich an ein vorwiegend halluzinatorisches Syndrom der Schizophrenie. Bei einem protrahierten Delir im Alkoholentzug mit lebhaften Halluzinationen muss in manchen Fällen die Differenzialdiagnose zur Alkoholhalluzinose beachtet werden. Der akute Ausbruch einer schizophrenen oder affektiven Psychose kann selten einmal wie ein Delir wirken. An die wahnhafte Fehlorientierung (s. Kap. 4.1.1) und an den Stupor ist dabei zu denken.

Psychopathologische Typen

Zum Abschluss der psychopathologischen Diagnostik soll noch Folgendes herausgestellt werden: Es gibt verschiedene psychopathologische Typen des Delirs, je nachdem, welche Symptomatik im Vordergrund steht bzw. welche Symptomatik fehlt. Tabelle 4-1 stellt diese psychopathologischen Typen dar.

4.1.3 Ätiologische Diagnostik

Wenn sicher ist, dass es sich um ein Delir handelt, muss die Ätiologie geklärt werden. Zwei Aspekte sind zunächst zu erwähnen: erstens das Problem, dass in manchen Fällen nur *ein* ätiologischer Faktor gefunden wird, der je-

Tab. 4-2 Risikofaktoren einer Delirentwicklung (nach Reischies et al. 2007)

- Demenz
- Funktionelle Abhängigkeit/Immobilität
- Sensorische Einschränkung
- Verminderte Nahrungsaufnahme/Trinken
- Multimedikation, speziell Psychopharmaka
- Alkohol, Benzodiazepine
- Übrige somatische Komorbidität
- Allgemein: schwere Erkrankung und terminaler Krankheitszustand
- Multimorbidität
- Chronische Leber- oder Nierenkrankheit
- Schlaganfall und weitere neurologische Erkrankungen
- Metabolische Entgleisung
- Trauma, Fraktur
- Postoperativer Status
- HIV
- Urogenitaler Infekt, Pneumonie

doch nicht ausreicht, das Syndrom zu erklären, und zweitens das Problem von schweren medizinischen Notfällen, die klinisch vordergründig als Delir imponieren und worauf rasch reagiert werden muss.

Allgemeine Risikofaktoren

Häufig ist nicht eine Ursache des Delirs zu finden, sondern es ist an ein multifaktorielles Geschehen in der Verursachung des Delirs zu denken. Ein ätiologischer Faktor kann ein *länger bestehender Risikofaktor* sein. Risikofaktoren sind keine hinreichende Erklärung für das Auftreten des Delirs zu dem speziellen Zeitpunkt. Beispielsweise liegt bei einigen Patienten eine länger bestehende Demenz vom Alzheimer-Typ vor, und ein geringfügiger Anlass führt bereits zu einem Delir. Bei einem jüngeren Patienten mit wenigen Risikofaktoren kann auch ein Delir auftreten, jedoch nur bei einem gravierenden Anlass, wenn beispielsweise eine Pneumonie zu einer Störung der Hirnfunktion geführt hat. Risikofaktoren sind zwar nicht scharf von Faktoren zu trennen, die allein ein Delir auslösen können. Aber dennoch hat sich die Unterscheidung durchgesetzt und ist klinisch äußerst hilfreich. Tabelle 4-2 fasst die Risikofaktoren für die Entwicklung eines Delirs zusammen.

Während zwar einige dieser Risikofaktoren – wie das Vorliegen einer Demenz – nicht zu beheben sind, kann doch in den Tagen nach der Aufnahme eines Delirpatienten dafür gesorgt werden, dass einige vorliegende Risikofaktoren therapiert werden, wie metabolische Störungen, Infektionen, Multimedikation oder sensorische Restriktion.

Ätiologische Typen und Faktoren

Neben den vielen einzelnen spezifischen Delirätiologien gibt es ätiologische Gruppen, und oft ist es sinnvoll, zunächst zu erwägen, ob der Patient zu einer der folgenden ätiologischen Gruppen gehört:

- direkte Hirnschädigung (z. B. durch Trauma, Schlaganfall, Infektion),
- Intoxikationssyndrome (z. B. anticholinerges Delir, Serotonin-Syndrom),
- Entzugsdelir,
- Delir bei Demenz (z. B. Lewy-Körperchen-Demenz).

Für diese Notfallsituation hat es sich als hilfreich erwiesen, mittels eines Merkworts möglichst an alle Ursachen zu denken, um nicht eine Gruppe außer Acht gelassen zu haben. Das Merkwort lautet ACHTE DIESE, das sich aus den Anfangsbuchstaben der Ursachen ergibt. In Tabelle 4-3 sind diese Anfangsbuchstaben fett hervorgehoben.

Der postoperative Zustand ist besonders zu erwähnen, weil er den Risikofaktoren, aber auch den aktuellen ätiologischen Faktoren zugerechnet werden kann. Vielfältige Ursachen können hier zusammenwirken. Bei der Diagnostik muss auf die Liste der Medikamente des Patienten besonders geachtet werden – denn eine Reihe von Medikamenten kann ein Delirsyndrom auslösen.

Tab. 4-3 Ätiologische Ursachen der Auslösung eines Delirsyndroms

Ätiologie	Beispiel
Alkohol/Drogen/Medikamente	
Cardio-/zerebrovaskulär	• Nach Herzinfarkt • Nach Schlaganfall
Hypoxie/pulmonal	Pneumonie
Traumatisch/Hirnläsion (Raumforderung)	Progredient bei Hirntumor
Endokrin/metabolisch	Hypoglykämie, Hyperglykämie
Degenerativ	Lewy-Körperchen-Demenz
Infektion/Entzündung	Urogenitaler Infekt
Ernährung	Wernicke-Enzephalopathie
Schwermetalle/toxisch	• Blei, Mangan • Clozapin, Digitalis, Lösungsmittel
Epilepsie	• Nichtkonvulsiver Status epilepticus • Postiktal

4.1.4 Verlaufsbeobachtung

Ist ein Patient auf einer psychiatrischen Abteilung aufgenommen, wird das Verhalten des Patienten von allen Seiten beobachtet und dokumentiert, von Ärzten, Psychologen und vom Pflegepersonal. Dies ist zur Sicherung der Diagnose Delir entscheidend. Für die Diagnostik wichtig ist der Nachweis von *Fluktuationen*. Diese können leicht sein und darin bestehen, dass beispielsweise die Orientiertheit mehr oder weniger gestört ist. In jedem Fall ist das Pflegepersonal zu fragen, wie das Befinden und das Verhalten des Patienten in der Nacht war. Aus dem oben Gesagten ergibt sich als Konsequenz, dass möglichst auch das Pflegepersonal beim Delirverdacht die zeitliche Orientierung befragt und dokumentiert.

Im besten Fall ist nach einer Flüssigkeitszufuhr bei einer exsikkierten älteren Person eine *Besserung* oder sogar schon eine Remission eingetreten. Wenn dies der Fall ist, ist die Diagnose eines Delirs meist gesichert. In manchen Fällen wird eine *Verschlechterung* der Symptomatik beobachtet: Dies kann auch mit einem Delir vereinbar sein – beispielsweise könnte es sich um die besonders gefährliche Situation handeln, dass das Delir das klinisch erste Symptom einer internistischen Grunderkrankung ist, wie z. B. einer Pneumonie.

Neben der psychopathologischen ist auch die *neurologische Verlaufsuntersuchung* regelmäßig durchzuführen (Reischies 2007).

4.2 Therapie

4.2.1 Behandlungsplan und kurative Therapie

Der Behandlungsplan umfasst zunächst im Vordergrund alle kurative Maßnahmen, d. h. die Therapie, welche die Ursachen des Delirs zu beheben hilft. Darunter ist natürlich der Behandlung von lebensgefährlichen Ursachen eines Delirs im Rahmen von Notfallmaßnahmen der Vorrang einzuräumen. Sodann müssen alle weiteren akuten ätiologischen Auslösefaktoren behandelt werden, und zuletzt chronische Risikofaktoren im Sinne einer Prophylaxe.

Bei der kurativen Therapie steht an erster Stelle die Bemühung, sofort nach der Diagnose Maßnahmen zu ergreifen, die die Einwirkung der auslösenden ätiologischen Faktoren beenden. Dies kann z. B. sehr rasch bei Exsikkose geschehen. In der Regel kann ein Delir erst beendet werden, wenn die auslösenden ätiologischen Ursachen bekämpft sind. Die Therapie der auslösenden ätiologischen Faktoren ist besonders dringlich, wenn die Ursache des Delirs eine lebensbedrohliche Erkrankung ist, die sich zunächst als Delir klinisch bemerkbar gemacht hat.

Allgemeinmedizinischer Notfall

Wenn ein Patient mit einem Delir eingeliefert wurde, zunächst keine Ursache gesichert werden konnte, aber in der Nacht eine Progredienz der kognitiven Defizite bzw. einer Bewusstseinseintrübung zu beobachten ist, könnte es sich um eine nicht erkannte lebensbedrohliche Erkrankung handeln. Dann muss beispielsweise vordringlich geklärt werden, ob eine Pneumonie oder eine unerkannte kardiale Symptomatik vorliegt, eine gefährliche Intoxikation oder metabolische Entgleisung bisher noch nicht diagnostiziert wurde (s. Kap. 4.1).

Therapie der weiteren Auslöse- und Risikofaktoren

Die spezifische Therapie der weiteren ätiologischen Auslösefaktoren und auch der eher chronischen Risikofaktoren, wie sie oben aufgeführt worden sind, kann nicht Gegenstand dieser Darstellung sein, sondern sie erfordert konsiliarische Mitbehandlung durch Kollegen anderer Disziplinen. In vielen Fällen kann eine kurzfristige Diagnostik oder Therapie in einem Allgemeinkrankenhaus sinnvoll sein. Allerdings steht diesem Vorgehen meist die Akuität der Verhaltensauffälligkeiten der Delirpatienten im Wege. Die Unterstützung durch ein Vollversorgungskrankenhaus muss jedoch gesichert sein. Eine Sonderrolle spielt das häufige Alkoholintoxikationsdelir, das im Kapitel 7 dargestellt wird.

4.2.2 Symptomatische Therapie

Die symptomatische Therapie ist notwendig, um den Patienten oder die Umgebung zu sichern. Was muss aktuell getan werden, um den Patienten zu sichern, oder geht umgekehrt vom Patienten eine Gefahr für die Umgebung aus? Ist hier aus dem Verlauf der ersten Stunden auf der Station bereits ein Hinweis zu erlangen, ob eine Sicherung notwendig ist?

Die symptomatische Therapie widerspricht manchmal den Maßnahmen einer kurativen Therapie: Wenn z. B. ein Delir bei Demenz vorliegt und als Notfallintervention sediert werden muss, dann wird die Sedation die Restfunktionen des ZNS weiter einschränken und so eher zur Protrahierung des Delirs beitragen. Dennoch sollte in Einzelfällen eine derartige Therapie vorsichtig durchgeführt werden.

Sicherungsmaßnahmen

Auch die symptomatische Therapie kann Notfallmaßnahmen umfassen, so z. B. die akute Sicherung eines umtriebigen desorientierten deliranten Patienten. Patienten können im Delir die Station verlassen und geraten außerhalb der Klinik in gefährliche Situationen. Dazu kommt, dass ältere delirante Patienten aus dem Bett fallen können. Sie können aber auch Bettgitter überwinden und dadurch Gefahr laufen, einen Sturz aus noch größerer Höhe zu erleiden. Hier ist im Verein mit dem Pflegepersonal über eine konkrete praktische Lösung nachzudenken.

Spezielle symptomatische Therapie

In manchen Fällen spielt für die symptomatische Therapie eine Rolle, dass die Ätiologie des Delirs (noch) nicht zu klären ist. Zwar wurden alle Labor- und Zusatzuntersuchungen angestellt, aber es kann keine Ursache festgestellt werden. Dennoch muss eine Therapie der sicherheitsrelevanten oder für die Umgebung relevanten Symptome erfolgen. Dann muss unter Fortführung der symptomatischen Therapie der Patient bis zum Abklingen der Delirsymptomatik begleitet werden. Natürlich sollte über weitere diagnostische Maßnahmen eine Ursache doch noch gesichert werden; dies ist u.a. auch wegen einer späteren Prophylaxe erstrebenswert.

Medikamentöse Optionen

Einige wenige Medikamente haben sich in Delirsituationen bewährt.

Clomethiazol: *Dosierung:* 2 Kapseln à 192 mg pro 2 Stunden, Steuerung nach Akuität des Alkoholentzugssyndroms bei älteren Patienten 3 × 1 (max. 2) Kapseln pro Tag. *Nebenwirkungen und Interaktionen:* Atemdepression, bronchialer Sekretverhalt, Abhängigkeitsentwicklung. Kombination möglich mit hochpotenten Neuroleptika. *Bewertung für die Akutstation:* Hauptwirkungen sind: Sedierung mit Suppression von Entzugssymptomen (Alkoholentzugsdelir), antikonvulsiv. Clomethiazol sollte in der Frühphase eines Alkohoentzugsdelirs gegeben werden. Bei älteren Patienten ist ein vorsichtiger Versuch mit Clomethiazol gerechtfertigt.

Hochpotente Neuroleptika (z.B. Haloperidol, Risperidon, Amisulprid): *Dosierung:* Bei Alkoholentzugsdelir Haloperidol 5 mg i.v. (in 2 min.), Wiederholung frühestens nach 5 Minuten. Beim alten Patienten Beginn mit 0,5 bzw. 1 mg. (Alternativ Risperidon in äquivalenter Dosierung.) *Nebenwirkungen und Interaktionen:* Extrapyramidale Wirkung, deshalb bei älteren Patienten äußerst vorsichtig einsetzen, da ein schweres neuroleptikainduziertes Parkinsonoid droht. Bei akuter Applikation Dystonie, Parkinsonoid. *Cave:* Lewy-Körperchen-Demenz mit Neuroleptikaunverträglichkeit. Kombination möglich mit Clomethiazol, Benzodiazepinen. *Bewertung für die Akutstation:* Hauptwirkungen sind: Reduktion von halluzinatorischer oder paranoider Symptomatik, dämpfende Wirkung. Hochpotente Neuroleptika sind in vielen Fällen schwerer psychotischer Symptomatik unverzichtbar. (Mittelpotente Neuroleptika vom Butyrophenontyp, Melperon und Pipamperon, sollten wegen der Gefahr der Übersedation besonders vorsichtig eingesetzt werden. Niederpotente Neuroleptika mit anticholinerger Wirkung sollten vermieden werden.)

Benzodiazepine: *Dosierung:* Bei Alkoholentzugsdelir Lorazepam 1–4 mg, auch langsam i.v. Wiederholung frühestens nach 5 Minuten. Bei älteren Patienten Lorazepam 0,5–1 mg. *Nebenwirkungen und Interaktionen:* Übersedation, Atemdepression (*Cave:* Myasthenia gravis), paradoxer Effekt. Kombination möglich mit hochpotenten Neuroleptika. *Bewertung für die Akutstation:* Hauptwirkungen sind: Anxiolyse, Sedation, hypnotisch, antikonvulsiv. Wegen der Gefahr der Übersedation mit Atemdepression ist der Einsatz begrenzt. Ansonsten ist der Vorteil der geringen toxischen Wirkungen hervorzuheben.

Valproinsäure: *Dosierung:* Bei älteren Patienten 150–300 mg als Testdosis zur Abschätzung der sedativen Wirkung, danach Dosierung entsprechend der Reduktion der Symptomatik und bei längerer Anwendung nach Serumspiegel. *Nebenwirkungen und Interaktionen:* selten Hautreaktionen, Blutgerinnungsstörung. Kombination möglich mit hochpotenten Neuroleptika; *Cave:* Leberschädigung. *Bewertung für die Akutstation:* dämpfende Wirkung, antimanisch, antikonvulsiv. Bei Gefahr von epileptischen Anfällen und bei Disinhibitionssymptomatik ist ein Versuch einer symptomatischen Behandlung mittels Valproinsäure gerechtfertigt.

Literatur

Fischer P, Assem-Hilger E. Delir/Verwirrtheitszustand. In: Förstl H (Hrsg). Lehrbuch der Gerontopsychiatrie. Stuttgart: Thieme, S. 394–408.

Reischies FM. Psychopathologie – Merkmale psychischer Krankheitsbilder und klinische Neurowissenschaft. Berlin: Springer 2007.

Reischies FM, Gabriel A, Zerhoch N, Neuhaus AH. Untersuchungen zu psychopathologischen und neuropsychologischen Symptomen des Delirs. Z Gerontopsychologie und -psychiatrie 2007; 20: 141–50.

5 Angst

Peter Neu

Fallbeispiel 1

Ein aus der Türkei stammender junger Mann bringt seine Ehefrau in die Notaufnahme. Das Paar hat vor 8 Wochen geheiratet. Der Mann berichtet jetzt, seiner Frau würde seit etwa 3 Wochen immer wieder plötzlich schwindelig werden, sie würde Herzrasen und Schmerzen in der Brust, im Nacken und am ganzen Körper beklagen. Die Patientin wird von der Feuerwehr auf einer Trage gebracht. Sie stöhnt laut, scheint sich deutlich krank zu fühlen, spricht aber nur türkisch.

Fallbeispiel 2

Ein etwa 20-jähriger Mann wird von drei Freunden in der Notaufnahme vorgestellt. Die Freunde berichten, er habe sich am ganzen Wochenende schon seltsam verhalten: Er sei zurückgezogen und einsilbig, rede dann ganz plötzlich ohne Unterlass und wirke durcheinander. Heute habe er sich in einem Club ängstlich in eine Ecke verkrochen und habe lange niemanden an sich herangelassen, bis man ihn unter großer Überredung ins Krankenhaus habe bringen können. Der Patient selbst zieht sich während dieser Schilderung mit starrem Blick in die hinterste Ecke der Notaufnahme zurück und spricht kein Wort.

5.1 Diagnostik

Die dargestellten Fallbeispiele verdeutlichen, dass Angst ein sehr allgemeines Symptom ist, welches sich mit den verschiedensten Gesichtern präsentieren kann, welche unter Umständen zunächst gar nicht an Angst als zielführendes Symptom denken lassen. Angst kann sich hinter dysphorischem Misstrauen oder Aggressivität, motorischer Unruhe, rein vegetativer Symptomatik, hinter Schlaflosigkeit oder Alpträumen, nervöser Geschäftigkeit, Logorrhoe oder Vorbeireden, Vermeidungsverhalten und vielem anderen mehr verbergen.

Ebenso wie die vielgestaltige symptomatische Präsentation können auch die der Angst zugrunde liegenden Erkrankungen äußerst vielfältig sein. Fast alle psychiatrischen, aber auch etliche nichtpsychiatrische Erkrankungen können die Angst und deren verschiedene Spielarten als ein wesentliches Symptom mit sich führen.

Bei einer Angstsymptomatik ist es notwendig, dem Patienten eine **ruhige und vertrauensvolle Atmosphäre** zu vermitteln. Dem Patienten muss signalisiert werden, dass er in Sicherheit und in professionellen und kompetenten Händen ist und seine Probleme behandelt werden. Gleichzeitig sollte er nicht bedrängt werden, zügig seine Probleme zu berichten, sondern ihm hierfür Zeit eingeräumt werden. Je nach Grunderkrankung würden Sie andernfalls eher erreichen, dass sich der Patient verschließt und Ihnen nicht alle nötigen Informationen gibt. Sie können diese »Aufwärmzeit« nutzen und die auch in diesem Fall so wichtige **Verhaltensbeobachtung** durchführen. Hier können Sie auf vegetative Zeichen achten (gerötetes oder bleiches Gesicht, Händezittern, Schwitzen, Kurzatmigkeit) oder besondere Verhaltensweisen (setzt sich der Patient auf den angebotenen Stuhl, schaut er Ihnen in die Augen, folgt er Ihnen ins Gesprächszim-

Tab. 5-1 Nichtpsychiatrische Ursachen der Angst- oder angstähnlichen Symptomatik

Kardio-vaskulär	• Angina pectoris, Koronarinsuffizienz • Arrythmien • Myokardinfarkt • Hypertonus • Herzklappenerkrankungen • Herzinsuffizienz
Pulmonal	• Asthma bronchiale • Chronisch obstruktive Lungen-erkrankung (COPD) • Pneumothorax • Lungenembolie • Lungenödem
Endokrin/ meta-bolisch	• Hypoglykämie • Hyperthyreose • Phäochromozytom • Karzinoid • Insulinom • Akute intermittierende Porphyrie • Elektrolytveränderungen • Morbus Cushing
Neuro-logisch	• Enzephalitis disseminata • Raumforderung • Anfallsleiden (bes. Temporallappen) • Vestibuläre Störung • Enzephalopathie (infektiös, toxisch, metabolisch) • Morbus Wilson

mer?), die Ihnen erst Hinweise auf die mögliche Genese der Störung liefern können. Wenn der Patient in Begleitung erscheint, können Sie unter dem Verweis, dass sich der Patient erst einmal etwas erholen kann, eine **Fremdanamnese** einholen. Ansonsten führen Sie ein **Untersuchungsgespräch** mit dem Patienten durch, bei dem Sie versuchen, einen Anhalt auf die Genese der Symptome zu erhalten. Führen Sie danach eine **körperliche Unersuchung** durch, um Hinweise zu erhalten, ob eine potenziell vital bedrohliche Erkrankung vorliegt (s. Tab. 5-1). Je nach Situation und Zustand des Patienten können Sie die körperliche Untersuchung mit der Exploration kombinieren. Dies kann einen beruhigenden und ablenkenden Effekt auf den Patienten haben. Neben der normalen Untersuchung sollten mindestens folgende Befunde erhoben werden:

- Notfalllabor: Blutbild, Entzündungsparameter, Elektrolyte, Transaminasen, Creatinin, Glucose, Drogenurin.
- Apparative Diagnostik: EKG, Fieber, Blutdruck, Herzfrequenz.

5.2 Symptomatische Besonderheiten einiger Krankheitsbilder

5.2.1 Depression

Wenn die Depression eher vom *agitierten* oder auch *hypochondrischen* Typus ist, wird ein Patient sich psychomotorisch sehr unruhig präsentieren und zahlreiche körperliche Beschwerden wie Schlaflosigkeit, Schmerzen oder Schwindel beklagen, aber die affektiven Symptome einer Depression verneinen. Hier sollten Sie sich vom dysphorischen Verneinen einer depressiven Symptomatik nicht in die Irre führen lassen und trotz der möglicherweise ärgerlichen Abwehr durch den Patienten diesen Bereich abfragen.

5.2.2 Angsterkrankung

Hier muss der Zusammenhang der Symptome zu bestimmten Auslösern erfragt werden. Gibt es bestimmte Situationen, Gedanken, Orte oder Objekte, durch die die Symptome ausgelöst werden, oder treten die Symptome spontan ohne Auslöser und anfallsartig auf? Bedenken Sie, dass auch hier die Patienten die Angst häufig nicht als solche benennen können. Patienten mit Angsterkrankungen haben ferner eine sehr vage und ungenaue Körperwahrnehmung. Sie können meist ihre Symptome nicht genau beschreiben und zu näheren Fragen erstaunlich schlecht Angaben machen. Die häufigen ungenauen Angaben sind stattdessen: »Ich glaube dann, ich könnte die

Kontrolle verlieren«; »Ich fühle mich dann so komisch«; »Ich stehe dann neben mir«; »Ich muss dann ganz schnell nach Hause und mich hinlegen«; »Ich denke dann immer, meinem Mann könnte etwas passiert sein«.
Dieses Phänomen der ungenauen Wahrnehmung eigener Körpersensationen überrascht den in dem Bereich der Angsterkrankungen unerfahrenen Arzt häufig und kann sogar eher zu Verärgerungen und der Vorstellung führen, dass der Patient gar nicht so sehr krank ist, sondern seine Beschwerden nur dramatisiert. In der Tat gehört aber die unscharfe Beobachtung von Symptomen zu den typischen Phänomenen bei Angsterkrankungen und muss später ein Ansatzpunkt der Therapie werden.

5.2.3 Psychotische Störung

Ein Patient mit einer psychotischen Störung wird, wenn er sich denn aus eigenem Antrieb bei Ihnen vorstellt, höchstwahrscheinlich davon berichten, dass in seiner Umgebung etwas nicht mit rechten Dingen vorgeht und keiner ihm das glauben will, obwohl er schon mehrfach bei der Polizei vorstellig wurde. Hier muss dem Patienten signalisiert werden, dass man ihn ernst nimmt und bereit ist, seine Erlebnisse vorbehaltlos anzuhören. Wenn sich der Verdacht auf ein paranoides Erleben ergibt, sollte der Patient darüber zwar aufgeklärt, aber ihm dennoch zu verstehen gegeben werden, dass eine medizinische Behandlung nicht bedeutet, dass man seine Befürchtungen kategorisch für Einbildung hält.
Möglicherweise wird ein Patient mit einer psychotischen Störung Ihnen aber auch sehr wortkarg, misstrauisch und feindselig gegenübertreten und Ihnen nur sehr spärliche Informationen liefern. Hier ist es von besonderer Bedeutung, sehr behutsam ein Vertrauensverhältnis aufzubauen.
Eine weitere Möglichkeit der Symptompräsentation wäre im Sinne der Wahnstimmung. Hier kann der Patient gar nicht genau benennen, warum er geängstigt ist. Wenn er überhaupt Angaben machen kann, wird er Beschreibungen geben wie: »Irgend etwas liegt in der Luft«; »Ich habe das Gefühl, die Welt wird bald untergehen«; »Die Welt und die Menschen sind so anders geworden«.

5.2.4 Substanzabusus

Angstsymptomatik im Zusammenhang mit einer Intoxikation wird sehr häufig aufgrund von quälenden Halluzinationen oder anderen Sinneseindrücken auftreten. Im Falle des Entzuges wird die Angst eher durch die allgemeine vegetative Symptomatik oder ein Delir hervorgerufen. Bei der Anamnese zur Angst sollte daher immer daran gedacht werden, nach Substanzabusus zu fragen. In Tabelle 5-2 sind Substanzen aufgeführt, die Ursache der Angstsymptomatik sein können.

Tab. 5-2 Substanzen, die Ursache der Angstsymptomatik sein können

Stimulanzien	• Amphetamin und -derivate • Kokain • Koffein • Serotonerge psychodelische Substanzen (LSD, Psilocybin) • Katecholaminverwandte Halluzinogene (Mescalin, Ecstasy) • Phenylcyclidin (PCP, angel dust) • Anticholinerge Halluzinogene (Scopolamin, Atropin) • Inhalanzien • Methylphenidate
Entzugs-syndrom von	• Opioiden • Kokain • Amphetamin und -derivaten • Benzodiazepinen und Barbituraten • Koffein • Alkohol • Nicotin
Sympatho-mimetika	• z. B. Adrenalin, Orciprenalin
Dopaminer-gika	• Amantadin • L-Dopa • Bromocriptin • Antipsychotika

5.2.5 Demenz

Meist werden das Alter des Patienten oder fremdanamnestische Angaben Hinweise auf eine Demenz als Grunderkrankung erlauben. Die Angst als solche lässt sich aber meist nur indirekt identifizieren. Angst bei Demenz entsteht z. B. bei Änderungen der gewohnten Umgebung. Sie kann aber auch im Rahmen eines Delirs auftreten, z. B. bei einer Exsikkose (s. Kap. 4). Schließlich kann bei einer Demenz auch Wahnsymptomatik auftreten, wie z. B. Verfolgungs- oder Vergiftungswahn, die bei dem Patienten Angst hervorrufen. Unabhängig von der Verursachung wird sich Angst bei Demenzpatienten in unruhigem Getriebensein, Schlaflosigkeit oder Aggressionen äußern.

5.2.6 Akute Belastungsreaktion und posttraumatische Belastungsstörung

Bei der akuten Belastungsreaktion und der posttraumatischen Belastungsstörung (PTBS) besteht ein Zusammenhang zu einem traumatischen Ereignis, das unmittelbar oder einige Zeit vor Auftreten der Symptome stattgefunden hat. Die mögliche Symptomatik besteht in Intrusionen (Gedankendrängen, Flashbacks, Alpträumen); Vermeidung, über das Ereignis zu sprechen oder daran zu denken, und einer Übererregung. Daraus ergibt sich, dass die Symptomatik zwar in einer für den Arzt erkennbaren psychomotorischen Unruhe bestehen kann, der Patient aber die eigentliche Ursache nicht nennt. Man sollte immer an eine solche Möglichkeit denken, den Patienten aber keinesfalls bedrängen, darüber zu sprechen. Die wesentliche Maßnahme am Anfang besteht im Vermitteln eines Sicherheitsgefühls für den Patienten und eine allgemein supportiv-empathische Haltung mit dem Angebot, z. B. eine ambulante Behandlung zu vermitteln (zu den Details s. Kap. 12).

5.2.7 Persönlichkeitsstörung

Die im Rahmen von Persönlichkeitsstörungen geäußerte Angst ist so vielfältig, dass eine allgemeingültige Beschreibung sehr schwierig ist. Gerade dies kann im Untersuchungsgespräch hinweisend sein, wenn die vom Patienten beklagte Symptomatik nicht so recht zu einer der bisher beschriebenen Störungen passen mag. Da Komorbiditäten bei Persönlichkeitsstörungen aber sehr häufig sind, kann die zuerst vorgetragene Symptomatik durchaus z. B. die einer Angsterkrankung oder Depression sein (s. auch Kap. 8). Es ist aber völlig akzeptabel, zunächst einmal eine nur syndromatische Einordnung und Versorgung der Beschwerden vorzunehmen, ohne sich auf die genaue Diagnose festlegen zu können und differenziertere Maßnahmen der späteren Weiterbehandlung zu überlassen.

5.3 Therapie

Selbstverständlich hängt die Empfehlung einer Akutversorgung von der potenziell zugrunde liegenden Störung ab. Gerade dies kann im Einzelfall aber schwierig sein. Daher orientiert sich die Empfehlung an einer Frage, die man sich zunächst stellen sollte:

> ! Gelingt es, mithilfe der Anamnese und Untersuchung eine zugrunde liegende Ursache abzugrenzen oder zumindest als wahrscheinlich anzunehmen?

Für den Fall, dass Sie diese Frage mit »Ja« beantworten können, ist folgende therapeutische Vorgehensweise empfehlenswert:
Im Falle einer **Angsterkrankung**, eines **PTBS** oder einer **Persönlichkeitsstörung** besteht das empfohlene Vorgehen in einer Aufklärung und Beratung, die an sich schon therapeutische Wirksamkeit hat. Mit medikamentöser Akutbehandlung ist in diesem Stadium sehr

zurückhaltend zu verfahren, um keinen sekundären Missbrauch zu induzieren. Eine stationäre Aufnahme wird meistens ebenfalls nicht nötig sein, es sei denn, es liegen andere erschwerende Probleme vor.

Im Falle einer **psychotischen** oder **depressiven Erkrankung** kann dem Patienten eine rasche Symptomerleichterung durch Gabe von 1 mg Lorazepam verschafft werden. Dadurch wird gleichzeitig eine weitere Exploration besser möglich und der Patient wird durch die erleichternde Wirkung Vertrauen in die weitere Behandlung fassen können.

Im Falle einer **Substanzintoxikation** oder einer **Entzugssymptomatik** ist ebenfalls die Lorazepamgabe das Mittel der Wahl (empfohlene Anfangstagesdosis 3 × 0,5–1 mg). Gleichzeitig sollte ein beruhigendes Gespräch erfolgen (talking down). Eine stationäre Aufnahme wird je nach Ausprägung des Zustandes indiziert sein. *Cave:* Bei einer Alkoholintoxikation sollte zunächst keine Lorazepamgabe erfolgen.

Bei einer **Demenz** ist eine generelle Empfehlung sehr schwierig, da viel von der Ausprägung der Symptomatik und den bisherigen Versorgungsmöglichkeiten abhängt. Generell gilt die Faustregel, dass man bei einem Demenzkranken einen Umgebungswechsel vermeiden sollte, da er eine Symptomverschlechterung bewirkt. Eine stationäre Aufnahmeindikation sollte also sehr streng geprüft werden. Unsere Behandlungsempfehlung ist, dass v.a. für eine ausreichende Flüssigkeitszufuhr gesorgt werden sollte. Bei starker Unruhe kann 150 mg Valproinsäure gegeben werden, im Falle von psychotischer Symptomatik kann Haloperidol in niedriger Dosierung (1 mg) appliziert werden.

Im Falle des Vorliegens einer der **nichtpsychiatrischen Ursachen** der Beschwerden ist eine Zusammenarbeit mit den internistischen Kollegen oder neurologischen Kollegen erforderlich.

Für den Fall, dass Sie **keine Eingrenzung** möglicher Ursachen (psychiatrisch und nichtpsychiatrisch) vornehmen können, Sie aber gleichzeitig dringenden Behandlungsbedarf sehen, so ist die Gabe von 1 mg Lorazepam (bei älteren Patienten die Hälfte) der günstigste Kompromiss. Selbst wenn es bei einigen der Ursachen eher nicht indiziert sein sollte, so decken Sie damit eine große Bandbreite an Beschwerden ab und verursachen auch bei den Erkrankungen, bei denen es nicht indiziert ist, keine wesentlichen Nachteile. Im Allgemeinen wird Ihnen jedoch eine mindestens teilweise Eingrenzung der möglichen Ursachen gelingen, und Sie gewinnen Zeit für weitere Diagnostik, die in den folgenden Kapiteln beschrieben wird.

Spezielle Krankheitsbilder

6 Schizophrenie

Peter Neu

Fallbeispiel

Ein 26-jähriger Mann wird im Nachtdienst von der Polizei gebracht, nachdem er in bizarrer Körperhaltung regungslos auf einer dicht befahrenen Straße gesessen hatte. Auf Ansprache durch die Polizei hatte er nicht reagiert, ließ sich jedoch widerstandslos in die psychiatrische Klinik zur ärztlichen Untersuchung fahren. Gegen 22.00 Uhr wird er vom Nachtdienstarzt in der Rettungsstelle gesehen. Während der Arzt den Patienten anspricht und nach seinem Befinden befragt, wird dieser plötzlich fremdaggressiv und muss schließlich mit 10 mg Diazepam i.v. und 75 mg Zuclopenthixol i.m. behandelt und auf die Akutstation aufgenommen werden. Dort schläft er die ganze Nacht und steht dann gegen 7.00 Uhr am nächsten Morgen auf. Im Verlauf des Morgens wirkt der Patient noch mäßig sediert, nimmt auch zu niemanden Kontakt auf, sitzt zurückgezogen in einer Ecke, nimmt jedoch Speisen und Getränke zu sich. Der Sozialpsychiatrische Dienst wird informiert. Dort wird berichtet, dass der Patient bereits zweimal aufgrund einer katatonen Schizophrenie stationär behandelt wurde.

6.1 Diagnose- und Entscheidungsalgorithmus

Es ist sehr schwer, eine generelle, allgemeingültige Empfehlung zu geben, wie die Weiterbehandlung einer Erkrankung aus dem schizophrenen Formenkreis auf der Akutstation erfolgen sollte, nachdem der erste perakute Zustand behandelt wurde. Die Behandlung hängt von den genaueren Umständen der individuellen Erkrankung ab, z. B. davon, ob es sich um eine Ersterkrankung handelt oder Rezidive bekannt sind, welche Art der Schizophrenie vorliegt und ob komplizierende Komorbiditäten wie Suchterkrankungen oder internistische Erkrankungen vorhanden sind. Aber welche Umstände auch immer bestehen, dieses Kapitel geht von der Situation aus, dass – etwa am folgenden Tag nach der Aufnahme – die erste Akutsituation beherrscht wurde, aber trotzdem immer noch eine Akutsituation vorliegt und nun der Übergang in eine geregelte Therapie bewerkstelligt werden muss.

Wenn man vom oben geschilderten Fall ausgeht, so besteht die Wirksamkeit der in der Aufnahmenacht gegebenen Medikamente am nächsten Tag noch fort, jedoch ist zu erwarten, dass sich der Zustand des Patienten danach wieder verschlechtern wird. Daher hat man nur ein relativ schmales Zeitfenster zur Verfügung, um eine Diagnose zu stellen und gegebenenfalls eine Therapie einzuleiten. Die vordringlichste Aufgabe ist es nun, Informationen und Befunde zu erhalten, die eine **Diagnosezuordnung** erlauben und Entscheidungshilfen für die Therapie liefern, die z. B. in der Aufnahmenacht nicht verfügbar waren. Die wichtigsten Maßnahmen zur Diagnostik sind die eigene Untersuchung, die Fremdanamnese und schließlich Labor bzw. apparative Diagnostik.

Es ist nicht Ziel dieses Buches, die übliche Differenzialdiagnostik bei psychiatrischen Krankheiten noch einmal zu bearbeiten, dies ist Inhalt der allgemeinpsychiatrischen Lehrbücher.

Hier soll dagegen auf die relevanten Besonderheiten der Akutstation hingewiesen werden.

Komplettierung der Untersuchung

In dem Beispielfall sollte am Morgen eine Exploration und Anamnese mit dem Patienten durchgeführt werden, so gut dies möglich ist. Manchmal wird der Patient dafür aber auch jetzt nicht zugänglich sein. Beachten Sie jedoch den Wert der Verhaltensbeobachtung! Sehr viele Entscheidungen über den Gesundheitszustand eines Patienten lassen sich allein durch die Beobachtung seines Verhaltens treffen: Mit welchen anderen Patienten wird Kontakt aufgenommen? Sitzt der Patient ruhig in der Ecke, oder ist er psychomotorisch unruhig und läuft hin und her? Drängt er zur Stationstür? Lehnt er Speisen und Getränke misstrauisch ab? Wie ist der Umgang mit dem Pflegepersonal bei Routineverrichtungen? Nimmt er Blickkontakt auf? Antwortet er konsistent auf Fragen?

Die Betonung der Verhaltensbeobachtung soll nicht den Eindruck erwecken, dass diese Methode die Exploration und Untersuchung ersetzen könnte; das ist sicher nicht der Fall. Die Verhaltensbeobachtung ist aber eine Möglichkeit, sich ein gewisses Bild auch dann zu machen, wenn andere Kommunikationsformen nicht oder nur bedingt möglich sind. Außerdem muss in diesem Moment entschieden werden, welche zusätzlichen diagnostischen Mittel (so etwa ergänzende Laboruntersuchungen, Bildgebung oder Lumbalpunktion) eingesetzt werden sollen, um die Differenzialdiagnose zu vervollständigen, soweit der Patient dies zulässt.

Fremdanamnese

Die Durchführung einer Fremdanamnese muss hier nicht im Einzelnen erläutert werden. Es soll aber noch einmal darauf hingewiesen werden, dass gerade im Bereich der Akutpsychiatrie die Fremdanamnese eine herausragende Rolle in der Einschätzung von Symptomen und der Krankheitsentwicklung spielt. Eine Fremdanamnese ist jedoch mitunter schwierig zu bekommen. Häufig notiert die einliefernde Polizei oder Feuerwehr die Kontaktdaten von Angehörigen oder Nachbarn. Wenn Krisendienste oder der Sozialpsychiatrische Dienst die Patienten einweisen, können diese normalerweise nähere Informationen liefern, z. B. unter welchen Umständen der Kontakt zu dem Patienten zustande kam und an welche Verwandten oder Bekannten man sich gegebenenfalls wenden kann. Auch wenn ein Patient nicht vom Sozialpsychiatrischen Dienst eingewiesen wurde, lohnt es sich, dort anzufragen. Unter Umständen hat sich der Patient dort früher schon einmal um Hilfe bemüht, oder er ist dort auf andere Art in Erscheinung getreten.

Entscheidung über die Weiterbehandlung

Nach den Untersuchungen empfehlen wir als nächsten Schritt, erst einmal zu **entscheiden**, ob eine Behandlung auf einer Akutstation weiterhin indiziert ist oder nicht. Diese Empfehlung mag überraschen, denn der Patient wäre nicht auf die Akutstation eingeliefert worden, wenn der Krankheitszustand am nächsten Tag nicht noch fortbesteht. Das ist richtig, und in der überwiegenden Zahl der Fälle wird man auch keine solche Auswahlmöglichkeit haben. Aber der Grund, warum dieser Punkt Erwähnung findet, ist der folgende: Unser gesamtes Therapieprinzip, welches wir befürworten, basiert darauf, dass man dem Patienten eine möglichst große Autonomie belässt und dass man ihm, wenn irgend möglich, die Therapie als ein Behandlungsangebot präsentiert. Das beinhaltet auch, dass am Tag nach der Aufnahme und Behandlung der schwersten Symptome der Patient die Möglichkeit hat, trotz Fortbestehen der Erkrankung sich gegen eine Behandlung zu entscheiden. Es ist

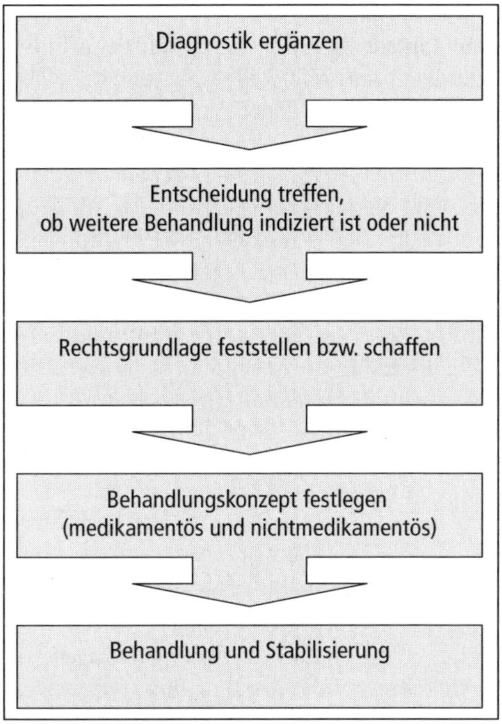

Abb. 6-1 Entscheidungsalgorithmus für die Akutbehandlung der Schizophrenie

dann die zugegebenermaßen schwierige Entscheidung des Arztes, ob die akute Eigen- oder Fremdgefährdung, die zur Aufnahme führte, noch zu einer weiteren sofortigen Behandlung zwingt oder nicht. Wenn man die psychiatrische Akutstation etwa mit einer internistischen Intensivstation vergleicht – und nichts anderes ist zutreffender –, so kann es vorkommen, dass Patienten für 24 Stunden überwacht und notfallbehandelt werden, dann jedoch eine Intensivbehandlung nicht mehr notwendig erscheint bzw. es ärztlicherseits vertretbar ist, dass der Patient sich (unter Umständen gegen ärztlichen Rat) dafür entscheidet, keine weitere Behandlung mehr durchführen zu lassen. Dies kann dann dazu führen, dass ein Patient entlassen und nach kurzer Zeit wieder vorstellig wird oder gebracht wird, aber dies muss im Sinne einer möglichst großen Patientenautonomie in Kauf genommen werden.

Wenn einmal die Entscheidung gefallen ist, dass eine weitere Behandlungsnotwendigkeit besteht, so ist die **Rechtsgrundlage** dafür zu klären. Im einfachsten Fall wird der Patient die Freiwilligkeit erklären und einer Behandlung zustimmen. Andernfalls muss geklärt werden, ob eine Unterbringung nach dem Psychischkrankengesetz (PsychKG) oder Bürgerlichen Gesetzbuch (BGB) erfolgen muss. Auf die Besonderheiten der Rechtsgrundlage werden wir im Kapitel 17.3 gesondert eingehen.

Wenn die Grundvoraussetzungen geklärt sind, sollte ein **Behandlungskonzept** werden. Auf der Akutstation gilt es, für kürzere Zeitintervalle zu planen, d.h., ein Behandlungskonzept sollte sich zunächst realistischerweise nicht länger als auf drei Tage beziehen. Wir unterscheiden die Behandlungsoptionen zunächst grob in medikamentöse und nichtmedikamentöse therapeutische Maßnahmen. Der eben genannte Vorgehensalgorithmus ist noch einmal in Abbildung 6-1 zusammengefasst.

6.2 Medikamentöse Therapie

Bei den medikamentösen therapeutischen Maßnahmen ist es sinnvoll, zwischen parenteral und oral applizierbaren Substanzen zu unterscheiden. Eine solche schematische Einteilung mag dem Einzelfall nicht gerecht werden, die Praxiserfahrung legt diese aber nahe, denn es kommt häufiger vor, dass zunächst eine parenterale Behandlung erfolgt, die dann von einer oralen Medikation abgelöst wird.

Wenn wir wieder von unserem Beispielfall ausgehen, dass in der Aufnahmenacht eine erste Akutbehandlung erfolgte, so können wir weiter davon ausgehen, dass an den beiden Folgetagen die parenterale Medikation fortgeführt wird und dann eine Umstellung auf eine orale Medikation erfolgt.

Im Folgenden besprechen wir die für die Schizophreniebehandlung auf der Akutstation relevanten Psychopharmaka. Diese Darstellung soll kein Lehrbuch der Psychopharmakologie ersetzen und erhebt keinen Anspruch auf Vollständigkeit, sondern soll besonders auf die Situation der Akutstation eingehen. Wenn eine Empfehlung für oder gegen eine Substanz ausgesprochen wird, erfolgt dies aufgrund klinischer Erfahrung und bedeutet keine Bewertung für Indikationsgebiete außerhalb der Akutstation.

6.2.1 Parenteral applizierbare Substanzen

Akut wirksame Antipsychotika

Aripiprazol i.m.: *Dosierung:* 9,75 mg, eine zweite Injektion kann nach 2 Stunden gegeben werden, über 24 Stunden sind bis zu 3 Injektionen möglich, eine Höchstdosis von 30 mg soll nicht überschritten werden. *Nebenwirkungen und Interaktionen:* Eine Kombination mit Benzodiazepinen ist möglich. Als Nebenwirkungen sind beschrieben: Kopfschmerzen, Übelkeit, Agitiertheit, Schlaflosigkeit, Akathisie und Parkinsonismus, nur geringe Sedierung oder Gewichtszunahme. *Bewertung für die Akutstation:* Selbst wenn eine erlaubte Kombination mit Benzodiazepinen geringere Einschränkungen auferlegt, so ist doch die zwingende i.m.-Applikation eher selten, denn für akute psychotische Zustände gibt es noch wenig klinische Erfahrung. Daher ist das Aripiprazol eher in der subakuten Phase indiziert, und dann kann auf die orale Applikation zurückgegriffen werden.

Fluphenazin i.m. oder i.v.: *Dosierung:* Akut 10–20 mg, empfohlene Höchstdosis 40 mg pro Tag. *Nebenwirkungen und Interaktionen:* Extrapyramidal motorische Nebenwirkungen (EPMS), häufig Akathisie, Sedierung und orthostatische Dysregulation. *Bewertung für die Akutstation*: Parenterale Akutbehandlung bei psychomotorischen Erregungszuständen und Positivsymptomen.

Haloperidol i.m. oder i.v.: *Dosierung:* Eine Tagesdosis von 5–15 mg sollte nur in begründeten Ausnahmefällen überschritten werden. Bei Patienten über 65 Jahren ist die Hälfte empfehlenswert. *Nebenwirkungen und Interaktionen:* EPMS, kardiale Nebenwirkungen (v.a. QTc-Verlängerungen) möglich, malignes neuroleptisches Syndrom. Nebenwirkungsgefahr steigt mit Dosierung. *Bewertung für die Akutstation:* Sehr gut akut wirksames Antipsychotikum, v.a. bei Positivsymptomatik; für die Akutstation unverzichtbar. Gefahr von unerwünschten Arzneimittelwirkungen können minimiert werden durch die Gabe von nicht zu hohen Dosen und durch zeitliche Begrenzung der Einsatzdauer.

Levomepromazin i.m.: *Dosierung:* 25–50 mg i.m., bei Bedarf mehrmalige Wiederholung bis 150 mg pro Tag (Patienten über 65 Jahren die Hälfte). *Nebenwirkungen und Interaktionen:* Vor allem orthostatische Dysregulation und Sedierung. EPMS, EKG-Veränderungen (Tachykardie, Erregungsleitungsstörungen), anticholinerge Nebenwirkungen. *Bewertung für die Akutstation:* Niedrigpotentes Antipsychotikum, vor allem geeignet zur Behandlung von psychomotorischen Erregungszuständen im Rahmen einer Schizophrenie.

Olanzapin i.m.: *Dosierung:* Empfohlene Initialdosis 10 mg, eine zweite sollte erst nach 2 Stunden gegeben werden. Die empfohlene Höchstdosis für 24 Stunden beträgt 20 mg in höchstens 3 Injektionen. *Nebenwirkungen und Interaktionen:* Kontraindikation bei bestehender Demenz, Morbus Parkinson oder dem Risiko eines Engelwinkelglaukoms. Keine Kombination mit parenteral verabreichten Benzodiazepinen, da in diesem Fall vital bedrohliche Herz-Kreislaufwirkungen beschrieben sind! *Bewertung für die Akutstation:* Die oben genannten Interaktionen und Kontraindikationen beschränken die intramuskuläre Applikationsform auf wenige Ausnahmefälle. Im Falle einer zwingenden parenteralen

Gabe ist eine Co-Medikation auch mit Benzodiazepinen häufig nötig, aber hier kontraindiziert. Die i.m.-Applikationsform von Olanzapin ist daher nur in den seltenen Fällen zu erwägen, wenn eine Patient zu keiner regelmäßigen oralen Einnahme in der Lage ist, aber die Krankheitssituation so weit beherrscht ist, dass weitere parentale Medikamente außer dem Olanzapin nicht notwendig sind.

Ziprasidon i.m.: *Dosierung:* Einzeldosis 10–20 mg, Tagesdosis bis 40 mg. *Nebenwirkungen und Interaktionen:* Gelegentlich Kopfschmerzen, Schwindel, Verstopfung, Übelkeit. *Bewertung für die Akutstation:* Eine parenterale Applikation von Ziprasidon ist für die Akutstation eher selten zu erwägen. Es stehen Medikamente mit einem besseren Profil zur Verfügung.

Zuclopenthixol i.m.: *Dosierung:* Je nach Körpergewicht und Konstitution. Grobe Orientierung: 60–70 kg: 50 mg i.m., 70–80 kg: 75 mg i.m., 80–100 kg: 100 mg i.m., >100 kg: 150 mg i.m. *Nebenwirkungen und Interaktionen:* Orthostatische Dysregulation und Sedierung (Kreislaufkontrolle!). *Bewertung für die Akutstation:* Depotwirkung für 2–3 Tage. Für die Beherrschung von längeren Erregungszuständen sehr gut geeignet. Für die Akutstation derzeit unverzichtbar. Bei Patienten über 65 Jahren sollte der Einsatz nur in begründeten Ausnahmefällen erfolgen. *Cave:* Die maximale Wirkung wird nach 36 Stunden erreicht und steigt bis dahin kontinuierlich an. Das bedeutet, dass die erste klinisch relevante Wirkung nach etwa 3–5 Stunden zu erwarten ist. Bei akuten Erregungszständen muss daher gegebenenfalls z. B. mit einem parenteral applizierten Benzodiazepin kombiniert werden, um die Wirklatenz zu überbrücken.

Hypnotika

Benzodiazpine: *Dosierung:* Hängt von der Art und Halbwertszeit des Benzodiazepins ab. Stellvertretend sei genannt als Benzodiazepin mit mittellanger Halbwertszeit (8–24 Std.) ohne aktiven Metaboliten das Lorazepam mit der Dosisempfehlung 0,25–10 mg verteilt in 2–4 Einzeldosen und als Benzodiazepin mit langer Halbwertszeit (20–40 Std.) und aktiven Metaboliten das Diazepam mit der Dosisempfehlung 5–40 mg in 2–4 Einzeldosen. Applikation intravenös oder intramuskulär. *Nebenwirkungen und Interaktionen: Cave!* Atemdepression bei zu schneller intravenöser Injektion! Bei Intoxikation mit abhängig machenden Substanzen Gefahr der Wirkungsverstärkung. Bei mehrfacher Gabe Kumulationseffekt beachten! Nach Abklingen der akuten Krankheitsphase ausschleichen, um Abhängigkeitseffekt zu verhindern. *Bewertung für die Akutstation:* In der Akutsituation die am häufigsten verabreichte Medikamentengruppe, gut titrierbar, sehr gut und schnell wirksam, für die Akutstation unverzichtbar. Das Lorazepam ist bei vielen Syndromen das Mittel der Wahl (Katatonie, malignes neuroleptisches Syndrom, Suizidalität). Das Diazepam ist gut geeignet, wenn eine länger anhaltende Sedierung oder Anxiolyse gewünscht ist.

Stimmungsstabilisatoren

Valproinsäure: *Dosierung:* Zur Akutbehandlung in der Manie wird ein rasches Aufdosieren mit 20 mg pro kg Körpergewicht empfohlen. Für die Schizophrenie gibt es keine Richtwerte, daher sollte danach entschieden werden, welche Symptomatik vorherrscht und welche Komedikation verabreicht wird. *Nebenwirkungen und Interaktionen:* Gastrointestinale Beschwerden, Hepatotoxizität, Sedierung, Parästhesie und Tremor, gelegentlich Blutbildveränderungen. Daher sollte eine regelmäßige Kontrolle stattfinden. *Bewertung für die Akutstation:* Gute akute antimanische Wirksamkeit; bei der Behandlung der Schizophrenie kann es unterstützend eingesetzt werden, wenn eine starke affektive Symptomkomponente vorliegt. Dennoch hat die Substanz für die Schizophrenie keine Zulassung, sondern erfolgt im »off-label«-Gebrauch (s. auch 6.2.3).

Depotpräparate

Flupentixol depot: *Dosierung:* 20–60 mg i.m. alle 2–3 Wochen. *Nebenwirkungen und Interaktionen:* EPMS, orthostatische Dysregulation. *Bewertung für die Akutstation:* Erst wenn bei Patienten eine Compliance besteht, ist eine Depotmedikation möglich. Daher erfolgt der Einsatz eher am Ende der Akutbehandlung. Ansonsten gut wirksames Antipsychotikum. Gefahr der Nebenwirkungen können minimiert werden durch die Gabe einer so geringen Dosis wie möglich.

Haloperidol depot: *Dosierung:* 25–200 mg i.m. alle 4 Wochen, maximal 300 mg. *Nebenwirkungen und Interaktionen:* EPMS, kardiale Nebenwirkungen möglich, malignes neuroleptisches Syndrom. *Bewertung für die Akutstation:* Gut wirksames Depotpräparat, mit jedoch erheblichem Nebenwirkungsprofil. Diese können durch möglichst niedrige Dosierung minimiert werden. Insgesamt scheint Flupentixol jedoch besser verträglich zu sein.

Lyogen depot: *Dosierung:* 6,25–25 mg alle 14 Tage, bei Dosierung 25 mg Intervall von 4 Wochen möglich. *Nebenwirkungen und Interaktionen:* EPMS, häufig Akathisie, Sedierung und orthostatische Dysregulation. *Bewertung für die Akutstation:* Wirksames Depot-Antipsychotikum, es stehen jedoch andere Präparate mit einem günstigeren Profil zur Verfügung.

Olanzapin depot: Zum Zeitpunkt der Erstellung dieses Buches waren noch keine Informationen über diese Applikationsform verfügbar.

Risperidon depot: *Dosierung:* 25–75 mg alle 2 Wochen. *Nebenwirkungen und Interaktionen:* Sedierung und orthostatische Dysregulation v.a. am Anfang, EPMS bei höherer Dosierung, Prolactinerhöhung, Gewichtszunahme und sexuelle Dysfunktionen möglich. *Bewertung für die Akutstation:* Das Risperidon depot ist in einem Glycosid-Lactat Copolymer eingekapselt und liegt in einer wässrigen Lösung vor, wohingegen die Depotmedikamente der typischen Neuroleptika ölbasierte Produkte sind. Nach Injektion wird das Risperidon durch Hydrolyse freigesetzt. Das besteht in einer kleinen initialen Wirkstofffreigabe, gefolgt von einer 3-wöchingen Latenzphase. Die hauptsächliche Wirkstofffreigabe erfolgt von der 3. Woche bis zur 6. Woche, und sinkt aber ab der 7. Woche ab. Daher müssen bei erstmaliger Applikation die ersten Wochen mit einem anderen Medikament überbrückt werden. Dies schränkt zumindest den akuten Einsatz ein und bedarf einer relativ hohen Compliance seitens des Patienten. Wie auch die orale Applikationsform jedoch gut wirksames Antipsychotikum.

Zuclopenthixoldecanoat: *Dosierung:* 100–400 mg alle 2–3 Wochen. *Nebenwirkungen und Interaktionen:* EPMS, anfänglich orthostatische Hypotonie und Sedierung möglich. *Bewertung für die Akutstation:* Wirksames Antipsychotikum, es stehen jedoch Alternativen mit günstigerem Profil zur Verfügung.

6.2.2 Oral applizierbare Substanzen

Antipsychotika

Amisulprid: *Dosierung:* 400–800 mg pro Tag (in Ausnahmefällen bis zu 1200 mg), bei primärer Negativsymptomatik 50–300 mg. *Nebenwirkungen und Interaktionen:* Der Hauptanteil wird überwiegend renal ausgeschieden, daher Dosisreduktion bei verminderter Kreatininclearence. Geringe, aber mögliche Gefahr der QTc-Verlängerung, daher keine Kombination mit Pharmaka, die Rhythmusstörungen auslösen können. Keine hämatologischen Veränderungen, wahrscheinlich keine Hepatotoxizität. Relativ häufige Induktion von Hyperprolactinämie, dagegen jedoch nur geringe Gewichtszunahme. Keine spezifischen pharmakokinetischen Interaktionen bekannt (Benkert et al. 2006). ◖◗ *Bewertung für die Akutstation:* Gut wirksames Antipsychotikum mit günstigem Nebenwirkungsprofil. Aufgrund guter Verträglichkeit ist es geeignet, die Compliance zu fördern. Aufgrund günstigem Interaktionsprofil (nichthepatische Metabolisierung) geeignet zur Kombinationsbehandlung.

◖◗ **Aripiprazol:** ◖◗ *Dosierung:* 10–30 mg pro Tag (Anfangsdosis 10 mg, Erhaltungsdosis 15 mg, Maximaldosis 30 mg). ◖◗ *Nebenwirkungen und Interaktionen:* Schlafstörungen, Kopfschmerzen, Schwindel. Keine wesentliche Prolactinerhöhung oder Erhöhung von Cholesterin, Glucose oder Triglyceriden. Allenfalls geringe Gewichtszunahme, keine QTc-Verlängerung. ◖◗ *Bewertung für die Akutstation:* Wirksamkeit auf Positivsymptome mäßig. Eher gute Wirkung bei Negativsymptomatik, daher eher als Langzeitpräparat interessant. Möglicherweise interessantes Kombinationspräparat zusammen mit einer anderen Substanz, die gut auf Positivsymptome wirkt, wobei mit einer Kombination möglicherweise Dosis eingespart werden könnte.

◖◗ **Clozapin:** ◖◗ *Dosierung:* 100–600 mg pro Tag, in Ausnahmefällen auch höher, einschleichend beginnen mit Testdosis 12,5 mg pro Tag. ◖◗ *Nebenwirkungen und Interaktionen:* Vor allem Sedierung, Hypersalivation, Gewichtszunahme mit Gefahr eines Diabetes mellitus. Agranulozytoserisiko höher als bei anderen Antipsychotika, daher regelmäßige Blutbildkontrollen notwendig. Selten Endo- oder Myokarditis. ◖◗ *Bewertung für die Akutstation:* Hochwirksames Antipsychotikum, für die Akutstation unverzichtbar. Genuine antiaggressive Wirksamkeit (Krakowsky et al. 2006). Aufgrund notwendiger Blutbildkontrollen ist ein relativ hohes Maß an Compliance des Patienten notwendig.

◖◗ **Flupentixol:** ◖◗ *Dosierung:* 4–60 mg pro Tag je nach Symptomausprägung. ◖◗ *Nebenwirkungen und Interaktionen:* EPMS dosisabhängig, orthostatische Dysregulation. ◖◗ *Bewertung für die Akutstation:* Gegenüber dem Haloperidol scheint die Wirksamkeit etwas schwächer zu sein.

◖◗ **Haloperidol:** ◖◗ *Dosierung:* Eine Tagesdosis von 5–15 mg sollte nur in Ausnahmefällen überschritten werden. Bei Patienten über 65 Jahren die Hälfte. ◖◗ *Nebenwirkungen und Interaktionen:* Dosisabhängig EPMS. Bei oraler Gabe kein erhöhtes kardiales Risiko. ◖◗ *Bewertung für die Akutstation:* Sehr gut akut wirksames Antipsychotikum, für die Akutstation unverzichtbar. Gefahr von unerwünschten Arzneimittelwirkungen können minimiert werden durch Gabe von nicht zu hohen Dosen und zeitlicher Begrenzung der Einsatzdauer. Bei guter Patientencompliance sollte dann zügig auf ein anderes Präparat mit einem günstigeren Nebenwirkungsprofil gewechselt werden.

◖◗ **Levomepromazin:** ◖◗ *Dosierung:* Einschleichend 75–100 mg pro Tag, dann Steigerung auf 300 mg (maximal 600 mg) pro Tag. ◖◗ *Nebenwirkungen und Interaktionen:* Sedierung und orthostatische Dysregulation. EKG-Veränderungen (Tachykardie, Erregungsleitungsstörungen), EPMS, anticholinerge Nebenwirkungen. ◖◗ *Bewertung für die Akutstation:* niedrigpotentes Antipsychotikum, vor allem geeignet, wenn im Rahmen einer Schizophrenie wegen psychomotorischer Erregung Sedierung gewünscht wird oder als Schlaf anstoßendes Mittel, wenn sich andere Substanzen verbieten.

◖◗ **Olanzapin:** ◖◗ *Dosierung:* 5–20 mg, bei älteren Patienten die Hälfte. ◖◗ *Nebenwirkungen und Interaktionen:* Deutliche Gewichtszunahme mit Gefahr des Diabetes mellitus bei längerer Einnahme möglich, Sedierung, orthostatische Dysregulation. Kontraindikation bei Demenz, Morbus Parkinson und Risiko eines Engwinkelglaukoms. ◖◗ *Bewertung für die Akutstation:* Da insbesondere anfangs wenig Nebenwirkungen auftreten, gut geeignet für das Erreichen einer Medikamentencompliance.

◖◗ **Perazin:** ◖◗ *Dosierung:* Einschleichend 25–600 mg pro Tag, Höchstdosis 1 000 mg. ◖◗ *Nebenwirkungen und Interaktionen:* Sedierung, vegetative Nebenwirkungen (Mundtrockenheit, Akkomodationsstörungen, Obstipation), gelegentlich Blutbildveränderung, EPMS. ◖◗ *Bewertung für die Akutstation:* Niederpotentes Antipsychotikum mit deutlich sedierender Komponente.

◖◗ **Pipamperon:** ◖◗ *Dosierung:* Einschleichend 120–360 mg pro Tag, bei älteren Patienten bis 120 mg. ◖◗ *Nebenwirkungen und Interaktionen:* Sedierung, vegetative Nebenwirkungen, jedoch keine anticholinerge Komponente. Selten EPMS und Blutbildveränderungen. ◖◗ *Bewertung für die Akutstation:* Geringe antipsychotische Wirksamkeit. Wegen Sedierung zur Schlafförderung geeignet.

◖◗ **Palliperidon:** ◖◗ *Dosierung:* Vom Hersteller empfohlene Dosis 1 × morgens 6 mg pro Tag, eine Dosistitration ist nicht erforderlich. ◖◗ *Nebenwirkungen und Interaktionen:* Häufig Kopfschmerz, Schwindel, EPMS, Gewichtszunahme oder Herzrhythmusstörungen möglich. Vorsicht bei Kombination mit Substanzen, die das QT-Intervall verlängern. ◖◗ *Bewertung für die Akutstation:* Aktiver Metabolit des Risperidon, bindet stark an 5-HT_2- und D_2-Rezeptoren, an α_1-Rezeptoren und etwas schwächer an α_2- und H_1-Rezeptoren. Aufgrund der noch kurzen Zulassungszeit liegen vergleichsweise wenig klinische Erfahrungen vor. Aufgrund der günstigen Erfahrungen mit dem Risperidon wäre mit einer guten Wirksamkeit zu rechnen.

◖◗ **Quetiapin:** ◖◗ *Dosierung:* 50–800 mg pro Tag. Vom Hersteller wird eine rasche Aufdosierung empfohlen. Die Höchstdosis kann bereits am dritten Verordnungstag erreicht werden. Die Tagesdosis sollte auf zwei Einzeldosen verteilt werden. Es ist jedoch seit 2008 eine Retardform (Quetiapinhemifumarat) verfügbar, sodass eine Einmaltagesdosis ausreicht. Die Aufdosierung erfolgt ähnlich wie bei der nichtretardierten Form. ◖◗ *Nebenwirkungen und Interaktionen:* Sedierung, orthostatischer Schwindel, Gewichtszunahme, geringe EPMS-Rate. ◖◗ *Bewertung für die Akutstation:* Für die Akutstation gut geeignet. Wegen besonders anfänglicher Sedierung besonders indiziert bei Positivsymptomatik mit Erregung oder Unruhe.

◖◗ **Risperidon:** ◖◗ *Dosierung:* 2–6 mg pro Tag, höhere Dosen im Einzelfall möglich. ◖◗ *Nebenwirkungen und Interaktionen:* Bei Dosierungen von mehr als 6 mg pro Tag steigende Gefahr von EPMS. Relativ häufig sexuelle Funktionsstörungen. Prolactinerhöhung, Gewichtszunahme möglich. ◖◗ *Bewertung für die Akutstation:* Wegen einfacher Dosierung und guter Wirksamkeit für die Akutstation gut geeignet.

◖◗ **Ziprasidon:** ◖◗ *Dosierung:* 80–160 mg pro Tag. ◖◗ *Nebenwirkungen und Interaktionen:* QTc-Verlängerungen ($\leq$ 0,1 %), praktisch keine Gewichtszunahme. ◖◗ *Bewertung für die Akutstation:* Es stehen andere Präparate mit einem günstigeren Profil zur Verfügung.

Hypnotika

◖◗ **Benzodiazpine:** ◖◗ *Dosierung:* Lorazepam 0,5–10 mg, Diazepam 5–60 mg. ◖◗ *Nebenwirkungen und Interaktionen:* Bei oraler Applikation ist die Gefahr der Atemdepression und der Kumulation deutlich gemindert. ◖◗ *Bewertung für die Akutstation:* Siehe parenteral applizierbare Hypnotika.

Phasenprophylaktika

Valproinsäure: *Dosierung:* Beginn mit 500–1 200 mg pro Tag in 2–4 Einzeldosen. Zwar orientiert man sich in der Praxis am Plasmaspiegel (50–100 µg/ml), man sollte aber für die Dosisfindung die klinische Wirksamkeit und Verträglichkeit als Maßstab heranziehen. *Nebenwirkungen und Interaktionen:* Gastrointestinale Beschwerden, Hepatotoxizität, Sedierung, Parästhesie und Tremor, gelegentlich Blutbildveränderungen. Daher sollte eine regelmäßige Blutkontrolle stattfinden. *Cave* bei Kombination mit Thrombozytenaggregationshemmern! *Bewertung für die Akutstation:* Gute akute antimanische Wirksamkeit, bei der Behandlung der Schizophrenie kann es unterstützend eingesetzt werden, wenn eine starke affektive Symptomkomponente vorliegt (s. auch 6.3.2).

6.2.3 Augmentations- und Kombinationsstrategien

Nicht selten wird man bei zu geringer Wirksamkeit einer medikamentösen Intervention eine Kombination zweier oder mehrerer Antipsychotika oder eine Augmentation mit einer anderen Substanzklasse oder Behandlungsform erwägen wollen. Einige Möglichkeiten sind im Folgenden aufgeführt.

Kombination Antipsychotikum und Antipsychotikum

Es ist gängige klinische Praxis, im Falle einer nicht ausreichenden Wirkung eines Antipsychotikums oder bei Auftreten von unerwünschten Nebenwirkungen zwei verschiedene Antipsychotika zu kombinieren, in der Hoffnung, durch Kombination zweier unterschiedlicher Rezeptorprofile eine bessere Wirkung zu erzielen bzw. durch Einsparen von Dosis die unerwünschten Wirkungen zu reduzieren. Obwohl hierzu sehr viele Fallberichte existieren, fehlen meistens jedoch ausreichend große prospektive, doppelblinde und Placebo-kontrollierte Studien, sodass derartige Kombinationen nicht evidenzbasiert sind. Die meisten systematischen Studien gibt es im Falle einer Augmentation des Clozapins durch andere Präparate, welche in der Tat eine Verbesserung des antipsychotischen Effekts und eine Verminderung der Nebenwirkungen berichten (Josiassen et al. 2005; Miller u. Craig 2002), sodass hier eine Kombination gerechtfertigt ist. Dies sollte aber erst dann geschehen, wenn die monotherapeutischen Möglichkeiten ausgeschöpft sind.

Auf der Akutstation wird es durchaus nicht selten vorkommen, dass eine Kombinationstherapie notwendig erscheint, dann sollte aber angestrebt werden, im Verlauf der weiteren Behandlung möglichst auf eine Monotherapie zu reduzieren, weil die Arzneimittelinteraktionen bei Kombinationstherapie schwerer zu kontrollieren sind und die Wahrscheinlichkeit einer Compliance des Patienten mit der Anzahl der verordneten Präparate sinkt.

Kombination Antipsychotikum und Phasenprophylaktikum

Es hat sich in der klinischen Praxis durchgesetzt, besonders Valproinsäure als augmentierend wirksame Substanz einzusetzen. Theoretisch gibt es hierfür auch ein Rational, da Valproinsäure einen erhöhten GABAergen Tonus bewirkt, es fehlt jedoch eine ausreichende Anzahl von qualifizierten Studien, sodass eine Wirksamkeit zwar nicht widerlegt, aber auch nicht nachgewiesen werden kann (Basan et al. 2004). Daher hat die Kombination für die Schizophrenie auch keine Zulassung, sondern erfolgt im Rahmen der ärztlichen Kurierfreiheit.

Lithium allein scheint sicher keinen positiven Effekt auf die Schizophrenie zu haben. Die Daten als Augmentativum sind dagegen inkonsistent, rechtfertigen aber weitere und v.a. größere Studien, sodass hier noch keine

abschließende Beurteilung abgegeben werden kann (Leucht et al. 1999 a/2007).
Für eine Augmentation von Antipsychotika mit Carbamazepin bei Schizophrenien gibt es dagegen keine Evidenzen und sollte nur erwogen werden, wenn eindeutig eine schizoaffektive Störung vorliegt (Leucht et al. 1999 b/2007).
Für eine Augmentation von Antipsychotika mit Lamotrigin gibt es einige Hinweise auf einen positiven Effekt, diese sind jedoch nicht robust, und auch hier fehlen große und gründlich konzipierte Studien (Premkumar u. Pick 2006).

Kombination Antipsychotikum und EKT

Obwohl die Elektrokrampftherapie (EKT) bei der Schizophrenie nicht die Methode der ersten Wahl ist, so gibt es gute Evidenzen, dass die Behandlungsmethode allein oder in Kombination mit einem Antipsychotikum bei Schizophrenien wirksam ist (Tharyan u. Adams 1997/2005). Die Behandlung sollte in jedem Fall erwogen werden, wenn andere Behandlungsformen nicht zum Erfolg führen.

Kombination Antipsychotikum und Antioxidanzien

Unter der Hypothese, dass einige Antipsychotika den oxidativen Stress und damit oxidative Zellschädigung erhöhen und so ein schädliches Agens für die neuronale Struktur darstellen, wurde vorgeschlagen, Antioxidanzien zu supplementieren, um so eine bessere Verträglichkeit und ein günstigeres Behandlungsergebnis zu erzielen. In einigen Studien wurden Vitamin C, E und Omega-3-Fettsäure additiv als Antioxidanzien zu einem Antipsychotikum gegeben und sowohl von einer Besserung der Psychopathologie als auch weniger unerwünschter Nebenwirkungen berichtet (Arvindakshan et al. 2003; Sivrioglu et al. 2007). Es fehlt jedoch eine ausreichende Zahl an doppelblinden, Placebo-kontrollierten Studien, um hier eindeutig von einer Wirksamkeit sprechen zu können.

6.3 Nichtmedikamentöse Therapie

Auf den ersten Blick scheinen die nichtmedikamentösen therapeutischen Maßnahmen zur Behandlung der Schizophrenie auf einer Akutstation im Vergleich zur medikamentösen Behandlung einen geringen Stellenwert einzunehmen. Es ist zwar richtig, dass eine medikamentöse Behandlung meist unumgänglich ist, um eine rasche und anhaltende Symptombesserung zu gewährleisten, aber auch die nichtmedikamentöse Therapie ist wichtig. Ihre Möglichkeiten werden auf einer Akutstation gemeinhin unterschätzt und häufig auch nicht ausreichend genutzt. Gerade eine möglichst frühe Behandlung mit ergotherapeutischen und bewegungstherapeutischen Maßnahmen sowie der Sozialarbeit ist für eine Rekonvaleszenz und eine günstigere Prognose eklatant wichtig. Ferner kann die Gestaltung einer Akutstation zum Erfolg oder Misserfolg einer Behandlung beitragen. Die nichtmedikamentösen therapeutischen Maßnahmen stehen daher gleichberechtigt neben der medikamentösen Therapie für eine erfolgreiche Behandlung.
Im Folgenden gehen wir auf die Milieutherapie, Sozialarbeit, Bewegungstherapie sowie Ergotherapie ein. Psychoedukation und Psychotherapie stellen auf einer Akutstation eine ganz besondere Herausforderung dar. Da in diesem Bereich zurzeit viele neue Therapieansätze konzipiert werden, behandeln wir diese in eigenen Kapiteln (s. Kap. 15 u. 16).

6.3.1 Milieutherapie

Die Bezeichnungen Milieutherapie und Milieugestaltung gehören in der Psychiatrie zu den

Tab. 6-1 Positiv- und Negativsymptome bei der Schizophrenie

	Vorherrschende Symptome	Ziele, die erreicht werden sollen
Positivsymptome	Psychomotorische Erregung, Wahn, Halluzinationen, Ich-Störungen	Angstreduktion, Verhinderung einer Fremd- oder Eigengefährdung
Negativsymptome	Antriebsstörungen, kognitive Störungen, affektive Störungen	Tagesstrukturierung, Verbesserung kognitiver Leistungen

grundlegendsten, aber auch facettenreichsten Begriffen. Die Begriffsdefinition ist häufig unscharf, sodass darunter zum Teil sehr unterschiedliche Inhalte verstanden werden können. Im weiteren Sinne können darunter alle gezielten therapeutischen Veränderungen von Umgebungsfaktoren verstanden werden, die der Genesung einer psychischen Erkrankung förderlich sein können. Unter Umgebungsfaktoren würde man hier sowohl bauliche und infrastrukturelle als auch personelle Faktoren verstehen.

Was bedeutet dies für eine Akutstation? Die Gestaltung der Umgebungsfaktoren einer Akutstation sollte so konzipiert sein, dass sie den jeweiligen Bedürfnissen der Erkrankungen gerecht wird, die hier behandelt werden (s. auch Kap. 21). Andererseits sollte das Auftreten und Verhalten des Behandlungsteams so gestaltet werden, dass es für den Patienten beruhigend, aber im richtigen Moment auch begrenzend wirkt.

Grob vereinfachend können zwei Zielsyndrome bei einer Schizophrenie formuliert werden, auf die sich die therapeutischen Bemühungen konzentrieren sollten: die Positivsymptomatik und die Negativsymptomatik (s. Tab. 6-1).

Der verantwortliche Arzt und sein Behandlerteam müssen sich darüber klar sein, dass bereits die spezielle Organisation einer Akutstation eine bestimmte Situation (Milieu) schafft, die beeinflussend auf die Erkrankung wirksam werden. Dies kann für akut schizophrene Patienten vorteilhaft genutzt werden, kann sich aber bei falscher Anwendung auch zum Nachteil des Patienten entwickeln. Dies soll an zwei Beispielen erläutert werden:

Beispiel 1

Eine Akutstation mit einer geschlossenen Tür kann für einen schizophrenen Patienten mit einem Verfolgungswahn zum einen bedeuten, dass die Wahndynamik verstärkt wird. Die abgeschlossene Tür, die Pflegekräfte und Ärzte können als aversiv und bedrohlich im Sinne einer Bestätigung der Wahngedanken wirken und dazu beitragen, dass die Angst und Anspannung des Patienten wachsen. Zum anderen kann aber die Situation auf einer Akutstation so gestaltet werden, dass sie vom Patienten als ein Ort angesehen werden kann, an dem er sich zunächst vor seinen vermeintlichen Verfolgern sicher fühlt. Dies wird erstens durch die geschlossene Stationstür bewirkt, die in diesem Fall paradoxerweise von dem Patienten geschätzt wird, und zweitens durch eine verständnisvolle und empathische Haltung des Behandlerteams. Ein Patient mit einem Verfolgungswahn kann z. B. eine Odyssee durch Polizeistationen und Behörden hinter sich haben, und er wird immer verzweifelter sein, weil keiner ihm den vermeintlich so dringend benötigten Polizeischutz gewähren wollte. Zwar soll das Behandlerteam dem Patienten nicht zu Munde reden, aber wenn es eine verständnisvolle Haltung einnimmt mit der glaubhaft vorgetragenen Absicht, sich um das spezielle Problem des Patienten zu kümmern, so kann dies für den Patienten eine immense Erleichterung bedeuten.

Beispiel 2

Als ein weiteres Beispiel könnte ein Patient mit einer katatonen Schizophrenie dienen. Wenn eine starke psychomotorische Erregung vorherrscht, kann die Situation auf der Akutstation als Symptom verstärkend erlebt werden und damit zur

Steigerung der Erregung beitragen: z. B. viele andere Patienten auf relativ dichtem Raum, eine geschlossene Tür, ein fremdes Ärzte- und Pflegeteam, die möglicherweise selber aufgeregt wirken und herrisch auftreten. Auf der anderen Seite kann die Situation aber so gestaltet werden, dass dem Patienten das Gefühl vermittelt wird, dass sein auch für ihn selbst unangenehmer und schwer zu kontrollierender Zustand nicht als Tabubruch aufgenommen wird, sondern sich hier Helfer befinden, die diesen Zustand kennen, damit umzugehen verstehen und den Patienten dafür nicht ächten werden.

Aus den beiden Beispielen kann abgeleitet werden, dass die therapeutische Haltung und das Verhalten des Behandlerteams bereits ein wesentliches Element der Milieugestaltung darstellt, welches eine Therapie fördern oder bei Nichtbeachtung bzw. falscher Anwendung auch erschweren kann. Die Empfehlungen für die therapeutische Atmosphäre auf einer Akutstation lauten daher zusammengefasst:

- Geben Sie sich als Helfer zu erkennen, die von dem Zustand des Patienten etwas verstehen und individuell auf ihn eingehen und ihn unterstützen werden.
- Schaffen Sie möglichst eine Atmosphäre, die geeignet ist, Angst zu reduzieren. Gehen Sie auf Wünsche der Patienten ein, soweit dies machbar ist. Wenn beispielsweise ein Patient aufgrund von Verfolgungsängsten sein Zimmer nicht betreten will, ermöglichen Sie ihm, im Gemeinschaftsraum zu bleiben oder ein anderes Zimmer zu bekommen.
- Vermitteln Sie dem Patienten, dass er sich für sein Verhalten und seinen Zustand nicht zu schämen braucht.
- Setzen Sie aber gleichzeitig unbedingt entschlossen klare Grenzen, die dem Patienten dabei helfen, seinen Zustand mehr und mehr unter seine Kontrolle zu bringen.

Das gesamte Behandlerteam sollte dahingehend geschult und immer wieder überprüft werden. Nur wenn das Auftreten und Verhalten auf Station diesen Grundregeln folgt und v.a. einheitlich ist, kann von einem optimalen Therapieansatz ausgegangen werden.

6.3.2 Sozialarbeit

Aus Sicht vieler an einer Schizophrenie leidender Patienten ist die Person des Sozialarbeiters die wichtigste Person auf einer Akutstation. Denn sie erscheint als diejenige, welche die sich oftmals angehäuften sozialen und finanziellen Probleme aus der Welt schaffen kann. Außerdem ist sie in den Augen vieler Patienten die Vermittlerin zu einem eventuell vorhandenen rechtlichen Betreuer und hat damit vermeintlichen Einfluss auf die Auszahlung von Geld. Gleichzeitig verkörpert sie nicht das von den Patienten mit Misstrauen oder gar Feindseligkeit beäugte ärztliche Personal, sondern ist in seinen Augen eine neutrale Person. Wie jeder aus eigener Erfahrung weiß, wollen Patienten häufig nicht mit Ärzten oder dem Pflegeteam sprechen, mit dem Sozialarbeiter wollen sie jedoch fast immer und als erstes sprechen.
Selbst wenn die Erwartungen der Patienten an den Sozialarbeiter häufig nicht realistisch sind, so stellt er doch für das gesamte Behandlungsteam eine sehr wichtige Mittlerperson dar, durch die der Zugang zu einem Patienten überhaupt erst umsetzbar wird. Dies sollte in ein Gesamtbehandlungskonzept eingebaut und genutzt werden. Nicht selten wird ein tragfähiges Therapiebündnis durch die Sozialarbeit erst möglich. Daher beschränkt sich die Sozialarbeit nicht in der Lösung administrativer Probleme, sondern dient auch dazu, einen Zugang zum Patienten zu erhalten, Vertrauen bei ihm zu schaffen und eine Zusammenarbeit aufzubauen. Die Bedeutung einer guten Sozialarbeit kann daher für die Akutstation nicht genug betont werden.

6.3.3 Bewegungstherapie

Bewegungstherapie ist ärztlich indizierte und verordnete Bewegung, die vom Fachtherapeuten geplant und dosiert, gemeinsam mit dem Arzt kontrolliert und mit dem Patienten allein oder in der Gruppe durchgeführt wird. Ausgangspunkt der psychiatrischen Bewegungs- und Körpertherapie ist die Beziehungsstörung, genauer gesagt die Beziehungslosigkeit des Patienten, die sich in grundlegenden Lebensbereichen zeigt: in der Beziehung zum eigenen Körper und zu den Dingen der Umwelt (Ich-Störungen), zu Raum und Zeit und zu den Mitmenschen (z.B. Wahn). Die Therapie soll den Patienten einen Handlungs-, Spiel- und Erfahrungsraum bieten, um ihre Beziehungsfähigkeit zu sich selbst und zu ihrer Umwelt wiederzugewinnen. Einige Übungen hierzu sind im Folgenden beispielhaft kurz skizziert:

- Beziehung zum eigenen Körper: Körperwahrnehmung entwickeln, um die Realität und Begrenzungen des lebendigen Körpers zu erfahren. Dazu werden Übungen durchgeführt, die helfen, z.B. die Haut zu spüren oder die Stellung der Gelenke zu erfahren.
- Beziehung zu Raum und Zeit: Hierbei werden z.B. die Grenzen des Raums, in welchem die Therapie stattfindet, bewusst wahrgenommen. Die Zeit wird mithilfe von Rhythmusübungen (Atemrhythmus, Bewegungsrhythmus) erlebt.
- Beziehung zu Mitmenschen: Förderung der Erfahrung zu zweit und in kleineren Gruppen. In Partnerübungen werden andere wahrgenommen; es wird geübt, Verantwortung zu entwickeln, sich dem anderen vertrauensvoll zu überlassen und sich gegenüber dem anderen durchzusetzen.

Nicht selten werden die Patienten gegen diese Therapieform anfangs Vorbehalte haben, weil viele sie als auferlegtes »Sportprogramm« missdeuten und weil ihnen der Kontakt in der Gruppe Schwierigkeiten macht. Trotz dieser anfänglichen Hürden erweist sich diese Behandlungsform jedoch als sehr wichtige Ergänzung zum nichtmedikamentösen Therapieprogramm, da die Bewegungstherapie sich in beträchtlichem Umfang nonverbaler Kommunikation bedient.

6.3.4 Ergotherapie

Die Bezeichnung »Ergotherapie« (gr. érgon: Tat, Arbeit, Werk) hat sich im deutschsprachigen Raum als Oberbegriff für die arbeits- und beschäftigungstherapeutische Behandlung durchgesetzt. Trotz der Vielfalt medizinischer Indikationen und spezifischer Verfahren gibt es ein gemeinsames Prinzip ergotherapeutischer Arbeit: Im Mittelpunkt stehen Erhaltung, Wiederherstellung und Verbesserung der Selbstständigkeit der Patienten. Von besonderer Bedeutung sind daher die vorhandenen Fähigkeiten und Kompetenzen, die als Anknüpfungspunkte und Ausgangsbasis ergotherapeutischer Arbeit dienen.

Im Vorfeld gezielter ergotherapeutischer Intervention steht der Aufbau einer verlässlichen, vertrauensvollen Beziehung. Grundlage hierfür bildet ein freundlicher, respektvoller und wertschätzender Umgang.

Die Ergotherapie im Rahmen der Akutbehandlung sollte durchaus auf Station erfolgen, denn es ist möglich, dass der Patient in den ersten Tagen nach der Aufnahme die Station noch nicht verlassen kann. Trotzdem soll ihm aber bereits eine Ergotherapie angeboten werden können. Die räumliche Nähe bietet für die Patienten einen weiteren Vorteil: Es erleichtert ihnen den Zugang zur Therapie. Die Patienten sollten nicht gedrängt werden, an der Therapie sofort mitzumachen, sondern es sollte erlaubt sein, zunächst zuzuschauen oder sich kurz dazuzusetzen. Häufig wird dies am Anfang, wenn überhaupt, allenfalls ein paar Minuten möglich sein, aber auf diese Weise hat der Patient die Möglichkeit, ein Interesse zu entwickeln, ohne gedrängt zu werden. In der Praxis wird dies häufig so aussehen, dass der Patient nur am geöffneten Therapieraum vorbeiläuft und scheinbar keine Notiz von den Tätigkeiten nimmt, dann aber immer öfter stehen bleibt und schließlich zunehmend mitmacht.

Ergotherapeutische Intervention orientiert sich häufig an kognitiv-verhaltenstherapeutischen Behandlungsmodellen. Ergotherapeuten schaffen Situationen, in denen der Patient unter den Bedingungen der Erkrankung tätig wird und den Umgang mit den eignen Symptomen lernt. Aufgabe des Therapeuten ist es,

- Reize zu setzen (durch z.B. Ansprache, Raum- und Lichtgestaltung, Anschauungsobjekte, Werkbücher, Materialien, Arbeitsverfahren), die dem Patienten konkrete, realitätsnahe Erfahrungen ermöglichen;
- Kompetenzerfahrungen zu ermöglichen, d.h., das, was dem Patienten möglich ist, anzuerkennen und wertzuschätzen (der Patient kann in der Akutphase nichts »verkehrt machen«, er erfährt Ermutigung);
- Symptome als solche zu benennen und auf das Krankheitskonzept zu beziehen (dieses Vorgehen dient letztlich der Entlastung des Patienten; er lernt, dass z.B. seine Antriebsstörung als eine Folge seiner Erkrankung zu verstehen ist und nicht persönliches Versagen bedeutet);
- dem Patienten dabei helfen, Möglichkeiten des Umganges mit der Symptomatik zu erproben. Der Patient wird mittel- und langfristig nicht aus der Verantwortung entlassen, etwas an seinem Verhalten im Umgang mit seiner Symptomatik zu verändern. Ergotherapie kann hier ein Übungsfeld sein.

Therapieziele sind neben der Tagesstrukturierung u.a. die Verbesserungen

- der Belastungsfähigkeit und der Ausdauer,
- der Selbstständigkeit in der Selbstversorgung,
- der Beziehungsfähigkeit,
- des situationsgerechten Verhaltens, auch der sozioemotionalen Kompetenzen und Interaktionsfähigkeit,
- der Eigenverantwortung und Entscheidungsfähigkeit,
- der kognitiven Fähigkeiten und
- des Problemlösungsverhaltens und der Entwicklung von Anpassungsstrategien.

Die Ergotherapie stellt ebenfalls eine gute Möglichkeit dar, mit dem Patienten einen Kontakt aufzubauen, weil diese Therapieform, die ohne medikamentöse und weniger edukativen Interventionen arbeitet, weniger Gefahr läuft, bei dem Patienten Misstrauen und Ablehnung hervorzurufen.

Literatur

Arvindakshan M, Ghate M Ranjekar PK, Evans DR, Mahadik SP. Supplementation with a combination of omega-3 fatty acids and antioxidants improves the outcome of schizophrenia. Schizophr Res 2003; 62(3): 195–204.

Basan A, Kissling W, Leucht S. Valproate as an adjunct to antipsychotics for schizophrenia: a systematic review of randomized trials. Schizophr Res 2004; 70(1): 33–7.

Benkert O, Hippius H. Kompendium der Psychiatrischen Pharmakotherapie. 6. Aufl., Heidelberg: Springer 2006.

Josiassen RC, Joseph A, Kohegyi E, Stokes S, Dadvand M, Paing WW, Shaughnessy RA. Clozapine augmented with risperidone in the treatment of schizophrenia: a randomized, double-blind, placebo-controlled trial. Am J Psychiatry 2005; 162(1): 130–6.

Krakowsky MI, Czobor P, Citrome L, Bark N, Cooper TB. Atypical antipsychotic agents in the treatment of violent patients with schizophrenia and schizoaffective disorder. Arch Gen Psychiatry 2006; 63: 622–9.

Leucht S, Kissling W, McGrath J. Lithium for schizophrenia. Cochrane Database Syst Rev 1999a (last update May 22, 2007). Issue 3. Art. No.: CD003834.

Leucht S, Kissling W, McGrath J, White P. Carbamazepine for schizophrenia. Cochrane Database Syst Rev 1999b (last update May 21, 2007). Issue 4. Art. No.: CD001258.

Miller AL, Craig CS. Combination antipsychotics: pros, cons, and questions. Schizophr Bull 2002; 28(1): 105–9.

Premkumar TS, Pick J. Lamotrigine for schizophrenia. Cochrane Database Syst Rev 2006. Issue 4. Art. No.: CD005962.

Sivrioglu EY, Kirli S, Sippahioglu D, Gürsoy B, Sarandöl E. The imapct of ω-3 fatty acids, vitamins E and C supplementation on treatment outcome and side edffects in schizophrenia patients treated with haloperidol: an open-label study. Progr Neuro-Psychopharm Biol Psychiatry 2007; 31: 1493–9.

Tharyan P, Adams CE. Electroconvulsive therapy for schizophrenia. Cochrane Database Syst Rev 1997 (last update February 16, 2005). Issue 1. Art. No.: CD000076.

7 Intoxikation und Substanzabhängigkeit

Sebastian Erbe

Fallbeispiel 1

Ein 34-jähriger Eisenbahnangestellter wird in Begleitung zweier Polizisten in die psychiatrische Ambulanz gebracht. Er hatte in der Nähe eines Kindergartens gesessen und verängstigt nach Hilfe gefragt. Der Patient berichtet, in der Nähe des Kindergartens Heckenschützen gesehen zu haben, die sich im Gebüsch versteckten. Er wirkt ratlos, angespannt und nestelt in der Nähe seines Fußes und redet phasenweise auch mit diesem. Er ist zeitlich und räumlich nicht orientiert. Aufgrund der psychomotorischen Unruhe, der Desorientiertheit und der damit verbundenen Eigengefährdung wird der Patient auf die psychiatrische Akutstation aufgenommen und mit 10 mg Diazepam und 10 mg Haloperidol behandelt. Am nächsten Morgen ist er deutlich ruhiger und besser explorierbar, kann sich allerdings noch nicht vollends von seinen Wahnwahrnehmungen distanzieren. Er berichtet, seit Jahren schon regelmäßig Alkohol zu trinken und davon, dass er den Konsum vor 3 Tagen eingestellt habe.

Fallbeispiel 2

Ein 18-jähriger alkoholintoxikierter Mann wird in die Akutpsychiatrie aufgenommen. Er hatte sich in den späten Abendstunden bei einer körperlichen Auseinandersetzung eine Kopfplatzwunde zugezogen und wurde in die chirurgische Rettungsstelle gebracht. Die blutende Wunde musste genäht werden, des Weiteren wurde aufgrund wechselnder Vigilanz ein zerebrales Computertomogramm erstellt. Dabei zeigten sich keine pathologischen Auffälligkeiten, auch keine intrazerebrale Blutung. Bereits während der diagnostischen Untersuchungen wurde der Patient anfänglich verbal, später aber auch körperlich aggressiv, sodass der psychiatrische Konsiliarius hinzugezogen wurde. Bei Fremdaggressivität erfolgte eine 5-Punkt-Fixierung und die stationäre Aufnahme auf die psychiatrische Akutstation. Der Patient schläft einige Stunden und bereits während der frühen Morgenstunden kann die Fixierung beendet werden. Es liegt keine Fremdaggressivität mehr vor.

7.1 Diagnose- und Entscheidungsalgorithmus

Beide Fallbeispiele verdeutlichen die Vielfalt klinischer Erscheinungsbilder, die im kausalen Zusammenhang mit Suchtmittelkonsum entstehen können, und die Unterschiede in der subakuten Phase, hier also am Morgen danach. Erneut muss die Indikation zur Weiterbehandlung auf einer psychiatrischen Akutstation geklärt werden. Im Fall 1 liegt eine persistierende Psychopathologie vor im Rahmen eines Delirium tremens, die weiterhin einer stationären Behandlung bedarf. Im Fall 2 bestehen die zur Aufnahme geführten Verhaltensauffälligkeiten nach Detoxikation nicht mehr. Es besteht allerdings noch die Frage, ob die Intoxikation im Rahmen einer Abhängigkeitserkrankung erfolgte, woraus sich therapeutische Konsequenzen ergeben würden.

In der subakuten Phase erhält erneut die Erhebung eines exakten **psychopathologischen Befundes** große Bedeutung. Sie müssen die Fremd- und Selbstgefährdung erneut überprüfen. Ausgehend davon müssen Sie klären, ob weiterhin behandlungsbedürftige Erkrankungen vorliegen, um **Behandlungsangebote** ableiten und dem Patienten vorschlagen zu können. Bevor wir die verschiedenen Behandlungsoptionen darstellen, gehen wir noch einmal auf die möglichen akuten Zustände im kausalen Zusammenhang mit Suchtmittelkonsum und deren mögliches Fortbestehen nach der initialen Akutbehandlung ein.

7.1.1 Intoxikation

Als akute Intoxikation wird ein vorübergehender Zustand bezeichnet, in den Betroffene nach dem Konsum von Suchtmitteln geraten. Er beinhaltet Bewusstseinsstörungen, Störung der Wahrnehmung, der kognitiven Fähigkeiten, der Affekte, des Verhaltens und anderer psychophysiologischer Funktionen und Reaktionen, die in unmittelbarem Zusammenhang mit der Wirkung der Substanzen stehen müssen (Dilling et al. 2000).

Insbesondere Störungen von Motorik und Koordination können zu Komplikationen wie Verletzungen im Rahmen von Stürzen oder Aspirationspneumonien führen. Es ist für eine psychiatrische Akutstation notwendig, für die Akutbehandlung von Intoxikationen über eine ausreichende personelle und apparative Überwachung zu verfügen. Ein permanentes Kreislauf- und Vigilanzmonitoring ist essenziell. Komplikationen müssen Sie vermeiden oder schnell erkennen, um eine suffiziente Behandlung gewährleisten zu können. Oftmals werden Sie im Einzelfall überlegen müssen, ob eine Überwachung auf einer internistischen Intensivstation nicht ratsamer ist, da eine effiziente Beobachtung (v.a. Kreislaufmonitoring) nicht ausreichend auf einer psychiatrischen Akutstation vorgehalten werden kann. Gerade bei einer Akutbehandlung mit z.B. Flumazenil (Anexate®) bei Benzodiazepinintoxikation oder mit Naloxon (Narcanti®) bei Opiatintoxikationen ist eine intensivmedizinische Überwachung indiziert, da Unterschiede in der Halbwertszeit von Droge und Rezeptorantagonist zu einem erneuten Intoxikationszustand führen können. Die Antidotgabe kann im Zweifelsfall diagnostisch hilfreich sein. Spezifische Antidote für Kokain, Amphetamine, Barbiturate und Alkohol existieren nicht (Backmund u. Eichenlaub 2006).

Genaue klinische Kenntnisse, eine exakte Untersuchung und Beobachtung sind unbedingt notwendig, um die Schwere von Intoxikationszuständen einzuschätzen. Es muss unmittelbar geklärt werden, ob die oben genannten Intoxikationskriterien vorliegen. Dabei ist die Intoxikation als Kontinuum zu verstehen, welches eine Behandlungsbedürftigkeit auf einer Intensivstation erfordern kann, wie z.B. beim Koma, oder aber gar keine Notwendigkeit einer stationären Aufnahme nach sich zieht (angetrunkener Patient). Der regelmäßige Konsum einiger Substanzen führt häufig zu einer Toleranzentwicklung, weshalb jedwede mögliche Intoxikationssituation individuell beurteilt werden muss. Aus diesem Zusammenhang wird verständlich, dass z.B. die Blutalkoholkonzentration kein notwendiges Kriterium zur Einschätzung der Schwere einer Intoxikation und der Notwendigkeit einer Akuttherapie ist.

Tabelle 7-1 zeigt einen kurzen Überblick verschiedener Intoxikationszeichen einiger Substanzen. Jede Substanzintoxikation kann zu einer Störung von Bewusstsein, Motorik und Orientierung führen. Anamnese (v.a. auch eine Fremdanamnese), eine gute klinische Wahrnehmung (z.B. für einen Foetor alcoholicus oder diverse Utensilien in der Umgebung oder direkt am Körper des Patienten) und Diagnostik (Nachweis von Drogen oder deren Folgewirkungen auf den Organismus in Blut, Atemluft, Urin usw.) sollten Hinweise auf die Substanz geben. Im klinischen Alltag liegen häufig aber Mischintoxikationen vor, sodass die für verschiedene Drogen typischen klinischen Symptome oft nicht erkennbar sind. Tabelle 7-1 weist auf mögliche richtungweisende Intoxikationszeichen diverser Substanzen hin.

Tab. 7-1 Intoxikationszeichen, Entzugssymptome und mögliche Folgeschäden diverser Substanzen

Substanz	Mögliche Intoxikationszeichen	Mögliche Entzugszeichen (körperlich und psychisch)	Mögliche Spätfolgen
Alkohol	Schwere Affektlabilität, gereizt-aggressives Syndrom, manisches Syndrom, depressiv-klagsames Syndrom, ungerichtetes Handlungsbedürfnis, alkoholisches Koma	Hypertonie, Tachykardie, Tremor, innere Unruhe, Hyperhidrosis, Nüchternerbrechen, zerebraler Krampfanfall, Delirium tremens, Schlafstörungen	Amnestisches Syndrom, Leberzirrhose, Polyneuropathie, Hirnatrophie, Persönlichkeitsveränderungen mit zunehmender Entdifferenzierung
Opiate (Heroin, Tilidin, Tramadol, Morphin, Codein, Oxycodon, Hydromorphon, Fentanyl, Methadon, Buprenorphin)	Miosis, Hyperhidrosis, Ileus, psychomotorische Verlangsamung	Mydriasis, Diarrhö, Rhinorrhö, Schmerzen, Erbrechen, Piloerektion, schweres Craving (Suchtdruck), Unruhe, Schlafstörungen	Infektionskrankheiten bei i.v.-Applikation
Cannabis	Mydriasis, psychomotorische Verlangsamung, assoziative Lockerung und Weitschweifigkeit, Depersonalisations- und Derealisationserleben, Appetitzunahme, Übelkeit, Erbrechen	Aggressivität, Gereiztheit und Dysphorie, Schlafstörungen, nächtliche Hyperhidrosis, Albträume, Appetitminderung, Affektlabilität, Hyperalgesie	Eingeschränkte kognitive Funktion
Kokain	Hypervigilanz, Unruhe, psychomotorische Erregung, Hyperhidrosis, Mydriasis, Tachykardie, Hypertonie, Tachypnoe bis zum Atemstillstand, Agitiertheit, Hyperreflexie, Herzrhythmusstörungen, Angst, zerebraler Krampfanfall, zerebrale Ischämie, Dyskinesien, Dystonie	Depressives Syndrom, Dysphorie, Müdigkeit, Albträume, vermehrter Appetit	Persistierende neurokognitive Störungen, nekrotisierende Defekte im Nasopharyngealbereich, Infektionskrankheiten bei i.v.-Applikation
Amphetamine (Speed, Crystal)	Hypervigilanz, Tachykardie, Mydriasis, Hypertonie, Hyperhidrosis, psychomotorische Unruhe, Agitiertheit, psychotische Phänomene, Herzrhythmusstörungen, Herzinfarkt, zerebrale Krampfanfälle, Hyperthermie, Rhabdomyolyse	Depressives Syndrom, Ängstlichkeit, Schläfrigkeit, aggressives Verhalten	Neurotoxischer Hirnschaden mit Folgen für Kognition und Motorik
Hypnotika/Sedativa (Benzodiazepine, Zolpidem, Zopiclon, Zaleplon, Clomethiazol, Gammahydroxybuttersäure (GHB), Barbiturate, Diphenhydramin, Doxylamin)	Bradypnoe, Bradykardie, Hypotonie	Innere Unruhe, Schlafstörungen, Appetitlosigkeit, Schwindel, Tremor, Kopfschmerzen, Krampfanfall, paroxysmale Angstzustände	Amnestisches Syndrom

Tab. 7-1 (Fortsetzung)

Substanz	Mögliche Intoxikationszeichen	Mögliche Entzugszeichen (körperlich und psychisch)	Mögliche Spätfolgen
Nicotin	Agitiertheit, Hypertonie, Tachykardie, Schwindel, Übelkeit	Schweres Craving (Suchtdruck), depressiv-dysphorische Grundstimmung, Schlafstörungen, Reizbarkeit, Nervosität, Bradykardie, gesteigerter Appetit	Tabakassoziierte kardiovaskuläre und pulmonale Schädigung und Risikoerhöhung für Malignome
Ecstasy[1]	Aktivierung, Überwachheit, erhöhter Sympathikotonus, Tachykardie, Hypertonie, Mydriasis, Trismus (tonischer Krampf der Kaumuskulatur des Unterkiefers), Bruxismus (Zähneknirschen), Mundtrockenheit, Tremor, Palpitationen, dysphorisch-ängstliche Reaktionen, psychotisches Erleben, maligne Hyperthermie, Rhabdomyolyse, Krampfanfälle	Erschöpfung, Kopfschmerzen, Ängstlichkeit, traurige Verstimmung	Gedächtnisstörungen
Halluzinogene (Lysergsäurediäthylamid [LSD], Psilocybin, Mescalin, Engelstrompete, Stechapfel, Fliegenpilz)	Halluzinationen mit Verlust der kritischen Distanz, wahnhaftes Erleben mit Angst und Agitation (»Horror-Trip«), Mydriasis, bei einigen Halluzinogenen Bewusstseinstrübung und Koma	Vorübergehende Flashbacks	Persistierende Flashbacks (Echopsychosen)

[1] MDMA (3,4 Methylendioxy-N-methamphetamin); MDE (3,4 Methylendioxy-N-ethylamphetamin); MBDB (N-Methyl-1-[1,3-benzodioxol-5-yl]-2-butanamin); MDA (3,4-Methylendioxyamphetamin)

Eine Intoxikation kann akzidentiell entstehen, aber auch suizidal beabsichtigt sein, weshalb nach Detoxikation dies ein wichtiger Umstand ist, den Sie immer ansprechen und untersuchen sollten. Eine akzidentielle Intoxikation, insbesondere bei i.v.-Applikation, kann z. B. durch die unterschiedlichen Reinigungsgrade der Droge bedingt sein oder durch gleiche Dosierung der Droge nach einer Abstinenzphase. Das Ansprechen von möglichen Suizidintentionen ist unabdingbarer Bestandteil einer Exploration. Dass dadurch Suizidgedanken oder -intentionen ausgelöst werden könnten, müssen Sie nicht befürchten.

7.1.2 Entzugssyndrom

Fallbeispiel 3

Eine 79-jährige Patientin mit starker psychomotorischer Agitiertheit und innerer Unruhe wird auf einer intensivmedizinischen Stroke-Unit aufgrund einer transitorischen ischämischen Attacke überwacht. Der psychiatrische Konsiliarius wird zu diesem Fall hinzugezogen. Die Patientin berichtet von einer inneren Unruhe, die am Morgen begonnen habe und nun für sie nicht mehr auszuhalten sei. Sie müsse sich ständig bewegen, da sie nicht zur Ruhe käme. Die voll orientierte, nicht demenzkranke, aber multimorbide

Patientin setzt sich im Bett immer wieder auf und klagt dabei über diffuse Muskel- und Knochenschmerzen. Die Puppillen sind stark erweitert. Bei Erhebung der Medikamentenanamnese fällt auf, dass ein Opiatpflaster (75 µg Oxycodon), das sie seit Jahren aufgrund von Osteoporose bedingter Schmerzen alle 3 Tage wechsle, am Tag zuvor nicht erneuert wurde.

Entzugssymptome

Gerade bei Notfall- und nicht elektiven Aufnahmen ist die genaue Medikamentenanamnese wichtig, damit keine ungeplanten Entzugssymptome auftreten wie im obigen Fallbeispiel. Schamgefühle bei den Angaben, z. B. bezüglich eines täglichen Alkoholkonsums, stellen dabei häufige Hindernisse dar. Eine Suchtanamnese ist bei allen Patienten ratsam, die stationär behandelt werden, unabhängig von der Fachrichtung. Gefährliche Komplikationen wie ein Entzugskrampfanfall oder ein Delirium könnten so bereits prophylaktisch verhindert werden. Des Weiteren können dem Patienten bei Diagnosestellung einer Suchterkrankung bereits Angebote einer suchtspezifischen Behandlung gemacht werden. Häufig kann dies der erste Schritt hin zu einer Krankheitskonzeptionierung sein, der einer der wichtigsten Pfeiler der Behandlung der Grunderkrankung darstellt. Das Entzugssyndrom ist nur ein Charakteristikum einer Abhängigkeitserkrankung. Es ist für die Diagnosestellung kein notwendiges Kriterium. In Tabelle 7-1 sind für einzelne Substanzen mögliche Entzugssymptome aufgeführt.

Entzugskomplikationen

Die gefürchtetsten Entzugskomplikationen sind der Entzugskrampfanfall und das Delirium. Sie stellen einen medizinischen Notfall dar und sind potenziell lebensgefährlich.

Entzugskrampfanfall: Tonisch-klonische Grand-Mal-Anfälle können im Rahmen von Alkohol- oder Benzodiazepinentzugssituationen auftreten. Insbesondere wenn von beiden Substanzen entzogen wird, ist das Risiko erhöht, einen Krampfanfall zu erleiden mit den daraus potenziell entstehenden Verletzungsgefahren. Auch bereits eine Reduktion der Konsummenge kann Krampfanfälle auslösen. Ein erhöhtes Risiko besteht auch bei Patienten mit zerebraler Vorschädigung oder Krampfanfällen in der Vorgeschichte. Generalisierte Krampfanfälle treten auch im Rahmen von Intoxikationssituationen bei Überdosierung auf (z. B. bei Opiatintoxikation) und sind von Entzugskrampfanfällen zu unterscheiden.

Delirium: Etwa ein Zehntel der Alkoholabhängigen können in Entzugs- oder Reduktionssituationen ein Delirium ausbilden, das unbehandelt in 20 % der Fälle zum Tode führt. Manchmal kann die delirante Symptomatik bestehend aus Desorientiertheit, Halluzinationen, psychomotorischer Unruhe mit Nestelbewegungen, erhöhter Suggestibilität, Schlafstörungen, Tachykardie, Tremor und anderen Symptomen erst 1 Woche nach dem letzten Konsum auftreten. Meist sind auch laborchemische Veränderungen zu beobachten, z. B. Hyponatriämie oder Hypokaliämie.

7.1.3 Missbrauch und Abhängigkeit

Bei substanzgebundenen Störungen sollte grundsätzlich zwischen dem Missbrauchs- beziehungsweise Abhängigkeitssyndrom selbst und den substanzinduzierten Folgeschäden unterschieden werden. Die Folgeschäden auf körperlichem Gebiet sind für die Störungen, insbesondere für die Alkoholabhängigkeit, sehr bedeutsam, stellen sie doch oft limitierende Bedingungen für die erreichbaren therapeutischen Erfolge (z. B. bei hirnorganischen Leistungseinbußen), die Lebensqualität und nicht zuletzt die Lebenszeit dar (Stetter 2000). In Tabelle 7-1 sind mögliche Folgeschä-

den des Konsums einzelner Substanzen aufgeführt.
Nach der Internationalen Klassifikation psychischer Störungen (ICD-10) wird unter »schädlichem Gebrauch« ein gesundheitsschädigendes Konsumverhalten verstanden, wobei eine tatsächliche Schädigung der körperlichen (z.B. äthyltoxisch) oder psychischen (z.B. depressives Syndrom) Gesundheit des Patienten durch die Substanz vorliegen muss. Um die Diagnose einer Abhängigkeit zu stellen, müssen mindestens 3 Kriterien von den Folgenden vorliegen: starker Wunsch oder Zwang, die jeweilige Substanz zu konsumieren, verminderte Kontrollfähigkeit bis zum Kontrollverlust, Substanzkonsum, um Symptome zu mildern, Entzugssyndrom, Toleranzentwicklung, eingeengtes Verhaltensmuster und Vernachlässigung anderer Interessen, fortgesetzter Konsum trotz erkennbarer negativer Folgen (Dilling et al. 2000). Weitere Kriterien, die auf eine Abhängigkeitserkrankung hinweisen, sind u.a. Bevorratung, heimliches Trinken, morgendliches Trinken, häufige Intoxikationen mit gesundheitlichen oder juristischen Folgen.

7.2 Symptom- und zielbasierte Therapieentscheidung

In der subakuten Phase müssen Sie grundsätzlich entscheiden, ob die Behandlung auf einer Akutstation fortgeführt werden kann oder eine Versorgung auf einer Intensivstation notwendig ist. Häufig kann es auch zu einem fließenden Übergang kommen von Intoxikationszeichen bis hin zu Entzugssymptomen, die eine medikamentöse Behandlung notwendig machen. Sie müssen klären, ob eine Abhängigkeitserkrankung vorliegt. Dabei sind die anamnestischen Angaben des Patienten am wichtigsten. Fremdanamnese, eine vollständige körperliche Untersuchung sowie eine Labordiagnostik vervollständigen die diagnostische Phase. Nach der Diagnosestellung z.B. einer Substanzabhängigkeit sollten Sie die derzeitige Behandlungsbereitschaft des Patienten sowie die Behandlungsnotwendigkeit klären. Besteht z.B. der Wunsch des Patienten, die Behandlung abzubrechen, sollten Sie prüfen, ob eine Selbst- oder Fremdgefährdung vorliegt und ob eine Behandlung mit entsprechender **Rechtsgrundlage** (s. Kap. 17) gegen den Willen des Patienten erfolgen muss (z.B. im Falle eines Delirium tremens). Und wenn der Patient Behandlungsbereitschaft äußert, gilt es zu klären, ob diese auf einer Akutstation sinnvoll ist oder ob eine Verlegung in eine spezialisierte psychiatrische Suchtabteilung anzustreben ist, wo eine qualifizierte Entzugsbehandlung mit Konzipierung einer nachstationären Weiterbehandlung stattfindet.

7.3 Medikamentöse Therapie

Die Behandlung lebensbedrohlicher Drogennotfälle mit Koma, Atem- und Kreislaufinsuffizienz sind einer intensivmedizinischen Behandlung zuzuführen und dort zu überwachen. Drohende schwere Komplikationen können dort besser behandelt werden; Komplikationen können z.B. zerebrale Ischämie, Leberversagen, Hyperthermie, hypertensive Krise, Lungenödem, Nierenversagen, Pneumonie, ARDS (acute respiratory distress syndrome) und Schock sein. Auch medikamentöse Antagonisierungen sind anschließend dort zu überwachen. Wenn beispielsweise bei einer Opiatintoxikation Naloxon intravenös appliziert wird, kann es plötzlich zu einem Opiatentzugssyndrom kommen mit plötzlicher Wachheit und dem starken Verlangen, erneut Opiate zu konsumieren. Aufgrund unterschiedlichen Halbwertszeiten (die Halbwertszeit bei Naloxon ist kürzer als die Halbwertszeit bei Opioiden!) kann es aber wieder zu Intoxikationszeichen kommen, erst recht,

wenn ein Patient nach Antagonisierung erneut Opiate konsumiert.
In den folgenden Ausführungen gehen wir davon aus, dass keine intensivmedizinische Behandlung indiziert ist. Entzugssymptome können unter Umständen zu Komplikationen führen. Die Frage, die jedoch im Einzelfall beantwortet werden muss, ist, ob eine medikamentöse Behandlung notwendig und sinnvoll ist. Welche körperlichen Entzugssymptome sind gefährlich? Wann müssen Medikamente gegeben werden? Wann sollen sie wieder abgesetzt werden? Wie hoch darf dosiert werden? Die Antworten dieser Fragen ergeben sich aus einer ausführlichen Anamnese, der exakten Diagnosestellung, einer körperlichen Untersuchung sowie der regelmäßigen klinischen Einschätzung des Patienten. Alkoholentzüge und Bezodiazepinentzüge sind potenziell am gefährlichsten, da sie mit den oben bereits besprochenen Komplikationen mit Lebensgefahr verbunden sein können.

7.3.1 Alkoholentzug

Prophylaktische medikamentöse Behandlungen sind empfehlenswert bei Komplikationen in bereits stattgehabten Entzugssituationen. Sie können wie folgt vorgehen:

- Delirprohylaxe z. B. mit Haloperidol 2 × 2,5 mg pro Tag (bei Delirium in der Vorgeschichte),
- Krampfanfallprophylaxe z. B. mit Carbamazepin 2 × 400 mg pro Tag (bei Entzugskrampfanfall in der Vorgeschichte).

Zur Beurteilung der Schwere eines gegenwärtigen Alkoholentzugssyndroms empfiehlt sich ein regelmäßiges Vigilanz- und Kreislaufmonitoring sowie regelmäßige klinische Einschätzung weiterer Entzugssymptome wie Tremor, Schwitzen und Unruhe. Scoresysteme, die insbesondere auch von geschultem Pflegepersonal anwendbar sind, können den Drahtseilakt zwischen medizinischer Notwendigkeit und Suchtdruck besser gestalten. Die an objektivierbaren Entzugssymptomen adaptierte Gabe von Medikamenten optimiert die Entzugssituation. Geben Sie

- Clomethiazol alle 2–4 Stunden 2 Kapseln (maximal 24 Kapseln pro Tag) oder
- Diazepam alle 2–4 Stunden 10 mg (auch Oxazepam ist empfehlenswert).

Bei deliranten Symptomen ist ein festes Medikationsschema wie folgt zu empfehlen:

- Haloperidol 2 × 5 bis 2 × 10 mg pro Tag und
- Diazepam 3 × 10 bis 3 × 20 mg pro Tag.

Achten Sie insbesondere auf begleitende internistische Erkrankungen und ein erhöhtes Infektionsrisiko. Zugleich sollten Sie für ein Flüssigkeits- und Elektrolytausgleich sorgen.
Tritt während der Entzugsbehandlung ein Entzugskrampfanfall auf, so empfiehlt es sich, mit einem Benzodiazepin (z. B. Diazepam oder Lorazepam) zu behandeln und zusätzlich eine antikonvulsive Behandlung mit Carbamazepin (z. B. 2 × 400 mg pro Tag) zu etablieren. Das Antikonvulsivum und das Benzodiazepin können dann während der Behandlung je nach Ausprägung des Entzugssyndroms ausgeschlichen werden.
Bei der medikamentösen Alkoholentzugsbehandlung sollte an das erhöhte Suchtpotenzial von Clomethiazol und Benzodiazepinen gedacht werden, weshalb diese Behandlung dem stationären Rahmen vorbehalten werden soll.
Blutdruckanstiege sollten mit Clonidin behandelt werden, da dieses ebenfalls auch Alkoholentzugssymptome dämpft. Dosieren Sie wie folgt:

- Clonidin anfänglich 2–3 × täglich 75 µg (Maximaldosis 3 × 300 µg pro Tag).

Für die Substitution von Vitaminen, insbesondere den B-Vitaminen, gibt es eine widersprüchliche wissenschaftliche Datenlage. Tabelle 7-2 zeigt ein Schema, das sich in der klinischen Praxis bewährt hat. Im Zweifelsfalle sollten Sie sich immer für eine Vitamingabe entscheiden. Auch andere Vitaminmangelzu-

Tab. 7-2 Schema für die Substitution von Vitaminen

	Symptome	Sofort
Verdacht auf Wernicke-Enzephalopathie	Bei Patienten mit (wahrscheinlichem) chronischem Alkoholmissbrauch und *einem* der folgenden Symptome (sofern nach Ausnüchterung fortbestehend): • amnestische oder Orientierungsstörungen • Bewusstseinsverminderung • Delirium • Ataxie • Augenbewegungsstörungen • Hypothermie und arterieller Hypertonus • Hypoglykämie vor i.v.-Glucosegabe • erkennbare Mangelernährung	• 100 mg Thiamin i.v. oder i.m. 1 × pro Tag für 3 Tage, danach 3 × 100 mg pro Tag oral Thiamin p.o. für die Dauer der stationären Behandlung oder bis zur Remission der Symptomatik • Zusätzlich Nicotinsäureamid 200 mg pro Tag p.o. für die Dauer der stationären Behandlung oder bis zur Remission der Symptomatik
Vollbild der Wernicke-Enzephalopathie	• Verwirrtheitszustand • Bewusstseinsverminderung • Ataxie • Ophthalmoplegie • Nystagmus	• Thiamin 3 × 100 mg i.v. oder i.m. täglich für 3 Tage, danach Thiamin 100 mg 1 × täglich i.v. oder i.m. für die Dauer der stationären Behandlung • Zusätzlich Nicotinsäureamid 200 mg pro Tag p.o. für die Dauer der stationären Behandlung oder bis zur Remission der Symptomatik
Makrozytäre Anämie	Bei MCV (mean corpuscular volume, mittleres Erythrozyteneinzelvolumen) ≥ 100 fl und MCH (mean corpuscular haemoglobin, mittleres korpuskuläres Hämoglobin) ≥ 34 µg und erniedrigten Erythrozyten, Hämoglobin und Hämatokrit	• Folsäure 5 mg morgens p.o. und • Cobalamin (Vitamin B12) 1 mg i.v. oder i.m. 2 × pro Woche

stände können bei chronischem Alkoholkonsum auftreten, wie z. B. Vitamin-C-Mangel (Skorbut bzw. Möller-Barlow-Krankheit).

Als wirksame medikamentöse Rückfallprohylaxe existieren Medikamente (sog. Anti-Craving-Substanzen) wie Acamprosat (Campral®) und Naltrexon (Nemexin®). In Deutschland ist nur Acamprosat derzeit zugelassen. Disulfiram stellt keine klassische Anti-Craving-Substanz dar, sondern greift in den Abbauweg des Alkohols ein. Kontrollierte klinische Studien konnten die Wirksamkeit von Disulfiram nicht zweifelsfrei bestätigen. Disulfiram wird deshalb nicht zur generellen Anwendung empfohlen, allerdings kann es unter strenger Indikationsstellung, Abwägung der potenziellen Risiken und kontrollierten Rahmenbedingungen die Abstinenz medikamentös unterstützen (Diehl et al. 2003).

7.3.2 Benzodiazepinentzug

Wenn über längere Zeit ein täglicher Benzodiazepinkonsum stattfand, so ist es immer empfehlenswert, ein festes Ausschleichschema mit 3–4 Tagesdosen mit dem jeweiligen Benzodiazepin oder mit Diazepam zu vereinbaren. Gibt es Hinweise für ein erhöhtes Risiko für Krampfanfälle (Krampfanfälle in der Vorgeschichte, zerebrale Vorschädigung, zusätzlicher regelmäßiger Konsum von Alkohol usw.), so ist auch hier eine antiepileptische Prophylaxe z. B. mit 2 × 400 mg pro Tag Carbamazepin sinnvoll. Alternativ kann auch mit Valproinsäure behandelt werden.

7.3.3 Opiatentzug

Der Opiatentzug ist bedeutend weniger gefährlich für den Organismus als der Alkohol- oder Benzodiazepinentzug. Das hohe psychische Abhängigkeitspotenzial erzeugt aber häufig den Wunsch beim Patienten, »warm« zu entziehen mit z.B. Methadon oder Buprenorphin. Auch hierbei sollten Sie mit dem Patienten ein Ausschleichschema vereinbaren, an dem Sie dann nichts mehr verändern, da sonst Suchtverhalten eher verstärkt wird. Methadon sollte weder als »Belohnung« verabreicht, noch als »Bestrafung« vorenthalten werden. Allerdings ist bei einer qualifizierten Opiatentzugsbehandlung darauf zu achten, dass der Patient substanzfrei (also auch ohne Substitut) eine ausreichende Zeit auf der Station bzw. am suchtspezifischen Programm teilnimmt. Wichtig ist allerdings auch, dass man nicht dieselben Ansprüche wie an eine qualifizierte Alkoholentzugsbehandlung stellt! Die Therapieabbruchrate in der stationären Opiatentzugsbehandlung ist deutlich höher als bei Alkoholkranken im Entzug; neue erfolgreichere Konzepte für stationäre Entzugsbehandlungen von Opiatabhängigen stehen noch aus. Sie sollten sich hierbei die Frage des Therapiezieles stellen: Ist es das Ziel, Abstinenz zu erreichen, oder die Entwicklung von sozialer und beruflicher Stabilität, den Ausstieg aus der Beschaffungskriminalität und die Abkehr vom illegalen Drogenmarkt? Besonders bei Letzterem ist eine fortlaufende ambulante Substitution zu überlegen.

Methadon: Diese Substitution gibt es in zwei verschiedenen Formen: dem Methadon und dem L-Polamidon (Levomethadon; 1 ml Polamidon enthält 5 mg Levomethadon, dies entspricht 10 mg Methadon). Polamidon besteht aus dem biologisch aktiven »linksdrehenden« Wirkstoffanteil, während Methadon zu gleichen Teilen aus links- und rechtsdrehenden Anteilen besteht. Der rechtsdrehende Methadonanteil ist nicht wirksam. Daher ist die Wirksamkeit von L-Polamidon bei gleicher Dosis doppelt so hoch wie die von Methadon. Für die Dosierung ist es wichtig zu wissen, an welche Mengen der Patient gewöhnt ist. Methadon ist potenziell atemdepressiv. Es besteht für Opiate im Allgemeinen eine schnelle Toleranzentwicklung, sodass Substitutionsdosen von Abhängigen für Nichtabhängige häufig letale Dosen darstellen! Es gibt Hinweise darauf, dass v.a. in der Einstellungsphase der Substitution Todesfälle mit Methadonbeteiligung auftreten. Dies kann daran liegen, dass der Wirkstoffgehalt des Straßenheroins im Durchschnitt deutlich gesunken ist. Früher betrug die Wirkstoffkonzentration des Straßenheroins oft ca. 30 % Diacetylmorphin, während heute oft nur 5 % des Wirkstoffs oder weniger enthalten sind. Die Wirkstoffmenge, die ein Patient heute mit 1 g Heroin zu sich nimmt, beträgt also im Vergleich zu früher nur ein Sechstel. Diese verringerte Wirkstoffkonzentration müssen Sie auch bei der Einstellung auf Methadon berücksichtigen. Die von Ärzten oft verwendete Umrechnungsformel (1 g Straßenheroin = 60 mg Methadon) ist somit häufig falsch. Geht man von einer auf ein Sechstel reduzierten Wirkstoffkonzentration aus, so sollten Sie bei einer Patientenangabe von 1 g Heroin dementsprechend von einer initialen Methadon-Tagesdosierung von 10 mg ausgehen. Bei unklaren Verhältnissen können Sie zudem zunächst nur die halbe Dosis, also 5 mg Methadon, verabreichen. Praktiker finden nach wie vor eine initiale Dosierung von 30–40 mg adäquat; dennoch muss betont werden, dass im Hinblick auf die Risiken der überhöhten Einschätzung der Heroinkonzentration eine wesentlich niedrigere Einstiegsdosis an Methadon zu empfehlen wäre. Bei sehr hohen Angaben durch den Patienten bzgl. der applizierten Mengen, z.B. 4 g Heroin, kann die Initialdosis entsprechend erhöht werden, wobei es sich grundsätzlich empfiehlt, auch bei sehr hohen Patientenangaben, bei einer Initialdosis von etwa 30 mg Methadon zu bleiben. Unabhängig von allen Patientenangaben muss zu Beginn der Substitution unbedingt sichergestellt werden, dass der Patient tatsächlich opiatabhängig ist.

Buprenorphin: Dieses Substitut ist ein partieller μ-opioid-Agonist und k-opioid-Antagonist; es stellt seit 2000 eine interessante Alternative zur Methadonsubstitution in Deutschland dar. Buprenorphin verursacht aufgrund seiner glockenförmigen Dosiswirkungsbeziehung deutlich weniger starke Atemdepressionen als voll agonistisch wirkende Substitute wie Methadon oder L-Methadon (Polamidon).

Überprüfen Sie vor der Gabe von möglichen Substituten die Dosis sowie die Zugehörigkeit zu einem staatlichen Substitutionsprogramm. Dabei sollten Sie den Substitutionsarzt erfragen und diesen telefonisch kontaktieren.
Bei Entzügen ohne Opiatsubstitution können auch sedierende trizyklische Antidepressiva angewendet werden, wie z. B. Doxepin (150 mg zur Nacht und wenn nötig auch tagsüber 3 × 25–75 mg). Vorher sollten Herzrhythmusstörungen (mit EKG) ausgeschlossen werden.
Bei Tramadol- oder Tilidinentzügen ist eine tägliche langsame, aber kontinuierliche Dosisreduktion empfehlenswert.

7.3.4 Entzüge von anderen Substanzen

Einzelne Kokain-, Cannabis- oder Amphetaminentzüge werden selten eine medikamentöse Behandlung erfordern. Symptomatisch (Unruhe, Schlafstörungen, Nervosität usw.) können auch hier trizyklische Antidepressiva oder niederpotente Neuroleptika kurzfristig verabreicht werden. Auf die Gabe von Benzodiazepinen sollte aufgrund des Suchtpotenzials v.a. bei jenen Patienten verzichtet werden, die bereits von anderen Substanzen abhängig sind.
Bei Mischentzügen, z. B. beim gleichzeitigen Heroin-, Benzodiazepin- und Alkoholentzug, sollten Sie die Gefahr der Atemdepression abwägen und die medizinische Notwendigkeit und Dosierung klären. Wenn möglich empfiehlt es sich, nur ein Substitut zu verabreichen. Wenn dies nicht möglich ist, setzen Sie niedrigere Dosen an, da Medikamenteninteraktionen und Summationseffekte gerade für die Atmung bestehen.
Für eine medikamentöse Raucherentwöhnungstherapie stehen derzeit zwei Medikamente in Deutschland zur Verfügung: das Antidepressivum Bupropion und der Partialagonist an Nicotinrezeptoren Vareniclin. Sie spielen in der Akuttherapie jedoch keine Rolle.

7.4 Nichtmedikamentöse Therapie

Die Behandlung von Suchterkrankungen ist meist nur in der Akutphase pharmakotherapeutisch dominiert. Eine psychotherapeutische und sozialpädagogische Betreuung ist jederzeit notwendig.
Therapieziel in der Psychotherapie substanzabhängiger Patienten ist nach wie vor die lebenslange »zufriedene« Abstinenz (Rost 2001). Auch eine zeitliche Abstufung der Therapieziele widerspricht diesem Ansatz nicht grundsätzlich (eine Abstufung, bei der z. B. Opiatabhängige zunächst über eine therapeutisch eng überwachte Substitution eine psychosoziale Stabilisierung erfahren, ehe dann das Ziel der Abstinenz fokussiert wird). Ein »kontrolliertes Trinken« bei alkoholabhängigen Patienten als Therapieziel hat sich jedoch nicht bewährt (Stetter 2000).
Neben der vollständigen Abstinenz als übergeordnetes Ziel wird die Psychotherapie Suchtkranker darüber hinaus eine Lösung zugrunde liegender überdauernder Konflikte, eine Stärkung der Ich-Funktionen oder eine Nachreifung bei ausgeprägt autodestruktiven Tendenzen anstreben. Weiterhin müssen Coping- und Problemlösungsstrategien, die interaktionellen Fähigkeiten und die Selbstsicherheit des Patienten psychotherapeutisch fokussiert werden (Stetter 2000).
Wichtig wie bei allen psychischen Erkrankungen ist die Psychoedukation, die Wissen ver-

mitteln und Motivation für Verhaltensänderungen fördern soll. Bevorzugen Sie hierfür ein gruppentherapeutisches Setting mit therapeutischer Moderation, da Abhängige von Wissen und Erfahrungen anderer Abhängiger profitieren. Gezielte Motivationsförderung ist die anfängliche therapeutische Aufgabe, um Krankheitseinsicht und -akzeptanz zu etablieren. Arbeiten Sie in dieser Phase mit dem Widerstand (Abwehr), und nicht gegen diesen. Empathisches Zuhören, offene Fragestellungen, persönliche Rückmeldung, positive Verstärkung der ersten positiven Veränderungsschritte und das Zusammenfassen von Gesprächsabschnitten sind psychotherapeutische Elemente dieser ersten Phase. Arbeiten Sie die Abstinenzvorteile heraus und geben Sie konkrete Ratschläge zu Veränderungsschritten. Unter Umständen sollten Sie wichtige Bezugspersonen in die Therapie einbeziehen, sofern der Patient damit einverstanden ist.

Qualifizierte Entzugsbehandlungen in psychiatrisch-suchtspezifischen Abteilungen bieten die beste Voraussetzung zur Umsetzung der bislang vorgestellten psychotherapeutischen Interventionen. In 2- bis 3-wöchiger stationärer Behandlung ist gezielte Motivationsförderung möglich, sowie eine Therapiesicherheit bei den möglicherweise potenziell komplikationsträchtigen Entzügen (Diehl u. Mann 2004).

Für die Behandlung Substanzabhängiger in der Akuttherapie stellen die oben genannten motivationsfördernden Kurzinterventionen die größte Bedeutung dar. Die weitere psychotherapeutische Behandlung sollte dann in der Entwöhnungs- und Nachsorgephase stattfinden, welche in stationären Fachkliniken (Entwöhnungskliniken), in Suchtberatungsstellen oder Fachambulanzen stattfinden kann. Dabei kommen eklektische Therapiekonzepte (kombinierte Therapien) mit Elementen von Verhaltenstherapie, Tiefenpsychologie, Familientherapie, gestalttherapeutische Methoden, Entspannungsverfahren und klientenzentrierte Gesprächstherapie zur Anwendung (Soyka 2004). Eine äußerst wichtige Nachsorgesäule ist der regelmäßige Besuch von Selbsthilfegruppen.

Zusammenfassend besteht der Kernpunkt der möglichen psychotherapeutischen Behandlung in der Akuttherapie aus der Förderung der Krankheitseinsicht, der Modifizierung der vorhandenen Krankheitskonzepte, Fördern und Fordern der Eigenverantwortlichkeit, der Balancierung zwischen Hilfestellung und Mitwirkungspflicht und der Exploration der Veränderungsbereitschaft mit daran adaptierter Intervention, z. B. ambulante, stationäre oder tagesklinische suchtspezifische Nachbehandlung (Rehabilitation und Nachsorge).

Die Behandlung der Substanzabhängigkeit kann schnell Frustrationen beim Behandler erzeugen, da es eine Erkrankung mit hoher Rezidivrate ist und man oft auf Krankheitskonzepte der Patienten trifft, die nur schwer zu modulieren sind. Obwohl gerade Abhängigkeitserkrankungen im Ruf stehen, besonders hohe Rückfallraten nach sich zu ziehen, zeigt ein Blick auf andere Krankheitsbilder (Depressionen, Ängste, Psychosen, Diabetes, Herzerkrankungen usw.), dass Rückfälle keineswegs typisch für Substanzabhängigkeiten sind (Körkel u. Schindler 2003).

7.5 Die Behandlung der Angehörigen – Co-Abhängigkeit

Fallbeispiel 4

Eine 38-jährige alkoholisierte Patientin wird von ihrem Ehemann und ihrem Bruder in die Rettungsstelle gebracht. Aufgeregt schildern die zwei Männer, dass sie behandelt werden müsse, da sie alkoholkrank sei. Sofort solle der Psychiater hinzugezogen werden, da sie es nicht mehr mit ihr aushalten würden. Die Patientin trinke nur noch Alkohol, kümmere sich nicht mehr um die Familie, insbesondere um die Kinder, und vernachlässige auch sonst alles. Sie müsse nun im Krankenhaus bleiben und sich behandeln lassen.

Der obige Fall stellt eine häufige Situation dar, in der sich der Psychiater nicht selten von den Angehörigen unter Druck gesetzt fühlt. Diese Situationen zu strukturieren und zu deeskalieren, ohne den Gegenübertragungsgefühlen zu erliegen, ist eine professionelle Herausforderung.

Als Co-Abhängigkeit versteht man die Bereitschaft von Angehörigen, sich ganz auf den Suchtkranken einzustellen und die eigenen Bedürfnisse zurückzustellen. Der Angehörige unterstützt die Abhängigkeitserkrankung bewusst oder unbewusst, weil er hierin seinen Lebenssinn sieht (Lukowski 2006). Häufig beobachtet man dabei ein ambivalentes Verhalten der Personen im Umfeld von Suchtkranken, welches letztendlich den Krankheitsverlauf verlängert und die Abhängigkeit sogar stabilisiert. Auf der einen Seite versuchen sie oft Kontrolle auszuüben und äußern Kritik, die allerdings aufgrund von Gefühlen der Scham und Peinlichkeit keine praktische Konsequenz erfährt. Manchmal wird der Konsum sogar aktiv vertuscht. Ein Süchtiger, der immer wieder aufgefangen wird, wird nie eine Verhaltensänderung vollziehen!

Häufig bringen Familienangehörige oder Freunde den Patienten in die Klinik. Dabei erscheint oftmals die Behandlungsmotivation größer auf der Seite der Angehörigen im Vergleich zu den Betroffenen. Diese Behandlungsmotivation der co-abhängigen Angehörigen führt häufig dazu, dass Druck auf den vor Ort tätigen Arzt ausgeübt wird, damit dieser den Patienten sofort aufnehme. Dieser Wunsch ist durchaus verständlich, da die Angehörigen schon lange Zeit in das durch den Drogenkonsum geschädigte psychosoziale Umfeld des Betroffenen involviert sind. Vielleicht ist dies der erste Kontakt zu einer Therapieeinrichtung. Deshalb sollten Sie keinen Patienten ohne ein Behandlungsangebot wegschicken. Wenn es sich nicht um einen Notfall handelt (schweres Entzugssyndrom, ernste internistische Folgeschäden, Delirium, Entzugskrampfanfall, behandlungs- und/oder überwachungsbedürftige Intoxikation, suizidales Syndrom usw.) und damit keine Notfallaufnahme indiziert ist, sollten Sie auf die Möglichkeit der elektiven stationären qualifizierten Entzugsbehandlung hinweisen. Geben Sie konkrete Informationen (wo, wie, wann, welche Voraussetzungen usw.); pauschale und allgemeine Hinweise sollten Sie vermeiden. Unbedingt notwendig sind auch Angebote für Angehörige, z. B. Angehörigengruppen. Auch dabei sollten natürlich die Informationen konkret sein.

Über Angehörige findet häufig der erste Kontakt zum Patienten statt. Meist bleiben aber die Probleme der Angehörigen selbst auf der Strecke. Co-Abhängigkeit kann ihrerseits Krankheitswert haben, wenn sich z. B. depressive Symptome oder psychosomatische Beschwerden entwickeln.

7.6 Komorbidität

Bei der Substanzabhängigkeit und auch der Entgiftung, die die Patienten zuweilen selbst durchführen, treten häufig depressive und Angstsymptome auf. Sie sind meistens substanzinduziert und klingen in der Regel nach einigen Wochen totaler Abstinenz ab (Stetter 1996). Diese fluktuierenden Symptome, die ein Äquivalent der (chronischen) Intoxikation und/oder Detoxikation sind, als eigenständige Störungen zu missdeuten und sofort gezielt zu behandeln, ist nicht nur überflüssig und meist unwirksam, sondern zuweilen sogar schädlich, wenn der Patient nicht unter kontrollierten Bedingungen abstinent lebt. Hierdurch kann es zu einer therapiebehindernden Fokusverschiebung auf Folgeprobleme der eigentlichen Störung (der Substanzabhängigkeit) kommen, die dadurch unbeachtet und folglich unbehandelt bleiben kann (Stetter 2000).

Bei Symptomen der Depression oder Angst kann es sich aber auch um eine komorbid zur Abhängigkeit bestehende eigenständige Störung handeln. Davon ist auszugehen, wenn die Symptome auch bei längerer Abstinenz (mehrwöchig) weiterhin anhalten. Als komorbide Erkrankung zur Substanzabhängigkeit stehen Depressionen und Angststörungen im Vordergrund. Daneben treten aber auch häufig Persönlichkeitsstörungen (z. B. emotional-instabile, dissoziale oder narzisstische Persönlichkeitsstörung) und Schizophrenien auf. Auch ist bei Abhängigkeitserkrankungen das Suizidrisiko erhöht. Häufig sind bereits im Vorfeld ambulante oder stationäre Behandlungsversuche dieser komorbiden Erkrankungen erfolgt, ohne jedoch die Abhängigkeitskrankheit zu diagnostizieren und sie ihrerseits einer Behandlung zuzuführen.

Aber auch die psychischen Störungen selbst bergen das Risiko einer Suchtentwicklung. Bei einer zusätzlichen komorbiden Störung ist es vorerst für den Therapieansatz nicht von Bedeutung, welche Erkrankung zuerst auftrat. Ein wichtiges Therapieziel muss die Errichtung einer Nachsorgestruktur sein, die eine stabile Abstinenzzeit gewährleistet, da durch die Abstinenz die Behandlung z. B. einer depressiven Störung oder einer Angststörung Erfolg versprechender ist, gleichgültig, ob diese psychotherapeutisch oder pharmakologisch erfolgt.

Literatur

Backmund M, Eichenlaub D. Drogennotfälle. In: Zerkowski H-R und Baumann G (Hrsg). HerzAkut-Medizin. Ein Manual für die kardiologische, herzchirurgische, anästhesiologische und internistische Praxis. Darmstadt: Steinkopff 2006; 591–8.

Diehl A, Mann K. Qualifizierte Entzugsbehandlung bei Alkoholabhängigkeit. Psychoneuro 2004; 30(1): 37–41.

Diehl A, Smolka MN, Mann K. Pharmakotherapie. Rückfallprophylaxe bei Alkoholabhängigkeit. Klinikarzt 2003; 32(9): 313–7.

Dilling H, Mombour W, Schmidt MH (Hrsg). Internationale Klassifikation psychischer Störungen: ICD-10, Kapitel V (F). Klinisch-diagnostische Leitlinien. Bern, Göttingen, Toronto, Seattle: Huber 2000; 87–100.

Körkel J, Schindler C. Rückfallprävention mit Alkoholabhängigen. Das strukturierte Trainingsprogramm S.T.A.R. Berlin, Heidelberg: Springer 2003; 105–7.

Lukowski T. Alkoholkranke in der Nervenarztpraxis. Der Neurologe und Psychiater 2006; 3: 35–40.

Rost WD. Psychoanalyse des Alkoholismus. Theorie, Diagnostik, Behandlung. 6. Aufl. Stuttgart: Klett-Cotta 2001.

Soyka M. Ambulante Entziehung und Entwöhnung Alkoholkranker. Neue Konzepte und Ergebnisse der Therapieforschung. Bayerisches Ärzteblatt 2/2004: 80–3.

Stetter F. Depression und Angst in der initialen Therapiephase Alkoholabhängiger. In: Längle G, Mann K, Buchkremer G (Hrsg). Sucht – Die Lebenswelten Abhängiger. Tübingen: Attempto 1996; 271–81.

Stetter F. Psychotherapie von Suchterkrankungen. Teil 1: Von der Diagnostik zur Motivationstherapie. Psychotherapeut 2000; 45: 63–71.

8 Persönlichkeitsstörungen

Stefan Röpke

Fallbeispiel 1

Eine 20-jährige Abiturientin wird vom diensthabenden psychiatrischen Kollegen aufgrund mehrerer tiefer Schnittverletzungen im linken Unterarm ohne arterielle Beteiligung nach dem Psychischkrankengesetz (PsychKG) untergebracht und zuständigkeitshalber zu Ihnen in die Klinik verlegt. Die Patientin ist psychomotorisch sehr erregt und berichtet über häufige Beziehungskonflikte, immer wieder auftretende Suizidgedanken und mehrere Suizidversuche mittels Tabletten in der Vorgeschichte. Heute sei sie mit einer Mitbewohnerin aus ihrer betreuten Wohngemeinschaft in einen Streit geraten, hätte sich hinterher große Vorwürfe gemacht, dass sie als Freundin nichts »tauge« und hätte es dann »einfach nicht mehr ausgehalten«. Weiterhin berichtet die Patientin, sie hätte sich im Krankenhaus lediglich ihre Schnittverletzungen versorgen lassen wollen. Dort hätte der Psychiater ihr allerdings mitgeteilt, dass er sie aufnehmen müsse, notfalls auch gegen ihren Willen, da sie ja einen Suizidversuch unternommen hätte. Hieraufhin habe die Patientin mit Suizid gedroht.

Fallbeispiel 2

Ein 41-jähriger selbstständiger Übersetzer wird von der Polizei im leicht alkoholintoxikiertem Zustand in die Klinik gebracht. Er war nach der Trennung von der Partnerin beim Strangulationsversuch von Nachbarn überrascht worden. Der Patient gibt an, er habe sich »nur an der Freundin rächen wollen«, habe allerdings keine ernsten Suizidabsichten gehabt. Er möchte sofort gehen, da er am nächsten Morgen wichtige berufliche Termine habe, auch sei sein Schwager Anwalt, der »schon einigen Ärzten das Leben schwer gemacht« habe. Der Patient möchte nicht, dass seine Freundin angerufen wird und besteht darauf, dass die Klinik »sein Privatleben da raus halten sollte«. Alkohol würde er nur sehr selten und auch nur in kleinen Mengen trinken, Kontakt zu Psychiatern oder Psychotherapeuten habe er nie gehabt.

In beiden Fallbeispielen werden Patienten mit psychiatrischen Symptomen beschrieben, die das Vorliegen einer Persönlichkeitsstörung vermuten lassen. Viele Patienten, die stationär psychiatrisch behandelt werden, leiden zwar unter einer Persönlichkeitsstörung, häufig liegt diese jedoch komorbid zu anderen im Vordergrund stehenden psychischen Störungen vor. Eine Persönlichkeitsstörung als primäre psychiatrische Aufnahmeindikation ist hingegen die Ausnahme. Es handelt sich hierbei oft um typische Situationen, wie z. B. Suizidalität bei narzisstischer Kränkung. Das Management dieser Situationen ist Hauptinhalt dieses Kapitels. Dazu gehören die diagnostische Einordnung, die Therapieplanung sowie kurzfristige psychotherapeutische Interventionen und die medikamentöse Therapie bei Patienten mit Verdacht auf eine im Vordergrund stehende Persönlichkeitsstörung in einem psychiatrischen Akutkrankenhaus. Für die langfristige Behandlung von Persönlichkeitsstörungen gilt neben der psychopharmakologischen Behandlung die Psychotherapie als »Goldstandard«. Auf die weiterführenden, meist ambulanten Psychotherapieformen soll in diesem Kapitel ebenfalls nur am Rande im Sinne einer möglichen weiteren Therapieplanung eingegangen werden.

8.1 Diagnostik

Auf einer psychiatrischen Akutstation sind Sie häufig mit Patienten konfrontiert, über die Sie nur sehr wenige Angaben zur psychiatrischen Vorgeschichte oder dem aktuellen Krankheitsverlauf haben. Oft erschweren eine akute Intoxikation (z. B. durch Alkohol) oder eine bereits erfolgte Medikation (z. B. Sedation bei Lorazepamgabe durch den Notarzt) die diagnostische Einschätzung. Zusätzlich haben die Patienten besonders in Akutsituationen Anliegen, die Sie möglichst schnell erfüllen sollen, z. B. den Wunsch nach sofortiger Entlassung. Um jedoch mit dem Patienten verantwortungsvoll das weitere Prozedere planen zu können, muss eine möglichst genaue psychiatrische Diagnostik erfolgen. Liegen aus dem psychopathologischen Befund Hinweise für das Vorliegen einer Persönlichkeitsstörung vor, sollte vor einer genaueren Persönlichkeitsdiagnostik eine gute Differenzialdiagnostik erfolgen. Auszuschließen sind

- internistische (z. B. Hyperthyreose) oder traumatologische (z. B. Schädel-Hirn-Trauma) Erkrankungen,
- Störung durch Substanzen (z. B. Intoxikation oder Entzugsdelir),
- affektive oder psychotische Störungen,
- Anpassungsstörung, akute Belastungsreaktion oder andere klinisch relevante Probleme im Rahmen akuter sozialer oder anderer Belastungsfaktoren (Tod einer Bezugsperson, Unfall, Vergewaltigung oder Naturkatastrophe),
- juristische Faktoren (Suche nach Alibi oder Haftverschonung).

Weiterhin gilt es abzuklären, ob die gestellte Verdachtsdiagnose das gesamte gegenwärtige Störungsbild erklären kann, da Persönlichkeitsstörungen häufig komorbid vorliegen.

Die Klassifikationssysteme DSM-IV und ICD-10

Derzeit gibt es zwei konkurrierende Modelle zur Einordnung von Persönlichkeitsstörungen: das DSM-IV (Diagnostic and Statistical Manual of Mental Disorders) und die ICD-10 (International Classification of Deseases). Das amerikanische DSM-IV stellt die Persönlichkeitsstörungen auf eine Achse II neben die anderen psychischen Störungen, die auf der Achse I liegen. Der Hintergrund ist, dass das Vorliegen von Persönlichkeitsstörungen den Verlauf und Therapieerfolg bei psychotherapeutischen oder psychopharmakologischen Interventionen von Achse-I-Störungen (z. B. depressive Störungen) beeinflussen kann. Auch sollen die Psychiater angeregt werden, häufiger auf komorbide Persönlichkeitsstörungen zu achten und diese auch zu diagnostizieren. Hierzu wurde ein Katalog von 80 deskriptiven Kriterien zusammengestellt, die überwiegend Verhaltensauffälligkeiten beschreiben. Für jede Persönlichkeitsstörung wurden 7–9 Kriterien festgelegt, von denen für die Diagnosestellung jeweils 3–5 Kriterien erfüllt sein müssen. Insgesamt gibt es im DSM-IV 10 verschiedene Persönlichkeitsstörungen, die in 3 Cluster (Cluster A, B und C) zusammengefasst sind (s. Tab. 8-1).

In der ICD-10 hingegen werden die Persönlichkeitsstörungen gleichwertig neben die anderen psychischen Störungen gestellt.

Für beide Sichtweisen gibt es gute Argumente. Ob die Unterteilung in zwei Achsen und/oder ein neues dimensionales Modell, welches Ausprägungen von Persönlichkeitsmerkmalen erfasst, sich durchsetzen wird, ist Gegenstand derzeitiger Diskussion und empirischer Forschung. In unserem klinischen Alltag hat sich die Einteilung auf zwei Achsen entsprechend dem DSM-IV als praktikabel erwiesen, deshalb beziehen wir uns im Weiteren darauf.

Zusätzlich soll an dieser Stelle erwähnt werden, dass das gesamte Modell der Persönlichkeitsstörungen auf nur sehr wenigen empirischen Daten beruht. Dies ist deshalb von großer klinischer Relevanz, da die Zuordnung zu einer bestimmten Persönlichkeitsstörung weniger entscheidend für das therapeutische Prozedere ist als das im Vordergrund stehende Syndrom oder Symptom, z. B. Selbstverletzung oder Impulsivität. Die Zuordnung zu einer bestimmten Persönlichkeitsstörung gibt lediglich einen Hinweis, wie bestimmte Symptome eingeschätzt und auf welche weiteren Faktoren geachtet werden sollte, z. B. Exploration des Auslösers und Entwurf eines Handlungsplans bei Suizidalität im Rahmen einer Borderline-Persönlichkeitsstörung.

Diagnoseinstrumente und diagnostische Kriterien

Zur Diagnosestellung einer Persönlichkeitsstörung empfiehlt es sich, die Kriterien des DSM-IV als Vorlage zu nehmen. Es können auch die entsprechenden Fragen aus dem »Strukturierten Klinischen Interview für DSM-IV, Achse II: Persönlichkeitsstörungen« (SCID-II) verwendet werden. Da jedoch die meisten Symptome einer Persönlichkeitsstörung ich-synton sind – d. h., der Patient nimmt sie selbst nicht als krankhaft wahr –, benötigen Sie in vielen Fällen Zusatzinformationen aus Vorbefunden, eine gute Fremdanamnese oder eine längere Verhaltensbeobachtung auf der Station. Die Eigen- und Fremdeinschätzung sollte auch möglichst valide Angaben über den zeitlichen Verlauf des vorliegenden psychiatrischen Syndroms umfassen. Einen ersten Hinweis auf das Vorliegen einer Persönlichkeitsstörung kann die Problemstellung bieten, mit der sich der Patient im psychiatrischen Akutkrankenhaus vorstellt (z. B. Selbstverletzung zur Anspannungsreduktion bei einer Borderline-Persönlichkeitsstörung).

Bei der Vergabe der Diagnose Persönlichkeitsstörung ist zu beachten, dass die *allgemeinen*

Tab. 8-1 Leitsymptome der Persönlichkeitsstörungen nach DSM-IV

Cluster	Persönlichkeitsstörung (PS)
A	**Paranoide PS:** tiefgreifendes Muster von Misstrauen und Argwohn gegenüber anderen, sodass deren Motive als böswillig ausgelegt werden
	Schizoide PS: tiefgreifendes Muster von Distanziertheit in sozialen Beziehungen und eingeschränkte Bandbreite des Gefühlsausdrucks im zwischenmenschlichen Bereich
	Schizotypische PS: tiefgreifendes Muster, gekennzeichnet durch soziale und zwischenmenschliche Defizite, akutes Unbehagen in und mangelnde Fähigkeit zu engen Beziehungen, Verzerrung der Wahrnehmung und des Denkens sowie eigentümliche Verhaltensweisen
B	**Antisoziale PS:** tiefgreifendes Muster von Missachtung und Verletzung der Rechte anderer, mindestens seit dem 15. Lebensjahr
	Narzisstische PS: tiefgreifendes Muster von Großartigkeit in Fantasie oder Verhalten, Bedürfnis nach Bewunderung, Mangel an Empathie
	Borderline-PS: tiefgreifendes Muster von Instabilität in zwischenmenschlichen Beziehungen, im Selbstbild und in den Affekten, deutliche Impulsivität
	Histrionische PS: tiefgreifendes Muster von übermäßiger Emotionalität oder Streben nach Aufmerksamkeit
C	**Vermeidend-selbstunsichere PS:** tiefgreifendes Muster von sozialer Gehemmtheit, Insuffizienzgefühlen und Überempfindlichkeit gegenüber negativer Beurteilung
	Dependente PS: tiefgreifendes Muster von überstarkem Bedürfnis, versorgt zu werden, das zu unterwürfigem und anklammerndem Verhalten und Trennungsängsten führt
	Zwanghafte PS: tiefgreifendes Muster von starker Beschäftigung mit Ordnung, Perfektion und physischer sowie zwischenmenschlicher Kontrolle auf Kosten von Flexibilität, Aufgeschlossenheit und Effizienz

diagnostischen Kriterien einer Persönlichkeitsstörung erfüllt sein müssen. Hierzu gehört ein tiefgreifendes, unflexibles und überdauerndes, von der soziokulturellen Umgebung abweichendes Muster in Kognition, Affektivität, Gestaltung zwischenmenschlicher Beziehungen und Impulskontrolle, wobei diese Muster seit der Adoleszenz oder dem frühen Erwachsenenalter bestehen müssen. Weiterhin muss bei dem Patienten klinisch bedeutsames Leiden vorliegen. Tabelle 8-1 stellt die Leitsymptome der einzelnen Persönlichkeitsstörungen dar.

8.1.1 Cluster-A-Persönlichkeitsstörungen

Die Cluster-A-Persönlichkeitsstörungen, d. h. die paranoide, schizoide und schizotypische Persönlichkeitsstörung, stehen den psychotischen Störungen nahe, deshalb sollten Sie psychotische Symptome genau explorieren. Häufig stellt die Differenzierung zu einem Prodromalstadium einer Schizophrenie eine große klinische Herausforderung dar, die sich in einigen Fällen erst im weiteren Verlauf aufklären lässt. Ein Patient mit im Vordergrund stehender Cluster-A-Persönlichkeitsstörung wird sich nur selten in einem psychiatrischen Akutkrankenhaus vorstellen. Diese Störungen treten häufiger komorbid zu im Vordergrund stehenden Achse-I-Störungen (affektive oder Angststörungen) oder anderen Persönlichkeitsstörungen (z. B. Borderline-Persönlichkeitsstörung) auf. Weiter kann sozialer Rückzug oder Vernachlässigung von wichtigen Lebensbereichen (Gesundheitsvorsorge oder Ernährung) zu einer Aufnahme führen, auch dann häufig in Verbindung mit Achse-I-Störungen. Bei der **paranoiden Persönlichkeitsstörung** sind Situationen denkbar, bei denen Wut mit fremdaggressivem Verhalten zu einer Vorstellung in einem psychiatrischen Akutkrankenhaus führt. Aus keinem der Kriterien der **schizoiden Persönlichkeitsstörung** lässt sich eine Aufnahmeindikation auf eine psychiatrische Station ableiten – eine Vorstellung dieser Patienten in einem psychiatrischen Akutkrankenhaus aufgrund der Störung wird die Ausnahme sein. Bei der **schizotypischen Persönlichkeitsstörung** gibt es, abgeleitet aus den Diagnosekriterien, die größte Symptomüberschneidung zu einem Prodromalstadium einer Schizophrenie. Die Patienten bieten oft ein buntes psychopathologisches Bild mit bizarren, verzerrten Denk- und Verhaltensweisen mit paranoiden Vorstellungen oder Beziehungsideen. Diese können durch akute Eigen- oder Fremdgefährdung zu einer stationären psychiatrischen Aufnahme führen (z. B. Eigen- und Fremdgefährdung im Straßenverkehr, Brandgefahr in der Wohnung).

8.1.2 Cluster-B-Persönlichkeitsstörungen

Die Cluster-B-Persönlichkeitsstörungen (die antisoziale, narzisstische, histrionische und Borderline-Persönlichkeitsstörung) haben, wie die anderen Persönlichkeitsstörungen auch, eine große Überlappung untereinander. Oft ist es nur möglich, Persönlichkeitsanteile im Rahmen einer Cluster-B-Persönlichkeitsstörung zu beschreiben. Auch bei Cluster-B-Persönlichkeitsstörungen ist zur Diagnosestellung eine Verlaufs- und Fremdbeurteilung notwendig. Patienten mit einer Cluster-B-Persönlichkeitsstörung werden Ihnen sehr häufig in psychiatrischen Akutsituationen begegnen, oft sind Beziehungskonflikte Auslöser der akuten Symptomatik. Viele dieser Patienten bieten ein buntes Bild an Symptomen und Beschwerden, bei denen eine Hierarchisierung nach klinischem Schweregrad sehr wichtig ist. Auch spielen oft Störungen durch Substanzen oder juristische Konflikte bei diesen Patienten eine Rolle.

Bei der **antisozialen Persönlichkeitsstörung** wird zwischen dem impulsiven Typ und dem nichtimpulsiven Typ unterschieden. Patienten mit einer antisozialen Persönlichkeitsstörung vom impulsiven Typ können durch akut fremdgefährdende Handlungen auffällig und vorstellig werden. Hinsichtlich der möglichen Symptome, die die Aufnahme auf eine Akutstation erfordern, gibt es eine große Überlappung zu den Patienten mit einer Borderline-Persönlichkeitsstörung. So können Suizidalität oder Fremdaggression auftreten, häufig ausgelöst durch soziale Konflikte. Nicht selten erscheinen diese Patienten in der Akutstation im Rahmen einer akuten Intoxikation, z. B. mit Alkohol oder anderen Substanzen oder Anliegen im Rahmen von Störungen durch Substanzen, z. B. Wunsch nach Entzug oder Wunsch nach Medikation (z. B. Benzodiazepine). Patienten mit antisozialer Persönlichkeitsstörung vom nichtimpulsiven Typ, die sich nicht aufgrund einer Achse-I-Störung (Substanzabhängigkeit, affektive Störung) zur Aufnahme auf einer psychiatrischen Akutstation vorstellen, sind sehr selten. In diesen Fällen sollte genau abgeklärt werden, ob es sich um ein nichtmedizinisches Problem handelt (z. B. Suche eines Alibis, Haftverschonung).

Die **narzisstische Persönlichkeitsstörung** tritt häufig komorbid zu im Vordergrund stehenden Achse-I-Störungen auf. Allerdings gibt es Fälle, bei denen die narzisstische Symptomatik eine Aufnahme auf einer psychiatrischen Akutstation erfordert. Diese Fälle stellen für das gesamte Team eine große Herausforderung dar. Häufig geht der akuten Symptomatik eine Kränkungssituation voraus. Diese wird nicht immer von den Patienten berichtet bzw. ist nicht immer aus der aktuellen Situation ersichtlich. Oft handelt es sich um eine Situation im privaten (z. B. Trennung vom Partner, Streit) oder beruflichen Bereich (z. B. Ablehnung einer beruflichen Rehabilitation, Ausbleiben einer Beförderung). Die Patienten werden nach Suizidversuch oder versuchtem erweiterten Suizidversuch (z. B. die ehemalige Lebensgefährtin) oder fremdaggressivem Verhalten vorstellig. Hier sei besonders auf die Patienten hingewiesen, bei denen die Schwere des Ereignisses (Strangulationsversuch, schwerer Autounfall usw.) und die verharmlosende Darstellung und der Wunsch nach schneller Entlassung im großen Widerspruch stehen (s. auch Kap. 3).

Patienten mit einer **Borderline-Persönlichkeitsstörung** werden im Akutkrankenhaus vorwiegend bei akuter Verschlechterung der Symptomatik vorstellig. Von den stationären Patienten mit einer Borderline-Persönlichkeitsstörung sind 80 % Frauen. Häufig sind zwischenmenschliche Konflikte der Auslöser für Anspannung, extreme Emotionen, Selbstverletzung sowie Suizidgedanken und -versuche. Nicht selten werden diese Patienten von der Feuerwehr oder Polizei nach Selbstverletzung, Suizidversuch oder Fremdaggression zur Aufnahme vorgestellt. Es sollte auch an die hohe Komorbiditätsrate zu anderen psychischen Erkrankungen gedacht werden (z. B. affektive Störungen, Abhängigkeitserkrankungen, posttraumatische Belastungsstörung, Essstörungen, Angststörungen). In der Akutsituation ist man schnell in die interpersonellen Konflikte verwickelt, z. B. durch Suizdandrohungen, Wunsch nach sofortiger Entlassung nach Suizidversuch oder Wunsch nach sofortiger Medikation.

Bei der **histrionischen Persönlichkeitsstörung** gibt es eine Überschneidung zur Borderline-Persönlichkeitsstörung. In der Akutsituation ist die Differenzierung häufig nicht möglich. Übertriebener Gefühlsausdruck, impressionistischer Sprachstil, sexuell verführerisches Verhalten können zusätzlich vorliegen. Aufnahmeindikation sind häufig Suizidalität, Anspannung und Fremdaggression.

Zu Fallbeispiel 1

Bei der Patientin mit den Schnittverletzungen am Unterarm sprechen die Selbstverletzungen zur Anspannungsregulation, die chronischen Suizidgedanken, Beziehungskonflikte und mehrere Suizidversuche in der Vorgeschichte für das Vorliegen einer Borderline-Persönlichkeitsstörung. Bei dieser Patientin sollte einerseits eine depressive Symptomatik erfragt werden, andererseits sollte der zeitliche Verlauf des Syndroms erfasst werden. Sie sollten versuchen, eine Fremdanamnese zu erhalten. Zusätzlich sollte die akute Suizidalität eingeschätzt werden, die im vorliegenden Fall wahrscheinlich auszuschließen ist.

Zu Fallbeispiel 2

Bei dem Patienten, der einen Suizidversuch unternahm, kann ebenfalls eine Persönlichkeitsstörung aus dem Cluster B vermutet werden. In diesem Fall können Sie ohne weitere Angaben akute Eigengefährdung nicht ausschließen, dies sollten Sie dem Patienten vermitteln. Zur genaueren diagnostischen Einschätzung und Planung des weiteren Prozedere benötigen Sie valide Angaben über die Vorgeschichte und den zeitlichen Verlauf der Symptome. Eine Fremdanamnese ist unbedingt notwendig.

8.1.3 Cluster-C-Persönlichkeitsstörungen

Zu den Cluster-C-Persönlichkeitsstörungen gehören die **vermeidend-selbstunsichere, dependente und zwanghafte Persönlichkeitsstörung.** Nach unserer Praxiserfahrung dürften sich Patienten mit einer im Vordergrund stehenden Cluster-C-Persönlichkeitsstörung so gut wie gar nicht auf einer psychiatrischen Akutstation vorstellen. Allerdings treten diese Störungen häufig komorbid zu Achse-I-Störungen auf, z. B. zu einer affektiven Störung, Angststörung oder einer Störung durch Substanzen.

8.1.4 Nicht näher bezeichnete und kombinierte Persönlichkeitsstörung

Aufgrund der Defizite unserer gegenwärtigen Diagnoseinstrumente (z. B. Kriterien im DSM-IV) lassen sich viele Patienten, die die allgemeinen Diagnosekriterien einer Persönlichkeitsstörung erfüllen, nicht einer bestimmten Störung zuordnen und fallen unter die Kategorien »nicht näher bezeichnete Persönlichkeitsstörung« oder »kombinierte Persönlichkeitsstörung«. Zusätzlich lässt sich bei der Mehrzahl von Patienten mit einer Persönlichkeitsstörung mindestens eine weitere Persönlichkeitsstörung diagnostizieren. Deshalb ist es insgesamt therapeutisch wichtiger, Schwere und Maß der Funktionseinschränkung durch die Symptome festzustellen und zu hierarchisieren, als den Patienten einer bestimmten Persönlichkeitsstörung zuzuordnen. Die Diagnose einer Persönlichkeitsstörung dient zu einem großen Teil auch der Kommunikation mit Fachkollegen.

8.1.5 Weitere Diagnostik

Fremdanamnese: Die valide Diagnosestellung ist in den meisten Fällen ohne genaue Fremdanamnese nicht möglich. Diese sollte durch eine Person erfolgen, die den Patienten über einen möglichst langen Zeitraum in einem möglichst engen Verhältnis erlebt hat (z. B. Freunde, Eltern, Geschwister, Lebenspartner, behandelnde Ärzte, Psychotherapeuten). Bestellen Sie die Personen, die die Fremdanamnese geben, wenn möglich direkt ins Krankenhaus ein. Dies gilt besonders bei sofortigem Entlassungswunsch des Patienten und Unsicherheit über akute Eigen- oder Fremdgefährdung, auch um 2.00 Uhr morgens. Der Angehörige oder Bekannte kann dann den Patienten gegebenenfalls nach Hause begleiten bzw. in den nächsten Stunden oder Tagen bei ihm verbleiben. Führen Sie die Fremdanamnese möglichst im Beisein des Patienten durch bzw. informieren Sie den Patienten und die Person, die die Fremdanamnese gibt, dass Sie die Informationen an den Patienten weitergeben werden. Besonders Patienten mit Cluster-B-Persönlichkeitsstörung stehen häufig in sehr konfliktreichen Beziehungen. Transparenz schützt vor Missverständnissen. Akzeptieren Sie nicht, dass Ihnen Informationen durch Dritte im Vertrauen gegeben werden, auch nicht am Telefon. Konfrontieren Sie den Patienten mit allen Befürchtungen und Ängsten, die Bekannte oder Angehörige Ihnen gegenüber mitteilen (z. B. bei Suizidandrohungen).

Vorbefunde: Versuchen Sie, medizinische Vorbefunde zu erhalten. Bei unbekannten Personen oder wenn Sie begründete Zweifel an der Identität einer Person haben, erkundigen Sie sich bei der Polizei (z. B. könnte eine Vermisstenmeldung vorliegen). Lassen Sie gegebenenfalls eine polizeiliche Erkennungsmaßnahme durchführen.

Körperliche Untersuchung: Zu einer psychiatrischen Aufnahme gehört eine körperliche Untersuchung. Die körperliche Untersuchung dient einerseits dem Ausschluss von internistischen oder chirurgischen Erkrankungen (z. B. schwere Schnittverletzungen bei einer Borderline-Persönlichkeitsstörung), andererseits zur Dokumentation z. B. von Zeichen bei Gewalteinwirkung (Strangulationszeichen, Hämatome an den Oberarmen usw.). Die körperliche Untersuchung von Patienten mit einer Persönlichkeitsstörung, besonders aus dem Cluster B, sollte im Beisein eines Kollegen oder einer Krankenschwester erfolgen. Für männliche Kollegen gilt: Bei der körperlichen Untersuchung von Patientinnen mit einer Borderline-Persönlichkeitsstörung oder histrionischen Persönlichkeitsstörung und einer zusätzlichen posttraumatischen Belastungsstörung sollte immer eine weibliche Mitarbeiterin anwesend sein.

Laboruntersuchungen: Häufig ergeben sich die notwendigen Laboruntersuchungen aus der aktuellen Symptomatik, teilweise gibt es eine Standardroutine bei Aufnahme. Speziell bei Patienten mit Cluster-B-Persönlichkeitsstörung sollten, aufgrund der hohen Komorbidität zu Störungen durch Substanzen, der Alkoholgehalt der Ausatemluft und ein Drogenscreening im Urin oder Blut erfolgen. Ein EKG ist bei entsprechender internistischer Indikation bzw. zur Kontrolle bei Psychopharmaka mit entsprechendem Nebenwirkungsspektrum (z. B. QTc-Zeit) indiziert.

8.2 Medikamentöse Therapie

Ein stationärer psychiatrischer Aufenthalt von Patienten mit einer Persönlichkeitsstörung sollte auch zur Optimierung der pharmakologischen Therapie dienen. Jedoch gibt es derzeit in Deutschland kein einziges Medikament, das zur Behandlung einer Persönlichkeitsstörung zugelassen ist. Obwohl die Zulassung der Psychopharmaka störungsspezifisch erfolgt, muss man bei der medikamentösen Behandlung von Persönlichkeitsstörungen symptomspezifisch vorgehen (z. B. Impulsivität, Aggressivität). Patienten mit behandlungsbedürftiger Achse-I-Störung (z. B. depressive Störung) und komorbider Persönlichkeitsstörung sollten psychopharmakologisch so behandelt werden wie Patienten ohne diese komorbide Persönlichkeitsstörung. Es muss jedoch mit einem schlechteren Ansprechen gerechnet werden! Nur in sehr wenigen Fällen gibt es eine Rationale für die Behandlung mit mehreren Präparaten.

Die Behandlung sollte nach einem Behandlungsplan erfolgen, wobei die Zielsymptomatik, der zeitliche Verlauf und das Nebenwirkungsspektrum mit den Patienten besprochen wird. Besonders eine mögliche Gewichtszunahme und sexuelle Funktionsstörungen sollten mit den Patienten genau besprochen und gegebenenfalls behandelt werden. In einigen Fällen wird sich die Entscheidung über das Fortsetzen der Pharmakotherapie erst nach gemeinsamem Abwägen zwischen Wirkung und Nebenwirkung treffen lassen. Unwirksame Medikamente sollten abgesetzt werden. Medikamente mit Abhängigkeitspotenzial sollten vermieden werden (z. B. Benzodiazepine). Eine medikamentöse Therapie sollte mit einer Psychotherapie kombiniert werden.

8.2.1 Cluster-A-Persönlichkeitsstörungen

Es gibt keine psychopharmakologisch validen Daten zur Behandlung der Cluster-A-Persönlichkeitsstörung. Aufgrund der vermuteten Nähe zu den psychotischen Störungen sollte ein Behandlungsversuch mit einem atypischen Antipsychotikum erfolgen (Typika sind aufgrund der möglichen Spätdyskinesien zu vermeiden), möglicherweise reicht eine niedrige Dosierung aus.

8.2.2 Cluster-B-Persönlichkeitsstörungen

Einzig für Valproinsäure konnten Hinweise auf eine störungsübergreifende Wirksamkeit, vorrangig auf Impulsivität, für Patienten mit einer Cluster-B-Persönlichkeitsstörung gefunden werden (Hollander et al. 2003). Weiterhin gibt es eine Reihe von psychopharmakologischen Studien zur Behandlung der Borderline-Persönlichkeitsstörung (zur Übersicht s. Binks et al. 2006; Mercer 2007; Quante et al. 2008). Aufgrund der Chronizität und der Fluktuation der Symptomatik sind nicht doppelblinde randomisierte Studien (DBR-Studien) von geringer Aussagekraft. Deshalb wird an dieser Stelle nur auf die Ergebnisse der DBR-Studien eingegangen. Positive Ergebnisse aus Studien zur Borderline-Persönlichkeitsstörung liegen für Amitriptylin und die Monoaminoxidasehemmer (MOA-Hemmer) Tranylcypromin und Phenelzin vor. Diese sind aufgrund des ungünstigen Nebenwirkungsspektrums und der komplizierten Handhabbarkeit nicht Medikamente der ersten Wahl. Die Serotonin-Wiederaufnahmehemmer (SSRI) Fluoxetin (20–60 mg pro Tag) und Fluvoxamin haben eine nachgewiesene Wirksamkeit, besonders auf affektive Symptomatik. Allerdings sind diese positiven Befunde nicht eindeutig, besonders, wenn die Medikation mit Psychotherapie kombiniert wurde. Zusätzlich gibt es positive Befunde für die Wirksamkeit von Omega-3-Fettsäuren auf Symptome der Borderline-Persönlichkeitsstörung. Auch verschiedene atypische Antipsychotika haben in DBR-Studien Wirksamkeit auf bestimmte Symptome der Borderline-Persönlichkeitsstörung gezeigt. So waren Aripiprazol (15 mg pro Tag) und Olanzapin (2,5–20 mg pro Tag) wirksam. Die Stimmungsstabilisatoren Valproinsäure (ca. 1 300 mg pro Tag) und Topiramat (200–250 mg pro Tag) haben Wirksamkeit auf Kernsymptome der Borderline-Persönlichkeitsstörung gezeigt. Zusätzlich gibt es Hinweise, dass Clonidin in der Langzeitbehandlung der Borderline-Persönlichkeitsstörung, vorrangig bei komorbider posttraumatischer Belastungsstörung, wirksam ist (s. S. 80).

Viele Patienten mit Cluster-B-Persönlichkeitsstörung klagen über **Ein- und Durchschlafstörungen,** besonders wenn zusätzlich eine voll ausgeprägte oder subsyndromale chronische posttraumatische Belastungsstörung vorliegt. Leider hat die psychopharmakologische Behandlung in vielen Fällen nur mäßigen Erfolg. Mit den Patienten sollten vorrangig schlafhygienische Maßnahmen besprochen werden (täglich gleiche Zubettgehzeiten, kein Tagesschlaf, das Bett nur zum Schlafen oder sexuellen Aktivitäten nutzen, keine späten Mahlzeiten, ruhige Tätigkeiten vor dem Schlafengehen usw.). Medikamente mit Abhängigkeitspotenzial sollten vermieden werden (z. B. Benzodiazepine, Zolpidem, Zopiclon). Ohne empirische Evidenzen zu haben, setzen wir mit mittelgradiger Wirksamkeit niedrigdosierte sedierende Antidepressiva (z. B. Trimipramin 25–75 mg pro Tag) und niedrigdosierte sedierende Antipsychotika (z. B. Quetiapin 25–100 mg pro Tag) mit schlafanstoßender Wirkung ein. Bei komorbider posttraumatischer Belastungsstörung gibt es gute Daten für den Alpha-2-Agonisten Prazosin (bis 16 mg pro Tag; Raskind et al. 2007), besonders bei Albträumen. Unsere eigene Arbeitsgruppe fand positive Wirkung auf Einschlafzeit und Schlafqualität bei der Borderline-

Persönlichkeitsstörung und komorbider posttraumatischer Belastungsstörung von Clonidin (bis 0,45 mg pro Tag; Ziegenhorn et al., unveröffentlicht).

8.2.3 Cluster-C-Persönlichkeitsstörungen

Es gibt keine validen Studien zur Pharmakotherapie der Cluster-C-Persönlichkeitsstörungen. Allerdings gibt es eine große Überschneidung zwischen der sozialen Phobie und der ängstlich-selbstunsicheren Persönlichkeitsstörung. Eine Wirksamkeit der Präparate, die bei der sozialen Phobie eingesetzt werden, kann für die ängstlich-selbstunsichere Persönlichkeitsstörung angenommen werden.

8.3 Kurzfristige psychotherapeutische Interventionen

Ziel eines Aufenthalts von Patienten mit einer Persönlichkeitsstörung in einem psychiatrischen Akutkrankenhaus ist nicht die Behandlung der Persönlichkeitsstörung. Vielmehr sollen aktuell im Vordergrund stehende Symptome bzw. Syndrome behandelt werden, die eine ambulante psychiatrische und psychotherapeutische Behandlung unmöglich machen. Wie bereits festgestellt, liegen bei den Patienten häufig eine Vielzahl von aktuellen Symptomen und Problemen vor, die hierarchisiert werden müssen. Insgesamt gibt es nur einige wenige Fälle und Situationen, in denen Patienten aufgrund der Symptomatik einer Persönlichkeitsstörung stationär aufgenommen und behandelt werden sollten. Im Gegenteil, in den meisten Fällen profitieren Patienten mit einer im Vordergrund stehenden Persönlichkeitsstörung nicht von einem länger dauernden Aufenthalt auf einer psychiatrischen Akutstation. In den folgenden Abschnitten sollen eine Reihe von Störungsbildern und Situationen vorgestellt werden, die besonders häufig bei Patienten mit einer Persönlichkeitsstörung zu einer Aufnahme auf eine psychiatrische Akutstation führen oder die eine besondere Herausforderung darstellen. Die Zusammenstellung kann nicht das gesamte Spektrum an möglicher Situation im Zusammenhang mit der Behandlung von Patienten mit Persönlichkeitsstörung abdecken. Zunächst sollen die Interventionen allgemein für die Cluster-B-Persönlichkeitsstörungen erläutert werden.

Patienten mit einer **Cluster-B-Persönlichkeitsstörung** bieten oft eine ganze Reihe von Problembreichen, z.B. Suizidalität, Suchterkrankung, Arbeitslosigkeit, Wohnungslosigkeit oder Beziehungskonflikte. In der Akutsituation ist es wichtig, diese Symptome und Probleme zu hierarchisieren. Oberste Priorität haben suizidale oder anderweitig selbst- oder fremdgefährdende Verhaltensweisen. Für diese Verhaltensweisen sollten zusammen mit dem Patienten Lösungsstrategien erarbeitet werden (z.B. »Was kann ich bei Anspannung tun?«, »Was kann ich bei Suizidgedanken tun?«). Alle nicht akut eigen- oder fremdgefährdenden Verhaltensweisen sollten im ambulanten oder spezialisierten stationären oder teilstationären psychotherapeutischen Rahmen bearbeitet werden. Längerfristige stationär psychiatrische Aufenthalte ohne störungsspezifisches Therapiekonzept verschlechtern die Symptomatik oft. Bei fremdaggressivem Verhalten, z.B. bei der Borderline-Persönlichkeitsstörung oder antisozialen Persönlichkeitsstörung, ist ein Vorgehen analog zu fremdaggressivem Verhalten bei Patienten ohne Persönlichkeitsstörung angezeigt (s. Kap. 18).

Wenn eine stationäre Aufnahme notwendig wird, z.B. bei akuten Suizidgedanken, sollte der Zeitrahmen mit dem Patienten *von Beginn an* festgelegt werden. In unserer klinischen Praxis hat sich ein Zeitrahmen von 7–10 Tage für die meisten Situationen als ausreichend erwiesen. Schon zu Beginn des stationären Aufenthaltes sollten die Patienten eine Liste mit aktuellen Problemen zusammenstellen und erste Lösungsschritte unternehmen (z.B. ambulanten Psychiater suchen, bei einem spezialisierten Therapieprogramm anmelden). Patienten mit einer Cluster-B-Persönlichkeitsstörung sollten auf einer offenen Station behandelt werden, wenn eine komorbide Achse-I-Störung dies nicht ausschließt. Bei allen Patienten, die aufgrund akuter Eigen- oder Fremdgefährdung stationär aufgenommen werden müssen, sollte die Kleidung und die mitgebrachten Taschen auf mögliche Mittel zur Eigen- oder Fremdschädigung hin untersucht werden (z.B. Tabletten, Messer, Schusswaffen, Stricke).

8.3.1 Suizidalität

Viele Patienten mit einer **Borderline-Persönlichkeitsstörung** und **histrionischen Persönlichkeitsstörung** haben chronische Suizidgedanken. Es sollte in jedem Fall das Vorliegen einer depressiven Störung ausgeschlossen werden. Liegt Suizidalität im Rahmen der Borderline-Persönlichkeitsstörung oder histrionischen Persönlichkeitsstörung vor, sollte zwischen akuter und chronischer Suizidalität differenziert werden. Häufig können die Patienten auf Nachfrage sehr gut unterscheiden, ob sie akute Suizidgedanken mit Handlungsabsicht haben oder ob Anspannung mit Suizidgedanken ohne konkrete Suizidabsicht vorliegt. Nach unserer klinischen Erfahrung kann man sich auf die vom Patienten mit histrionischer Persönlichkeitsstörung oder Borderline-Persönlichkeitsstörung geäußerte Distanzierung von Suizidalität verlassen und diese Patienten als nicht akut suizidal einstufen. Häufig bedarf es allerdings einer Reihe von psychotherapeutischen Interventionen, um diese Distanzierung von Suizidalität zu erreichen. Hierzu sind Verstehensstrategien (Validierung) und positive Verstärkung hilfreich (s. auch Kap. 3). Bei hoher Anspannung sollten die Patienten angehalten werden, gegensteuernde Maßnahmen (Skills) anzuwenden, z.B. kalt Duschen, Treppen steigen, an Ammoniak riechen, »cool packs« auflegen und über Kopfhörer laute Musik hören. Psychotherapeutische Kurzinterventionen sollten immer lösungsorientiert sein: »Was hat Ihnen beim letzten Mal in der Situation geholfen? Was würde Ihnen im Moment helfen, was bräuchten Sie jetzt?« Nach unserer Erfahrung lassen sich die meisten Situationen mit akuter Suizidalität bei der Borderline-Persönlichkeitsstörung und der histrionischen Persönlichkeitsstörung durch diese psychotherapeutischen Kurzinterventionen lösen, und die Patienten distanzieren sich glaubhaft von Suizidalität. Eine stationäre psychiatrische Aufnahme ist nur in sehr wenigen Fällen notwendig.

Droht ein Patient mit einer **Borderline-Persönlichkeitsstörung** Suizid an, sollte genau nachgefragt werden (z.B. »Was meinen Sie mit ›Sie werden schon sehen‹? Heißt es, dass Sie sich umbringen wollen?«). Wird von den Patienten Suizidalität angegeben, sollte der Auslöser eruiert werden, und es sollten gemeinsam Lösungsstrategien erarbeitet werden. Legen Sie den Fokus auf die Identifikation von Suizidalität als dysfunktionaler Lösungsstrategie. Eine Diskussion über »Werde ich mich umbringen, ja oder nein?« sollte vermieden werden. Fragen Sie stattdessen: »Was ist passiert, bevor die Suizidgedanken gekommen sind? Was können Sie tun, um dieses Problem zu lösen? Helfen die Selbstmordgedanken, um das Problem zu lösen? Welche Alternativen gibt es?« (s. auch Kap. 3). Versuchen Sie, mit dem Patienten eine Übereinkunft zum lösungsorientierten Umgang mit Suizidgedanken zu erreichen.

Zu Fallbeispiel 1

Bei der Patientin mit den Schnittverletzungen am Unterarm könnte durch gezieltes Nachfragen wie »Wollten sie nur nach Hause entlassen werden, oder wollten Sie sich wirklich umbringen?« die Funktionalität der Suiziddrohung aufgeklärt werden.

Bei einem Patienten mit einer Borderline-Persönlichkeitsstörung *nach einem Suizidversuch* sollte in erster Linie abgeklärt werden, ob es sich wirklich um einen Suizidversuch gehandelt hat. Häufig wird dieser Begriff aus dem Polizei- oder Notarztbericht übernommen, oder der Patient benutzt den Begriff Suizid oder Selbstmord, meint aber etwas anderes. Suizid im engeren Sinne ist eine willentliche Handlung, die den eigenen Tod zum Ziel hat, ihn nicht nur billigend in Kauf nimmt. Lassen Sie sich die Suizidhandlung und die Auslöser von den Patienten genau schildern. Es bietet sich an, zeitlich rückwärts von der suizidalen Handlung aus zu beginnen: »Was genau haben Sie wie getan?« Sinnvoll ist hier, das aus der Verhaltenstherapie stammende SORK-Schema vor Augen zu haben (**S**timulus: die auslösende Situation; **O**rganismus: Gedanken, Gefühle und Körperwahrnehmungen, die bei der Person ausgelöst werden; **R**eaktion: in unserem Falle der Suizidversuch; **K**onsequenz: kurz und langfristige Folgen des Suizidversuchs). Ziel ist es herauszufinden, was genau die auslösende Situation war und ob wirklich Selbsttötungsabsicht bestanden hat. Hintergrund ist, dass Suizidversuche und parasuizidale Gesten als dysfunktionale Lösungsstrategien angesehen werden. *In den seltensten Fällen wollen Patienten mit einer Borderline-Persönlichkeitsstörung tatsächlich sterben!* Häufige Auslöser von suizidalem Verhalten sind

- Anspannung zu reduzieren,
- sich wieder zu spüren,
- sich zu bestrafen und
- reales oder vermutetes Verlassenwerden zu verhindern.

Haben Sie einen Patienten mit Borderline-Persönlichkeitsstörung als akut suizidal eingestuft, sollten Sie am Folgetag abklären, ob die Suizidalität weiterhin vorliegt. Besteht noch akute Suizidalität, können Sie wie im Kapitel 3 besprochen vorgehen. Dies wird aber selten der Fall sein.

Patienten mit **narzisstischer Persönlichkeitsstörung** oder mit narzisstischen Persönlichkeitszügen und Suizidalität stellen eine besondere klinische Herausforderung dar (s. hierzu Kap. 3). In einer Reihe von Fällen wird es notwendig sein, diese Patienten gegen ihren Willen nach PsychKG unterzubringen. Im Gegensatz zu akuter Suizidalität bei der histrionischen Persönlichkeitsstörung oder Borderline-Persönlichkeitsstörung, die häufig schnell remittiert, kann Suizidalität bei einer narzisstischen Persönlichkeitsstörung über mehrere Tage bis Wochen andauern. Auch bei akuter Suizidalität im Rahmen von narzisstischen Kränkungssituationen sind Validierungs- und Verstärkungsstrategien (z.B. »Es muss belastend für Sie sein, wenn Sie denken, dass Sie mit niemandem reden können. Ich finde es gut, dass Sie sich Hilfe geholt haben.«) von besonderer therapeutischer Wichtigkeit (s. auch Kap. 3). Problemkonfrontation ist nicht hilfreich (d.h. keine Fragen stellen wie »Warum könnte sich ihre Frau von Ihnen getrennt haben?«, »Warum werden Sie gemobbt?«). Narzisstische Patienten können auf der Station durch hohe Ansprüche (z.B. »Ich möchte nur vom Oberarzt behandelt werden«) und leichte Verletzbarkeit auffallen (z.B. Beschwerden, juristische Klagen). Im Umgang mit Patienten mit einer narzisstischen Persönlichkeitsstörung sollte Transparenz im Team, zwischen Team und Patient sowie zwischen Team, Angehörigen und Patient herrschen. Häufig rufen diese Patienten auch bei dem Behandler Wut und Ärger hervor. Diese Gefühle können dem Patienten gegenüber direkt angesprochen werden. Jedoch sollte man zu diesen eigenen Gefühlen eine professionelle Distanz behalten und problemfokussiert und sachlich argumentieren und handeln. Dem Patienten sollte sobald als möglich eine ambulante psychotherapeutische Behandlung oder ein spezialisiertes stationäres oder teilstationäres Programm empfohlen werden.

Zu Fallbeispiel 2

Den Patienten, der einen Suizidversuch unternahm, könnten Validierungsstrategien zur Kooperation motivieren (z. B. »Die Trennung muss für Sie belastend sein. Ich kann gut verstehen, dass es Sie sehr ärgerlich macht und Sie keinen Ausweg sehen«). Eine Konfrontation mit möglichen Ursachen aufseiten des Patienten ist in dieser Situation nicht hilfreich.

8.3.2 Selbstverletzung

Rezidivierende selbstverletzende Verhaltensweisen (z. B. Schneiden, Brennen, Schlagen) sind ein Symptom der **Borderline-Persönlichkeitsstörung.** Nach einer Selbstverletzung sollte genau exploriert werden, mit welcher Intention die Selbstverletzung erfolgte: z. B. um Anspannung zu reduzieren, um sich zu spüren (z. B. Beenden von Depersonalisation), aus Schuld- oder Bestrafungsgedanken heraus. Zusätzlich sollte erfragt werden, ob eine suizidale Intention bestand, wobei diese Intention häufig schon aus der Art und Lokalisation der Selbstverletzung ersichtlich ist. Bestand keine suizidale Intention und liegt keine weitere klinisch relevante Störung vor (z. B. schwere depressive Episode, akute Intoxikation), besteht in der Regel auch keine Aufnahmeindikation.

Bei Entlassung in die ambulante Weiterbehandlung sollte das weitere Prozedere für die nächsten Stunden und Tage besprochen werden: »Kann jemand Sie abholen? Wo werden Sie jetzt hingehen? Was werden Sie morgen tun? Wann ist der nächste Termin bei Ihrem Psychiater/Nervenarzt/Psychotherapeuten? Brauchen Sie Adressen von niedergelassenen Kollegen?« Psychotherapeutische Kurzinterventionen, in denen Verstehen durch Validierungsstrategien und positives Verstärken von Ressourcen (z. B. »Ich finde es gut, dass Sie hergekommen sind und sich Hilfe holen«) gemeinsam mit zielorientierter Planung (z. B. »Lassen Sie uns Ihre Schwester anrufen, damit sie Sie abholt. Rufen Sie morgen Ihre Psychotherapeutin an«) angewandt werden, lösen die meisten Situationen nach Selbstverletzung ohne stationäre Aufnahme.

Im stationären Rahmen sollte darauf geachtet werden, dass Selbstverletzung nicht durch besondere Zuwendung positiv verstärkt wird, z. B. durch Gespräche oder Sonderregelungen. Negative Kontingenzen sollten angemessen sein. So ist z. B. eine Verlegung auf eine geschützte Station nicht angemessen. Sinnvoll ist z. B. ein kurzzeitiger Ausschluss von Therapien mit Ausgangsbeschränkung, der von dem Patienten dazu genutzt werden soll, die Auslöser für die Selbstverletzung und Handlungsalternativen für die Zukunft zu erarbeiten.

Zu Fallbeispiel 1

Die im Fall beschriebene Situation lässt auf eine anspannungsreduzierende Funktion der Selbstverletzung schließen. Liegt keine komorbide Störung vor, die eine stationäre psychiatrische Aufnahme erfordert, besteht keine Aufnahmeindikation für diese Patientin.

8.3.3 Intoxikation

Störungen durch Substanzen treten häufig komorbid zu Persönlichkeitsstörungen, besonders aus dem **Cluster B,** auf. Akut intoxikierte Patienten werden im psychiatrischen Krankenhaus aufgrund akuter Eigen- oder Fremdgefährdung, bei Entgiftungswunsch, bei komorbider anderer psychischer Störung (z. B. depressive Störung oder Angststörung) oder bei anderen klinisch relevanten Problemen vorstellig. Intoxikation per se ist kein Grund für die Aufnahme auf eine psychiatrische Station. Es sollte abgeklärt werden, ob zusätzlich andere Achse-I-Störungen vorliegen, z. B. eine depressive Störung. Substanz- und Alkoholintoxikation sowie Substanz- und Alkoholabhängigkeit sind Risikofaktoren für einen Suizid, besonders in Verbindung mit Impulsivität. Insgesamt sollten intoxikierte Patienten mit ausgeprägten klinischen Symptomen nicht nach Hause entlassen werden. Hierbei stimmt die Schwere der Intoxikation nicht unbedingt mit der konsumierten Substanzmenge, dem Serumspiegel oder der Konzentration in der Ausatemluft überein, entscheidend ist das klinische Bild (s. auch Kap. 7). Die Patienten können bis zum Verlassen des Krankenhauses in der Notaufnahme für einige Stunden überwacht oder der Polizei zur Ausnüchterung überstellt werden, hierzu muss vorher allerdings akute Eigen- oder Fremdgefährdung ärztlich ausgeschlossen sein. Insgesamt sollte man pragmatisch vorgehen und auf ein gutes Zeitmanagement achten. Dies bedeutet, dass zeitintensive psychotherapeutische Interventionen hinsichtlich eines auslösenden Ereignisses (z. B. Beziehungskonflikte, Arbeitsplatzverlust) mit intoxikierten Patienten kontraindiziert sind. Allerdings sind Verständnisstrategien (Validieren) und Verstärken gute Methoden, um anschließend einen gemeinsamen Behandlungsplan festzulegen. Psychiatrische stationäre Aufnahmen von akut intoxikierten Patienten sollte nach Ausschluss anderer Achse-I-Störungen (z. B. depressive Störung, bipolare Störung) nur bei Vorliegen akuter Eigen- oder Fremdgefährdung erfolgen. Eine stationäre Entgiftung sollte elektiv erfolgen. Zusätzlich sollten die Patienten über ambulante, stationäre oder teilstationäre Entwöhnungsbehandlungen und Selbsthilfegruppen informiert werden.

Zu Fallbeispiel 2

Bei dem Patienten sollte der Alkoholspiegel bestimmt werden. Auch sollte eine genaue erneute Exploration einer Sucht- und Alkoholanamnese erfolgen.

8.3.4 Komorbide Depression

Persönlichkeitsstörungen haben eine hohe Komorbiditätsrate zu affektiven Störungen, besonders zur rezidivierend depressiven Störung. Diese Patienten sind grundsätzlich wie Patienten mit depressiver Episode ohne Persönlichkeitsstörung zu behandeln. Es muss jedoch mit einem schlechteren Ansprechen auf eine antidepressive Therapie (z. B. Pharmakotherapie oder Elektrokrampftherapie) gerechnet werden. Besonders bei schweren depressiven Episoden kann sich die Symptomatik der Persönlichkeitsstörung erst nach Remission der depressiven Symptomatik herausstellen.

8.4 Längerfristige Psychotherapie

Lediglich für die Borderline-Persönlichkeitsstörung gibt es eine Reihe von evaluierten Psychotherapiekonzepten. Die meisten Evidenzen liegen für die Wirksamkeit von der Dialektisch-behavioralen Therapie vor (Linehan et al. 2006/2007). Auch die tiefenpsychologisch fundierte Psychotherapie (TFT; Clarkin et al. 2007), Schematherapie (Giesen-Bloo et al. 2006) und Mentalisierungsorientierte Therapie (Bateman u. Fonagy 1999) haben Wirksamkeit bei der Behandlung der Borderline-Persönlichkeitsstörung nachgewiesen. Zur Behandlung der antisozialen Persönlichkeitsstörung können die Programme zur Rückfallprophylaxe bei Straftätern als Referenz angegeben werden. Die Studien zur spezifischen psychotherapeutischen Behandlung der antisozialen Persönlichkeitsstörung lassen keine eindeutigen Schlüsse hinsichtlich der Wirksamkeit zu. Psychotherapeutische Konzepte zur Behandlung der histrionischen und narzisstischen Persönlichkeitsstörung sind empirisch nicht evaluiert. Auch zur psychotherapeutischen Behandlung von Patienten mit Cluster-A-Persönlichkeitsstörungen gibt es keine empirischen Evidenzen. Ein erstes Psychotherapieziel für diese Patienten sollte sicher die regelmäßige Einnahme eines atypischen Antipsychotikums sein, dessen Wirksamkeit evaluiert werden muss. Zur psychotherapeutischen Behandlung der Cluster-C-Persönlichkeitsstörung gibt es keine evaluierten Konzepte. Lediglich aufgrund der großen Überschneidung zwischen sozialer

Phobie und ängstlich-selbstunsicherer Persönlichkeitsstörung kann hier Wirksamkeit der spezifischen Therapieprogramme zur Behandlung der sozialen Phobie angenommen werden.

Literatur

Bateman A, Fonagy P. Effectiveness of partial hospitalization in the treatment of borderline personality disorder: a randomized controlled trial. Am J Psychiatry 1999; 156: 1563–9.

Binks CA, Fenton M, McCarthy L, Lee T, Adams CE, Duggan C. Pharmacological interventions for people with borderline personality disorder. Cochrane Database Syst Rev 2006; Issue 1. Art. No.: CD005653.

Clarkin JF, Levy KN, Lenzenweger MF, Kernberg OF. Evaluating three treatments for borderline personality disorder: a multiwave study. Am J Psychiatry 2007; 164: 922–8.

Giesen-Bloo J, van Dyck R, Spinhoven P, van Tilburg W, Dirksen C, van Asselt T, Kremers I, Nadort M, Arntz A. Outpatient psychotherapy for borderline personality disorder: randomized trial of schema-focused therapy vs transference-focused psychotherapy. Arch Gen Psychiatry 2006; 63: 649–58. Erratum in: Arch Gen Psychiatry 2006; 63: 1008.

Hollander E, Tracy KA, Swann AC, Coccaro EF, McElroy SL, Wozniak P, Sommerville KW, Nemeroff CB. Divalproex in the treatment of impulsive aggression: efficacy in cluster B personality disorders. Neuropsychopharmacology 2003; 28: 1186–97.

Linehan MM, Comtois KA, Murray AM, Brown MZ, Gallop RJ, Heard HL, Korslund KE, Tutek DA, Reynolds SK, Lindenboim N. Two-year randomized controlled trial and follow-up of dialectical behavior therapy vs therapy by experts for suicidal behaviors and borderline personality disorder. Arch Gen Psychiatry 2006; 63: 757–66. Erratum in: Arch Gen Psychiatry 2007; 64: 1401.

Mercer D. Medications in the treatment of borderline personality disorder 2006. Curr Psychiatry Rep 2007; 9: 53–62.

Quante A, Röpke S, Merkl A, Anghelescu I, Lammers CH. Psychopharmacologic treatment of personality disorders. Fortschr Neurol Psychiatr 2008; Epub ahead of print.

Raskind MA, Peskind ER, Hoff DJ, Hart KL, Holmes HA, Warren D, Shofer J, O'Connell J, Taylor F, Gross C, Rohde K, McFall ME. A parallel group placebo controlled study of prazosin for trauma nightmares and sleep disturbance in combat veterans with post-traumatic stress disorder. Biol Psychiatry 2007; 61: 928–34.

Ziegenhorn AA, Roepke S, Schommer NC, Merkl A, Danker-Hopfe H, Perschel FH, Heuser I, Anghelescu IG, Lammers CH. Clonidine improves hyperarousal in borderline personality disorder with or without comorbid post-traumatic stress disorder – a randomized, double-blind, placebo-controlled trial. Unpublished.

9 Manie

Peter Neu

Fallbeispiel

Eine 50-jährige Professorin für Literaturwissenschaften wird nach Einweisung des Hausarztes in die Klinik aufgenommen. Sie leidet an einer langjährigen Bipolar-I-Erkrankung mit bisher 4 depressiven und 2 manischen Phasen. Sie hatte vor 6 Monaten ihre Medikamente nach einem Aufenthalt in Indien abgesetzt. Eine sie begleitende Freundin berichtet, dass sie seit einigen Wochen fahrig und unkonzentriert wirke. Sie habe die Freundin immer öfter nachts angerufen, um belanglose Dinge mit ihr zu besprechen. Von ihren Nachbarn habe sie bereits Anzeigen bei der Polizei erhalten, da sie sich immer sehr lärmend und laut verhalte und einmal einen Wasserschaden verursacht habe, weil ihre Badewanne übergelaufen war. Auch am Arbeitsplatz in der Universität benehme sie sich auffällig. In ihren Vorlesungen rede sie sehr schnell und sprunghaft und halte sich gar nicht mehr an ihr Vorlesungsthema, sondern verfalle in immer andere neue Themengebiete. Auch habe sie dem Dekan der Universität aufdringliche Avancen gemacht, sodass sie bereits eine Abmahnung erhalten habe. Sie habe in der letzten Zeit große Summen Geldes ausgegeben. So habe sie auf einer Auktion ein Rennpferd ersteigert, obwohl sie noch nicht einmal reiten könne. Bei der Aufnahme präsentiert sich eine deutlich antriebsgesteigerte Patientin mit im Wesentlichen gehobener Stimmung, die aber auch teilweise dysphorisch-gereizt ist. Sie bleibt im Aufnahmegespräch nur kurz sitzen und läuft dann auf der Station umher, geht in die Zimmer anderer Patienten und verwickelt diese in Gespräche. Sie hat keine Krankheitseinsicht und lehnt eine weitere Untersuchung und Behandlung kategorisch ab. Die Patientin ist mit 0,8 ‰ alkoholintoxikiert.

9.1 Diagnose- und Entscheidungsalgorithmus

Wie auch bei anderen Erkrankungen sollten Sie sich in dem oben genannten Beispielfall zunächst darauf konzentrieren, die zu ergänzen. Aufgrund des phasenhaften Krankheitsverlaufes gelingt es Patienten mit einer Manie oder bipolaren Störung meist besser als Patienten beispielsweise mit einer Borderline-Persönlichkeitsstörung oder einer Schizophrenie, sich sozial zu etablieren bzw. nach einer erfolgreich behandelten Krankheitsepisode sich wieder in ihre alten sozialen und beruflichen Strukturen zu begeben. Dies hat für Ihre Diagnostik einen wichtigen Umstand zur Folge. Sie werden als behandelnder Arzt sehr viel leichter und umfassender eine **Fremdanamnese** erhalten, als dies z. B. bei vielen an einer Schizophrenie Erkrankten der Fall ist. Was die direkte Untersuchung eines Patienten mit einer Manie angeht, so wird sie ebenfalls mitunter leichter sein als bei einer Schizophrenie, da die Patienten krankheitsbedingt eher geneigt sind, den Kontakt zu anderen Menschen zu suchen. Insofern ist eine **Exploration** zwar anspruchsvoll, weil es schwierig sein wird, eine Linie zu halten, an Kontaktbereitschaft mangelt es jedoch meistens nicht.

Auch die notwendigen **Zusatzuntersuchungen** können, ähnlich wie bei schizophrenen Patienten, unter Umständen schwer zu beschaffen sein, da die Patienten z. B. eine Blutuntersuchung ablehnen können, weil sie mei-

den. Bei Patienten über 65 Jahren ist die Hälfte empfehlenswert. *Nebenwirkungen und Interaktionen:* Extrapyramidal-motorische Nebenwirkungen (EPMS) , kardiale Nebenwirkungen (v.a. QTc-Verlängerungen) möglich, malignes neuroleptisches Syndrom, Nebenwirkungsgefahr steigt mit der Dosis. *Bewertung für die Akutstation:* Sehr gut akut wirksames Antipsychotikum, sollte jedoch nur bei Manien mit zusätzlichen psychotischen Symptomen angewendet werden und wenn eine parenterale Gabe notwendig ist. Gefahr von unerwünschten Arzneimittelwirkungen können minimiert werden durch Gabe von nicht zu hohen Dosen und Begrenzung der Einsatzdauer.

Zuclopenthixol i.m.: *Dosierung:* Je nach Körpergewicht und Konstitution. Grobe Orientierung: 60–70 kg Körpergewicht: 50 mg i.m.; 70–80 kg Körpergewicht: 75 mg i.m.; 80–100 kg Körpergewicht: 100 mg i.m.; >100 kg Körpergewicht: 150 mg i.m. *Nebenwirkungen und Interaktionen:* Orthostatische Dysregulation und Sedierung (Kreislaufkontrolle!). *Bewertung für die Akutstation:* Depotwirkung für 2–3 Tage. Für die Beherrschung von längeren Erregungszuständen sehr gut geeignet. Für die Behandlung der Manie auf der Akutstation derzeit unverzichtbar. Bei Patienten über 65 Jahren sollte der Einsatz wegen der Kreislaufnebenwirkungen nur in begründeten Ausnahmefällen und in niedriger Dosierung erfolgen. *Cave:* Die maximale Wirkung wird nach 36 Stunden erreicht und steigt bis dahin kontinuierlich an. Das bedeutet, dass die erste klinisch relevante Wirkung erst etwa 3–5 Stunden nach Applikation zu erwarten ist. Bei akuten Erregungszuständen muss daher gegebenenfalls z. B. mit einem parenteral applizierten Benzodiazepin kombiniert werden.

Atypische Antipsychotika

Aripiprazol i.m.: *Dosierung:* 9,75 mg, eine zweite Injektion kann nach 2 Stunden gegeben werden, über 24 Stunden sind bis zu 3 Injektionen möglich, eine Höchstdosis von 30 mg darf nicht überschritten werden. *Nebenwirkungen und Interaktionen:* Eine Kombination mit Benzodiazepinen ist möglich. Als Nebenwirkungen sind Kopfschmerzen, Übelkeit, Agitiertheit, Schlaflosigkeit, Akathisie und Parkinsonismus möglich; nur geringe Sedierung oder Gewichtszunahme. *Bewertung für die Akutstation:* Selbst wenn erlaubte Kombination mit Benzodiazepinen geringere Einschränkungen auferlegt, so ist doch die zwingende i.m.-Applikation eher selten, denn für akute manische Zustände gibt es bisher wenig klinische Erfahrung. Daher wird man eher in der subakuten Phase auf die orale Applikation zurückgreifen.

Olanzapin i.m.: *Dosierung:* Empfohlene Initialdosis 10 mg, eine zweite sollte erst nach 2 Stunden gegeben werden. Die empfohlene Höchstdosis für 24 Stunden beträgt 20 mg in höchstens 3 Injektionen. *Nebenwirkungen und Interaktionen:* Kontraindikation bei bestehender Demenz, Morbus Parkinson oder dem Risiko eines Engwinkelglaukoms. Keine Kombination mit parenteral verabreichten Benzodiazepinen, da in diesem Fall vital bedrohliche Herzkreislaufwirkungen beschrieben sind. *Bewertung für die Akutstation:* Die oben genannten Interaktionen und Kontraindikationen beschränken die intramuskuläre Applikationsform auf wenige Ausnahmefälle. Im Falle einer zwingenden parenteralen Gabe ist eine Co-Medikation auch von Benzodiazepinen häufig nötig, aber hier kontraindiziert. Die i.m.-Applikationsform von Olanzapin ist daher in den seltenen Fällen zu erwägen, wenn ein Patient zu keiner regelmäßigen oralen Einnahme in der Lage, aber die Krankheitssituation so weit beherrscht ist, dass weitere parenterale Medikamente nicht notwendig sind.

Ziprasidon i.m.: *Dosierung:* Einzeldosis 10–20 mg, Tagesdosis bis 40 mg. *Nebenwirkungen und Interaktionen:* Gelegentlich Kopfschmerzen, Schwindel, Verstopfung, Übelkeit.

◖◗ *Bewertung für die Akutstation:* Eine parenterale Applikation von Ziprasidon ist für die Akutstation eher selten zu erwägen. Es stehen Medikamente mit einem besseren Profil zur Verfügung.

Hypnotika

◖◗ **Benzodiazepine i.v. oder i.m.:** ◖◗ *Dosierung:* Hängt von der Wahl des Benzodiazepins ab. Im Falle der Manie wird man im Allgemeinen eine Substanz mit langer Halbwertszeit und aktiven Metaboliten wählen, da eine lange Wirkung gewünscht ist. Meistens wird man daher auf das Diazepam zurückgreifen. Die Dosierung ist individuell anzupassen. Man muss jedoch von deutlich höheren Dosen im Vergleich zu anderen Erkrankungen ausgehen. Die folgenden Dosisangaben dienen nur der groben Orientierung und müssen den individuellen besonderen Gegebenheiten angepasst werden: Männer mit 80–90 kg Körpergewicht 10–15 mg Anfangsdosierung; Frauen mit 60–70 kg Körpergewicht 5–10 mg Anfangsdosierung. Diese Anfangsdosen müssen je nach Wirkung verändert werden. Bei mangelnder Wirksamkeit kann eine Wiederholung der Dosisgabe nach mindestens 30 Minuten erfolgen. Es sollten jedoch 40 mg in 24 Stunden nur in Ausnahmefällen überschritten werden. ◖◗ *Nebenwirkungen und Interaktionen:* Atemdepression bei zu schneller intravenöser Injektion. Benzodiazepine sind u.a. sedierend und muskelrelaxierend. Daher stellt die Myasthenia gravis (Muskelrelaxation) und die Intoxikation eine Kontraindikation dar. Während die Myasthenie eher selten ist, trinken etliche Patienten in der Manie zusätzlich viel Alkohol. In diesem Fall muss erst eine Entgiftung erfolgen, bevor behandelt werden kann. Meistens reichen hierfür 24 Stunden aus. *Cave:* Sehr häufig wird man dem Patienten eine Dosis Diazepam geben und dann bemerken, dass sich keine ausreichende Wirkung einstellt, sondern der Patient weiterhin psychomotorisch unruhig ist. Zwar sollte dann durchaus noch mehrmals nachdosiert werden, jedoch sollte man bedenken, dass die Dosis kumuliert, besonders bei Substanzen, die aktive Metabolite besitzen, wie etwa dem Diazepam. Dies kann z.B. besonders bei übergewichtigen Patienten mit der Gefahr eines Apnoe-Syndroms gefährlich werden. Daher empfiehlt es sich, die Wirksamkeit der verordneten Substanz ab einer bestimmten Dosis nicht mehr zu steigern, sondern über einen Tag zu beobachten, um dann abschätzen zu können, welche Mengen der Patient verträgt. ◖◗ *Bewertung für die Akutstation:* Hochwirksames Medikament, für die Behandlung der Manie, auf der Akutstation unverzichtbar.

Stimmungsstabilisatoren

◖◗ **Valproinsäure i.v.:** ◖◗ *Dosierung:* Empfohlen für die Akutbehandlung wird ein »loading« von 20 mg/kg Körpergewicht. Die normalen Plasmaspiegel betragen 50–100 µg/ml. Im Gegensatz zur Lithiumbehandlung ist das Ausschlaggebende aber die klinisch beobachtete Wirkung, und nicht der Spiegel. ◖◗ *Nebenwirkungen und Interaktionen:* Hier sollten insbesondere die Intoxikationszeichen beobachtet werden: Bewusstseinsstörung, Parästhesien, Tremor, Ataxie, Halluzinationen. ◖◗ *Bewertung für die Akutstation:* Hochwirksames Medikament; für die Akutbehandlung der Manie auf der Akutstation derzeit unverzichtbar.

9.2.2 Oral applizierbare Substanzen

Typische Antipsychotika

Wie unter 9.2.1 bereits ausgeführt, gibt es für die orale Applikation von typischen Neuroleptika bei der Manie praktisch keine Indikation mehr.

Atypische Antipsychotika

Aripiprazol: *Dosierung:* 15–30 mg pro Tag, Anfangsdosis 15 mg, Erhaltungsdosis 15 mg, Maximaldosis 30 mg. *Nebenwirkungen und Interaktionen:* Schlafstörungen, Kopfschmerzen, Schwindel. Keine wesentliche Prolactinerhöhung oder Erhöhung von Cholesterin, Glucose oder Triglyzeriden. Allenfalls geringe Gewichtszunahme, keine QTc-Verlängerung. Kombination mit Lithium oder Valproinsäure möglich. *Bewertung für die Akutstation:* Wirksamkeit auf akute Manie bei Monotherapie mäßig. Eher als Langzeitpräparat interessant. Zugelassen für die Akutbehandlung der Manie.

Clozapin: *Dosierung:* 100–600 mg pro Tag, in Ausnahmefällen auch höher, einschleichend beginnen mit Testdosis 12,5 mg pro Tag. *Nebenwirkungen und Interaktionen:* Besonders Sedierung, Hypersalivation, Gewichtszunahme mit Gefahr eines Diabetes mellitus. Agranulozytoserisiko höher als bei anderen Antipsychotika, engmaschige Blutbildkontrollen notwendig. Selten Endo- oder Myokarditis. *Bewertung für die Akutstation:* Gut wirksam für die Behandlung der Manie, aufgrund notwendiger Blutbildkontrollen und des notwendigen langsamen Aufdosierens ist ein relativ hohes Maß an Compliance des Patienten Voraussetzung. Daher stellt es für die Akutbehandlung der Manie trotz seiner guten Wirksamkeit eine Substanz zweiter Wahl dar.

Olanzapin: *Dosierung:* 5–20 mg pro Tag. *Nebenwirkungen und Interaktionen:* Deutliche Gewichtszunahme mit Gefahr des metabolischen Syndroms möglich. Sedierung, orthostatische Dysregulation. *Bewertung für die Akutstation:* Da anfangs wenig Nebenwirkungen, gut für das Erreichen einer Compliance. Zulassung für die Akutbehandlung der Manie.

Quetiapin: *Dosierung:* 50–800 mg pro Tag. Vom Hersteller wird eine rasche Aufdosierung empfohlen. Die Höchstdosis kann bereits am dritten Verordnungstag erreicht werden. Die Tagesdosis sollte auf 2 Einzeldosen verteilt werden. Es ist jedoch seit 2008 eine Retardform (Quetiapinhemifumarat) verfügbar, sodass eine Einmaltagesdosis ausreicht. Die Aufdosierung erfolgt ähnlich wie bei der nichtretardierten Form. *Nebenwirkungen und Interaktionen:* Sedierung, orthostatischer Schwindel, geringe EPMS-Rate. *Bewertung für die Akutstation:* Wegen der sedierenden Komponente gut geeignet für die Maniebehandlung, insbesondere auch bei zusätzlichem Vorliegen psychotischer Symptome. Zugelassen für die Akutbehandlung der Manie.

Risperidon: *Dosierung:* 2–6 mg pro Tag. *Nebenwirkungen und Interaktionen:* Bei Dosierungen von mehr als 6 mg pro Tag ist die Gefahr von EPMS höher. Relativ häufig sexuelle Funktionsstörungen. Prolactinerhöhung, Gewichtszunahme möglich. *Bewertung für die Akutstation:* Wegen einfacher Dosierung für die Akutstation gut geeignet. Insbesondere bei zusätzlichen psychotischen Symptomen gut geeignet. Zugelassen für die Behandlung der Manie.

Ziprasidon: *Dosierung:* 80–160 mg pro Tag. *Nebenwirkungen und Interaktionen:* QTc-Verlängerungen möglich, praktisch keine Gewichtszunahme. *Bewertung für die Akutstation:* Zugelassen für die Akutbehandlung der Manie. Es stehen jedoch andere Substanzen mit einem besseren Profil zur Verfügung.

Hypnotika

Benzodiazepine: Es gilt dasselbe wie unter dem Abschnitt parenterale Benzodiazepine aufgeführt (s. Kap. 9.2.1), nur dass im Falle der oralen Applikation die Nebenwirkungs- und Kumulationsgefahr wesentlich geringer ist.

Stimmungsstabilisatoren

◖◗ **Lithium:** ◖◗ *Dosierung:* Der Serumspiegel sollte für die antimanische Wirkung bei 1,0–1,2 mmol/l liegen. ◖◗ *Nebenwirkungen und Interaktionen:* Tremor, Polyurie, Polydipsie, im EKG Repolarisationsveränderung, Übelkeit, Erbrechen, Diarrhö. ◖◗ *Bewertung für die Akutstation:* Hochwirksames Medikament, die antimanische Wirkung setzt jedoch mit einigen Tagen Verzögerung ein, sodass für die perakute Behandlung vorher zusätzlich andere Substanzen gegeben werden müssen. Engmaschige Spiegelkontrollen sind notwendig. Bei Neueinstellung auf der Akutstation sollte anfangs eine Spiegelkontrolle alle 3–4 Tage erfolgen, nach Erreichen eines stabilen Spiegels kann die Häufigkeit gesenkt werden. Eine relativ hohe Compliance ist notwendig, daher nur für leichte bis mittelgradige Manien geeignet.

◖◗ **Valproinsäure:** Es gelten die Angaben zur parenteral applizierbaren Valproinsäure (s. Kap. 9.2.1).

9.2.3 Häufige Kombinationen

Gerade bei schweren Ausprägungen der Manie wird eine Monotherapie häufig nicht ausreichend sein. Im Folgenden sind Kombinationsvorschläge von Anfangsmedikationen aufgeführt, die sich klinisch bewährt haben.

Bei **schwerer Manie** ohne psychotische Symptome mit Fremdaggressionen und Notwendigkeit einer parenteralen Medikation (Beispiel Anfangsdosierung männlicher Patient mit 90 kg Körpergewicht):
- 10 mg Diazepam i.m. oder i.v.
- 100 mg Zuclopenthixol i.m.
- 3 × 600 mg Valproinsäure i.v. in jeweils 500 ml Infusionsflüssigkeit über 24 Stunden verteilen.

Bei **mittelschwerer Manie** mit Behandlungseinsicht mit oder ohne psychotische Symptome ohne Notwendigkeit einer parenteralen Medikation (Beispiel Anfangsdosierung männlicher Patient mit 90 kg Körpergewicht):
- Atypisches Antipsychotikum oral.
- 3 × 600 mg Valproinsäure oral (alternativ: Lithium).
- 10 mg Diazepam oral.

9.3 Nichtmedikamentöse Therapie

Aufgrund der dominierenden Symptome in der Manie sind die Möglichkeiten der nichtmedikamentösen therapeutischen Maßnahmen besonders in der Akutphase sehr begrenzt. Es geht im Wesentlichen darum, dem Patienten einerseits seine Autonomie zu erhalten und ihn andererseits vor Stimuli zu bewahren, die seine Antriebssteigerung und Ideenflucht nur noch weiter antreiben. Gerade am Anfang einer Behandlung ist der Löwenanteil der Bemühungen des Behandlungsteams darauf fokussiert, die anderen Patienten der Station vor dem manischen Patienten zu bewahren und ihn selbst einzugrenzen. Die unbändige Energie und der unerschöpfliche Redefluss können für Patienten, die etwa aufgrund einer Schizophrenie mit Verfolgungswahn den Drang haben, sich zurückzuziehen, ausgesprochen belastend sein. Es kann dann durchaus sein, dass es zu Eskalationen mit Gewalttätigkeiten zwischen den Patienten kommt, weil der manische Patient ohne Unterlass auf andere einstürmt und diese sich dann nicht anders zu helfen wissen, als sich mit Tätlichkeiten zur Wehr zu setzen. Dies zu begrenzen ist eine der schwierigen Aufgaben des Stationsteams.

Sehr häufig haben manische Patienten einen distanzlosen, aber dennoch sehr mitreißenden Humor. Selbst wenn man als Behandler oftmals sich das Lachen nicht verkneifen kann und den Drang hat, mitzuscherzen, muss man sich darüber klar sein, dass dadurch die assoziative Lockerung des Patienten erst richtig entfacht werden kann. Daher sollte die Grundhaltung gegenüber einem manischen Patienten eher ruhig, begrenzend und neutral sein, selbst wenn es manchmal schwer fällt.

Wenn bei dem Patienten eher ein dysphorisch-aggressiver Affekt dominiert, so ist die klare Begrenzung noch wichtiger, denn die Hemmschwelle des Patienten, sich zu Gewalttätigkeiten hinreißen zu lassen, ist niedrig. Hier sollte man den Anfängen wehren, damit die Situation nicht eskaliert. Ein solcher Patient verbreitet dann nicht solche Heiterkeit, wie man es sich gemeinhin vorstellt, sondern eher eine bedrohliche und Angst einflößende Atmosphäre. Hier ist es wichtig, dem Patienten klare Grenzen zu signalisieren.

Wenn die manische Symptomatik abklingt, wird sich der Patient häufig an viele Episoden seiner Erkrankung nicht mehr erinnern, was in mancher Hinsicht auch gut ist. Wegen einiger Dinge, die er doch erinnert, wird er möglicherweise Schamgefühle und Gewissensbisse haben. Hier ist es wichtig, ihm klarzumachen, dass das Behandlerteam sehr wohl diese Zustände als Krankheitssymptom deuten konnte und ihm daher niemand Vorwürfe macht. Dies ist dann für die Patienten sehr erleichternd. Wenn diese Phase erreicht ist, kann auch eher therapeutisch gearbeitet werden. Hier sollte dann der Schwerpunkt der nichtmedikamentösen Therapie liegen auf der

- Unterstützung bei der Wiedererlangung von Alltagsfertigkeiten,
- Psychoedukation (Krankheitsaufklärung, persönliche Warnsignale einer beginnenden Wiedererkrankung erarbeiten, einen Notfallplan für zukünftige Phasen besprechen),
- Unterstützung bei der Behebung des sozialen Schadens, der durch die Phase möglicherweise angerichtet wurde (ggf. sozialarbeiterische Unterstützung wie Schuldnerberatung, auf Wunsch ärztliche Aufklärung von Angehörigen oder Arbeitgebern).

10 Depression

Peter Neu

Fallbeispiel

Ein 55-jähriger Versicherungskaufmann wird vom örtlichen Allgemeinkrankenhaus in die Akutstation überwiesen. Er hatte seine Frau, die überraschend an einem metastasierenden Mammakarzinom erkrankt war, während ihrer kurzen, schweren Krankheit gepflegt, bis sie vor 10 Wochen verstorben war.

Etwa 3 Wochen nach ihrem Tod war er zum insgesamt 3. Mal an einer depressiven Episode erkrankt, diesmal mit psychotischen Symptomen im Sinne eines Schuldwahns. Zwei Wochen später beging der Patient einen Suizidversuch durch Fenstersprung, wobei er sich eine Calcaneus-, Tibia- und mehrere Wirbelkörperfrakturen zuzog. Nach chirurgischer Versorgung blieb die psychiatrische Symptomatik unverändert bestehen. Der Patient war weiterhin suizidal, und es wurde befürchtet, dass er mit zunehmender Mobilisierung die Klinik unabgesprochen verlassen würde. Es erfolgt die Aufnahme auf die Akutstation.

10.1 Indikation für eine Behandlung auf einer Akutstation

Wenn depressiv erkrankte Patienten der Behandlung auf einer Akutstation bedürfen, so ist dies am ehesten im Falle einer krisenhaften Zuspitzung der Erkrankung zu erwarten oder wenn erschwerende Begleitsymptome vorliegen. Üblicherweise kann die Therapie einer Depression auf einer Spezialstation für affektive Erkrankungen oder einer normalen allgemeinpsychiatrischen Station durchgeführt werden.

Nur dann ist eine Behandlung auf der Akutstation indiziert, wenn zusätzlich eine ausgeprägte akute Suizidalität oder eine mittelbare, aber schwere Selbstgefährdung vorliegt, beispielsweise durch mangelnde Nahrungsaufnahme bei Auftreten eines starken nihilistischen oder hypochondrischen Wahns. Ferner können andere besonders schwere oder krisenartige Krankheitsverläufe die Behandlung auf einer Akutstation erfordern. Diese können sein:

- Zustand nach Suizidversuch im Rahmen einer depressiven Episode,
- bestehende Suizidalität,
- Komorbidität,
- zusätzliches Vorliegen von psychotischen Symptomen,
- schwere Ausprägung der Depression.

Allen Punkten gemeinsam ist entweder eine drohende unmittelbare Eigengefährdung oder eine mittelbare Eigengefährdung, die bei Nichtbehandlung rasch in eine unmittelbare Gefahr übergeht.

Die folgenden Therapieoptionen dienen zunächst einmal der unmittelbaren Gefahrenabwehr für den Patienten und der Einleitung weiterer Behandlungsschritte, wenn die akute Gefahr gebannt ist.

Danach sollte je nach individueller Problematik die Verlegung auf eine Spezialstation erfolgen.

10.2 Medikamentöse Therapie und Elektrokrampftherapie

10.2.1 Antidepressive Medikation

An dieser Stelle sollen nicht die Möglichkeiten der antidepressiven Therapie aufgezeigt werden, die bereits in anderen Lehrbüchern ausführlich besprochen werden. Es ist in den meisten Fällen davon auszugehen, dass bei einer schweren depressiven Episode eine antidepressive Medikation appliziert werden wird.

10.2.2 Antisuizidale Medikation

Benzodiazepine: Es gibt keine eigentlich spezifische antisuizidale Medikation im engeren Sinne. Jedoch gibt es mit dem *Lorazepam* ein bei Suizidalität unterschiedlichster Genese sehr gut wirksames Medikament, welches bei oraler Applikation etwa binnen 1 Stunde Wirkung zeigt. Stationär können je nach Gewicht, Konstitution und Schwere der Symptomatik bis zu 10 mg pro Tag gegeben werden. Meist kommt man mit 4 mg pro Tag aus, bei Patienten über 65 Jahre die Hälfte. Die Tagesdosis sollte in 4 Portionen aufgeteilt werden, um eine möglichst gute Abdeckung über 24 Stunden zu gewährleisten. Wenn zum Beispiel eine ausgeprägte Unruhe, Angst und Suizidalität so sehr im Vordergrund steht, dass akut erst einmal eine Entlastung erreicht werden muss, so ist *Diazepam* eine geeignete Wahl, um eine Entlastung über 24 Stunden zu erreichen, bis eine kausale Therapie wirken kann. Die Dosis richtet sich nach Alter, Konstitution und Wirksamkeit und kann wie bei anderen Indikationen zwischen 5 und 60 mg pro Tag liegen.

Lithium: Lithium scheint neben dem Augmentations- und dem Prophylaxeeffekt eine genuine antisuizidale Wirksamkeit zu besitzen. Selbst wenn man nicht von einer kurzfristigen Wirkung ausgehen kann, so kann dennoch eine Einstellung bereits auf der Akutstation sinnvoll sein. Die Dosierung erfolgt genau wie bei anderen Indikationen, es wird ein Spiegel von 0,6–0,8 mmol/l wie bei antidepressiver Behandlung angestrebt.

10.2.3 Antipsychotische Medikation

Insbesondere wenn zusätzlich eine Wahnsymptomatik vorliegt, aber auch bei starken somatischen Beschwerden im Rahmen der Depression, ist der zusätzliche Einsatz von Antipsychotika indiziert. Theoretisch kommen alle Antipsychotika infrage, man wird aufgrund der häufig zusätzlich bestehenden Suizidalität oder Schlafstörungen zunächst einmal auf Präparate mit einer sedierenden Komponente zurückgreifen wollen, wie beispielsweise Quetiapin, Olanzapin oder Clozapin. Letzteres scheint nicht nur eine genuin antiaggressive (s. Kap. 6.2.2), sondern möglicherweise auch antisuizidale Wirksamkeit zu besitzen (Modestin et al. 2005), sodass es auch in diesem Indikationsgebiet besonders interessant wäre. Tabelle 10-1 führt die Antipsychotika und

Tab. 10-1 Depression – Zulassungsstatus von Substanzen laut Fachinformation

	Akut-therapie	Phasen-prophylaxe
Aripiprazol	–	–
Lithium	+	+
Zyprexa	–	+
Valproinsäure	–	+
Carbamazepin	–	+
Lamotrigin	–	+
Risperidon	–	–
Quetiapin	–	–
Ziprasidon	–	–

+ = zugelassen für die Indikation; – = nicht zugelassen für die Indikation

Stimmungsstabilisatoren auf, die laut Fachinformation eine Zulassung für die Depression haben.

10.2.4 Elektrokrampftherapie

Die Elektrokrampftherapie (EKT) ist eine nebenwirkungsarme und zuverlässige Behandlungsmethode der ersten Wahl für depressive Erkrankungen. Insbesondere bei einer wahnhaften Symptomatik ist die EKT sehr gut wirksam und kann hier schnell Symptomerleichterung verschaffen (UK ECT Review Group 2003). Bei entsprechender Symptomausprägung sollte daher unbedingt diese Therapie erwogen werden.

10.3 Nichtmedikamentöse Therapie

Nichtmedikamentöse therapeutische Maßnahmen dienen dazu, der krisenhaft zugespitzten Symptome einer Depression Herr zu werden, um dann in eine umfangreichere Therapie überleiten zu können. Dies wird dann meist nach einer Verlegung auf eine Spezialstation erfolgen. Dementsprechend mögen die nachfolgenden Maßnahmen rudimentär erscheinen, sie dienen aber dazu, dass der Patient sicher die erste schwere Zeit übersteht und erste Symptomerleichterungen erfährt.

10.3.1 Überwachung

Die meisten Zustände, die zu einer Behandlung auf einer Akutstation führen, werden so ausgeprägt sein, dass allein die Aufnahme in der Klinik keine absolute Sicherheit gewährleisten kann. Daher muss auch auf der Station für mindestens einen engmaschigen und regelmäßigen Blickkontakt gesorgt sein, gegebenenfalls muss eine Person abgestellt werden, die als permanente Betreuung nur für den betreffenden Patienten da ist. Es wird eher selten vorkommen, dass der Patient das medizinische Personal »auszutricksen« versucht, um sich z.B. absprachewidrig von der Station zu entfernen. Dies könnte dann auftreten, wenn z.B. eine Komorbidität mit einer Persönlichkeitsstörung vorliegt, und muss dann als Teil der therapeutischen Beziehung problematisiert werden.

10.3.2 Psychotherapeutische Interventionen

Etliche Techniken, die im Akutsetting bei Depressionen zur Anwendung kommen, sind teilweise deckungsgleich mit denen, die z.B. auch bei der Suizidalität wirksam sind (s. hierzu Kap. 3). Weitere wichtige Techniken, die in der Akutsituation bei Depressionen zum Einsatz kommen können, sind im Folgenden aufgeführt. Wir beziehen uns hier nur auf kognitiv-behaviorale Therapieelemente, weil sie rasch und effektiv eingesetzt werden können. Dies bedeutet nicht, dass nicht auch andere therapeutische Konzepte genau so gut angewendet werden können. In der Akutphase geht es zunächst nur um stützende Elemente der Therapie, die dann erst sehr viel später in spezifischere Anwendungen wie etwa eine Kognitive Verhaltenstherapie überleiten.

Therapeutische Beziehungsgestaltung

Auf die therapeutische Beziehungsgestaltung gehen wir ebenfalls in Kapitel 15.3 näher ein – alle dort gemachten Feststellungen gelten generell auch für depressive Störungen auf der Akutstation, jedoch ist die Art der therapeutischen Beziehung bei einer Depression eine völlig andere als z.B. bei einer Schizophrenie oder einer Manie. Ein depressiver Patient wird eher als Hilfesuchender erscheinen als ein Patient, der an einer Schizophrenie leidet und für eine therapeutische Beziehung erst gewonnen werden muss. Darum gelten für die Akutstation bei Depressionen auch einige Besonderheiten für die therapeutische Beziehungsgestaltung. Grawe (2000) verweist besonders auf die komplementäre Beziehungsgestaltung zur Ressourcenmobilisierung, welche dem Patienten eine bedürfnisbefriedigende Wahrnehmung ermöglicht. Voraussetzung ist, dass Sie sich als Therapeut den latenten Wünschen des Patienten gegenüber komplementär verhalten. In diesem Sinne müssten Sie – zumindest anfangs – dem Schutz- und Anlehnungsbedürfnis des Patienten Rechnung tragen. Mit fortlaufender Therapie wäre dies jedoch ein Schema, welches Sie eher abschwächen sollten. Die therapeutische Beziehungsgestaltung ist so grundlegend für eine Therapie, dass sie sich in praktisch allen anderen psychotherapeutischen Interventionen niederschlägt, die im Folgenden besprochen werden.

Unkonditionales Akzeptieren

Da das Insuffizienzerleben, Neigung zur Selbstanklage und ein allgemein geringes Selbstvertrauen führende Symptome bei Patienten mit Depression sind, sollten Sie im Kontakt besonders Wert legen auf eine verständnisvolle Zuwendung im Sinne eines unkonditionalen Akzeptierens. Diese kann allgemein praktiziert werden durch nonverbale Kommunikation (aufmerksames Zuhören, Signale von Freundlichkeit und Verständnis etc.) und verbale Kommunikation (unvoreingenommene offene Fragen, Aufgreifen des vom Patienten Gesagten).

Beruhigende Versicherung

Bei der beruhigenden Versicherung gibt der Therapeut dem Patienten Informationen über seine Erkrankung. Er vermittelt ihm, dass der Patient kein Einzelfall ist, dass auch andere Menschen unter der gleichen Symptomatik leiden, dass die Krankheit bekannt ist und man den Verlauf kennt und auch Behandlungsmethoden zur Verfügung stehen. Sie sollten dem Patienten gegenüber die Zuversicht ausstrahlen, dass ihm geholfen werden kann, ohne die Schwere des Leidens zu relativieren, weil dies dem Patienten das Gefühl geben könnte, seine Erkrankung werde nicht ernst genommen. Auch sollten Sie immer wieder die individuellen Umstände aufgreifen, um bei dem Patienten nicht den Eindruck zu erwecken, ein beliebig austauschbarer Kasus zu sein.

Einnahme der Rolle des »Hilfs-Ich«

Selbst wenn die Aktivierung und Erlangung der Autonomie das Therapieziel für den Patienten ist, so sollte nicht der typische Fehler vieler Therapien gemacht werden, den Patienten zu schnell und zu forsch wieder »auf eigene Füße stellen« zu wollen. Selbst kleinere Entscheidungen fallen dem Patienten krankheitsbedingt schwer, und es ist angemessen, wenn Sie dem Patienten diese zunächst abnehmen oder die Entscheidung für ihn aufschieben mit der Versicherung, dass das so in Ordnung ist. Sie brauchen nicht zu befürchten, Regression oder Hospitalismus zu fördern, so lange Sie dieses Vorgehen zeitlich begrenzen und dann zum angemessenen Zeitpunkt durch andere Interventionen ablösen (Hoffmann u. Hofmann 2001).

Aktivierung

Die Aktivierung ist schon der Übergang hin zu einer Veränderung und aktiveren Mitgestaltung der Therapie, die auch vom Patienten mehr Anstrengung abverlangt. Der Patient wird langsam und vorsichtig zu einer Aktivierung geführt. Dies kann zunächst einmal nur bedeuten, dass er zu den Mahlzeiten das Bett verlässt oder in Begleitung im Klinikgarten spazieren geht. Sehr behutsam kann dies dann je nach Fortschritten und Möglichkeiten gesteigert werden in Richtung Bewegungstherapie, ergotherapeutischer und anderer Maßnahmen. Bei jeder Aktivierung sollten Sie allerdings bedenken, dass dies auch eine vorübergehende Erhöhung der Suizidgefahr bedeuten kann, wenn Suizidgedanken weiterhin bestehen. Denn es ist möglich, dass sich die Aktivität und der Antrieb bereits verbessern, während die Stimmung aber noch von Hoffnungslosigkeit geprägt ist. Eine Aktivierung sollte daher immer unter engmaschiger Kontrolle der Suizidalität erfolgen.

Literatur

Grawe K. Psychologische Therapie. 2. Aufl. Göttingen: Hogrefe 2000; S. 67–8.

Hoffmann N, Hofmann B. Verhaltenstherapie bei Depressionen. Lengerich: Papst Science Publishers 2. Aufl. 2001.

Modestin J, Dal Pian D, Agarwalla P. Clozapine diminishes suicidal behavior: a retrospective evaluation of clinical records. J Clin Psychiatry 2005 Apr; 66(4): 530–3.

UK ECT Review Group. Efficacy and safety of electroconvulsive therapy in depressive disorders: a systematic review and meta-analysis. Lancet 2003 Mar 8; 361(9360): 799–808.

11 Demenz

Friedel M. Reischies

Fallbeispiel

Ein 80-jähriger Mann wurde in einem Altersheim aufgenommen, nachdem seine Frau gestorben war. Das Altersheim berichtet, dass er vor dem Umzug ins Altersheim kognitiv noch altersgemäß kompetent gewesen war, allerdings ist jetzt zu erfahren, dass die Gattin in den letzten Jahren bereits wesentliche Funktionen im Haushalt und in finanziellen Angelegenheiten für ihn übernommen hatte. Der Mann war in den Wochen nach dem Umzug nicht nur traurig, sondern auch völlig ratlos, und es kam zu Fehlhandlungen. So zog er sich nicht korrekt an, verlief sich in der für ihn unvertrauten neuen Umgebung und suchte permanent Dinge, die er irgendwo hingelegt hatte. Darüber reagierte er zunehmend misstrauisch auf seine Umgebung, vermutete sogar, es werde ihm so manches gestohlen. Er wurde überdies ängstlich und unruhig. In der letzten Nacht fand er nicht genug Schlaf und verweigerte vor der Aufnahme in der Klinik Hilfestellung und Pflege.

Wegen eines reinen Demenzsyndroms vom Alzheimer-Typ wird kaum einmal ein Patient stationär aufgenommen, vielmehr kommen Patienten mit ausgeprägten nichtkognitiven Symptomen einer Demenz, also aufgrund von Wahn, Halluzinationen, Aggressionen usw., auf die Akutstation.

Bei einer Veränderung der Lebenssituation, wie zum Beispiel dem Wechsel in ein Heim oder nach Verwitwung, wird in vielen Fällen festgestellt, dass der Patient unter einer Dekompensation einer bislang nicht auffälligen Störung kognitiver Leistungen leidet. Wir gehen dann davon aus, dass die zugrunde liegende Alzheimer-Demenz bereits über viele Jahre langsam die Hirnfunktion beeinträchtigt hat, dies jedoch in dem bisherigen Lebensumfeld verborgen blieb bzw. ausgeglichen werden konnte.

11.1 Diagnostik

Die Diagnostik teilt sich in folgende Diagnosearten auf:

- die psychopathologisch-neuropsychologische Untersuchung der Störung kognitiver Leistungen und nichtkognitiver Symptomatik bei Demenzsyndromen,
- die syndromatische Diagnose der verschiedenen Demenzsyndrome (z. B. Demenzsyndrom vom Alzheimer-Typ oder vom frontotemporalen Typ) sowie
- die nosologische Diagnose (z. B. Alzheimer-Demenz, vaskuläre Demenzen).

11.1.1 Psychopathologisch-neuropsychologische Diagnose

Nachdem der Patient mit der Station vertraut gemacht worden ist und ein erstes Gespräch über die Biografie und die Probleme, die zur Aufnahme geführt haben, stattgefunden hat, steht nun die exaktere Erfassung von Defiziten in verschiedenen kognitiven Dimensionen wie Gedächtnis, Sprache oder Praxie an.

Interview mit neuropsychologischen Untersuchungsverfahren

Die Herangehensweise ist vielfach entscheidend, da die Patienten dazu neigen, in einer »Katastrophenreaktion« auf das Erleben ihres Versagens in einen emotionalen Ausnahmezustand zu geraten. Dieser Ausnahmezustand lässt eine weitere Diagnostik nicht zu. Deswegen muss grundsätzlich beruhigend auf den Patienten zugegangen werden. Begonnen wird mit Fragen, die der Patient wahrscheinlich recht gut beantworten kann, wie Fragen nach dem Geburtsort (nicht das Alter, das er vielleicht nicht weiß) und die Erlebnisse in Familie und Schule. Wenn der Patient falsche Aussagen macht (z.B. über das aktuelle Datum), sollte er nicht korrigiert werden. Mit diesem Vorgehen kann man eine weitere Dekompensation vermeiden.

Screening, neuropsychologische Untersuchungsverfahren

Eingebettet in das Interview wird eine klinisch neuropsychologische Evaluation durchgeführt. Dies ist immer der Fall, wenn beispielsweise nach dem Datum gefragt wird oder Merkwörter geprüft werden. In jedem Bereich, v.a. dem der Amnesie, Aphasie, Apraxie, sollten 3 Informationsquellen genutzt werden:

- die Befragung der Angehörigen oder dem Patienten nahe stehenden Personen – wobei besonders auf mögliche Veränderungen in den letzten Jahren und den letzten Wochen abgehoben wird;
- die psychopathologische Beobachtung in der Untersuchung, wie die im Gespräch, bei der Beantwortung von Testfragen, in den Alltagshandlungen (z.B. beim An- oder Auskleiden oder allgemein auf der Station) und
- die formalisierten neuropsychologischen Untersuchungsverfahren.

Gedächtnis

Das Gedächtnis ist bei praktisch allen Demenzsyndromen außer dem Syndrom der frontotemporalen Demenz früh gestört. Es gibt verschiedene Gedächtnissysteme des Gehirns. Dies soll an dem folgenden Beispiel der Schwierigkeiten mit den Schlüsseln gezeigt werden.
Eine Störung des *episodischen Gedächtnisses* ist besonders charakteristisch für ein Demenzsyndrom vom Alzheimer-Typ. Dabei kommt es typischerweise zu einer Aussage wie »Gestern habe ich den Schlüssel irgendwo abgelegt und weiß nicht wo«. Die Person versucht, sich an den situativen Kontext zu erinnern: »In welcher Situation habe ich den Schlüssel das letzte Mal in der Hand gehabt? Wo war ich da?«
Eine Störung im Bereich des *Arbeitsgedächtnisses* zeigt sich beim Vergessen, wo der Schlüssel gerade innerhalb einer komplexen Beschäftigung abgelegt worden ist – d.h., der Patient hat bei einem Arbeitsgang den Schlüssel zwischendurch abgelegt, und er weiß im Moment nicht, wo er ist. Eine Arbeitsgedächtnisstörung ist völlig unspezifisch.
Eine Störung des *Langzeitgedächtnisses* liegt bei Alzheimer-Demenz meist nicht vor, d.h., ein Patient legt habituativ den Schlüssel immer an eine Stelle in der Wohnung ab und findet ihn dort auch wieder. Zieht er jedoch um, dann kann der Demente sich keinen neuen Ort einprägen, an dem der Schlüssel immer liegen soll und wo er gefunden werden kann.
Die neuropsychologische Evaluation im Interview wird in Tabelle 11-1 dargestellt.

Weitere neuropsychologische Untersuchungsverfahren

Die **Mini Mental State Examination** (MMSE) erlaubt die Schweregradeinstufung des Demenzsyndroms vom Alzheimer-Typ. Es können 30 Punkte erreicht werden, wobei zu beachten ist, dass in der Regel jeder Punktverlust

Tab. 11-1 Neuropsychologische Evaluation im Interview

Neuropsychologischer Bereich	Informationsquelle	Was ist zu fragen, zu beachten oder zu testen?
Gedächtnis	Fremdanamnese	Vergessen von Episoden der letzten Zeit (Gespräche, Besuche, Feste usw.) oder Details aus den Episoden? Vergessen von Terminen, Sich-Verlaufen in unvertrauten Umgebungen?
	Interview	Vage Erinnerungen an den Herweg? Detailarmut beim Schildern der letzten Tage? Vergessen von im Interview Erwähntem? Keine Neuigkeiten aus den Nachrichten nennen können bzw. nur veraltete nennen können?
	Untersuchungsverfahren	Zeitliche Orientierung als Gedächtnisparameter: Um wie viele Tage pro Monat wird das aktuelle Datum verfehlt? • Unauffällig: 0 oder 1 Tag falsch • Fraglich gestört: 2–6 Tage falsch • Pathologisch: über 6 Tage oder Monat falsch (bei sehr alten und sozial isolierten Patienten ca. 14 Tage)
Sprache	Fremdanamnese	Probleme bei der Wortfindung oder der Aussprache? Verständnis für Fragen oder Erklärungen gestört (nicht aufgrund von Schwerhörigkeit)? Wortkarg (im Vergleich zu früher)? Aufgeben von Hobbys wie Lesen? Oder Meiden von Gesprächen, weil Sprachverständnis oder Wortfindung verschlechtert?
	Beobachtung des Gesprächs	Spontansprache: Fehler in Wortwahl, Grammatik? Fehler in der Lautstruktur der Worte (Auslassungen, Verwechslungen in der Sequenz oder Einfügen fremder Laute usw.)? Störung in der darstellenden Sprache (Bild beschreiben, Ereignis beschreiben, Sprichwort erklären): Wortfindungsstörung, Ungeschicklichkeit in der Darstellung?
	Neuropsychologische Untersuchungsverfahren	Fluency: So viele Tiere sagen lassen, wie in 1 min. möglich, Mittelwert ca. 17 Wörter, Standardabweichung ca. 4. Für Alter > 65 Jahre ca. 14 Wörter, Standardabweichung ca. 4 Wörter. Grenzwert für unauffällige Leistung ca. 10 und sicher pathologische Leistung $\leq$ 6 Wörter
Praxie	Fremdanamnese	Praktische Probleme? Fehler im Werkzeuggebrauch (Zange, Pinzette, Nähzeug, Schraubenzieher usw.)? Fehler bei Arbeiten im Haushalt? Aufgeben von Hobbys wegen Schwierigkeiten bei Bewegungen, Ungeschicklichkeiten?
	Beobachtung in der Untersuchung	Fehler in der Kleidung (z. B. Knopfreihen falsch)? Fehler oder Ungeschicklichkeiten beim Ausziehen, Anziehen? Ungeschicklichkeit oder Fehler beim Hervorsuchen von Zetteln oder Schreibzeug, um Termin zu notieren usw.? Fehler beim Schreiben von Buchstaben?
	Neuropsychologische Untersuchungsverfahren	Uhrentest: In einen vorgegebenen Kreis die Ziffern einer Uhr zeichnen lassen und auffordern, die Zeiger zu zeichnen, die z. B. 16.40 Uhr anzeigen. Unauffällig: von perfekt bis korrekte Uhrzeit gerade noch ablesbar. Fraglich pathologisch, wenn die Uhr erkennbar ist, aber die richtige Uhrzeit nicht. Sicher pathologisch, wenn die Uhr schwer verzerrt dargestellt ist (nicht als Ziffernblatt einer Uhr erkennbar). Handbewegungsfolgen: Faust, Handkante, Flachhand imitieren lassen. Sicher pathologisch, wenn keine richtige Bewegung erfolgt oder wenn grob falsche Bewegungen auftreten.

einem Fehler entspricht, der in jüngeren Jahren nicht aufgetreten wäre. Viele Mediziner, Psychologen, Pflegekräfte und v.a. auch weiter betreuende Einrichtungen wie Angestellte in Pflegeheimen wissen etwas mit dem Score anzufangen.

- MMSE ca. 26–30 im hohen Alter noch mit altersentsprechender kognitiver Leistungsfähigkeit bzw. MCI zu vereinbaren,
- MMSE ca. 20–25 leichtes Demenzsyndrom,
- MMSE ca. 10–19 mittelschweres Demenzsyndrom,
- MMSE ca. 0–9 schweres Demenzsyndrom, es beginnt der Verlust der Testbarkeit.

Bei der **3-Wörter-Merkliste** zur Untersuchung der Merkfähigkeit werden (wie in der MMSE) 3 anschauliche Wörter zum Merken genannt, und der Patient wird aufgefordert, sich die Wörter zu merken. Damit sicher ist, dass er die Wörter aufmerksam gehört hat, soll er sie nachsprechen. Nach ca. 1,5 Minuten weiterer Fragen wird der Patient aufgefordert, die Wörter wiederzugeben. Ein Problem stellt dar, dass die Leistung altersabhängig ist. Nur bei 70-Jährigen ist der Befund von keinem wiedergegebenen Wort pathologisch. Bei sehr alten Personen (90-Jährigen, die heute immer häufiger in die Klinik kommen) ist eine Wiedergabeleistung von keinem richtigen Wort noch gerade eine Standardabweichung unter der Norm, also nicht als pathologisch zu beurteilen.

Wegen Enkodierproblemen älterer Patienten wurde mit dem **10-Wort-Test mit Einspeicherhilfe** der Lösungsansatz verfolgt, die visuelle Vorstellung der zu merkenden Objekte zu erbitten. Zur Kontrolle wurden die Patienten gebeten, eine Größenschätzung der Objekte abzugeben: Ist das Objekt im Vergleich mit einem gewöhnlichen Tisch größer oder kleiner? Dadurch wird auch eine Unterbrechung von internem Aufsagen der ersten Merkwörter unterbrochen (Reischies et al. 2002).

- Wörter: Kartoffel, Brief, Meer, Uhr, Sessel, Foto, Wald, Polizist, Säugling, Katze.
- Grenzwerte: pathologisch < 5, bei sehr alten Personen (über 70 Jahre) < 4 wiedergegebenen Wörtern.

Psychopathologische Untersuchung

Zusätzlich muss eine psychopathologische Untersuchung nach den üblichen Standards erfolgen, v.a. um die wichtige nichtkognitive Störung bei Demenzsyndromen zu erfassen. Häufige nichtkognitive Symptomatik der Demenzsyndrome sind:

- Depression
- Apathie
- Halluzinationen
- Wahn
- Disinhibitionssymptome wie Schreien
- Aggressive Verhaltensweisen
- Weglaufen

Verlaufsbeurteilung

Eine typische Alzheimer-Demenz verläuft mit schleichendem Beginn von Gedächtnisstörungen. Häufig bleibt lange eine »Fassade« erhalten, d.h., die Person hat eine Symptomatik, die in ihrer Ernsthaftigkeit erst auffällt, wenn eine Testung durchgeführt wird, d.h., erst wenn die Orientierung, die Erklärung von Sprichwörtern und die Praxie geprüft wird.

Differenzialdiagnose

Das Demenzsyndrom muss gegenüber einer Reihe von anderen Syndromen differenzialdiagnostisch abgegrenzt werden.

Normales Altern: Zwischen dem normalen Altern mit altersgemäßen Einbußen kognitiver Leistungen und dem Demenzsyndrom steht die leichte kognitive Störung (Mild Cognitive Impairment [MCI]), die durch milde Störungen entweder im Gedächtnisbereich (amnestisches MCI) oder auch in anderen Bereichen kognitiver Leistungen charakterisiert ist. Zur Erfassung sind standardisierte Testverfahren notwendig, damit eine Leistungseinbuße von 1 bzw. 1,5 Standardabweichungen unterhalb der Alters- und Bildungsnorm nachgewiesen werden kann.

Minderbegabung: Eine Minderbegabung muss anhand der Fremdanamnese sowie der Schulbildung und Berufslaufbahn ausgeschlossen werden.

Amnestisches Syndrom: Eine schwerwiegende kognitive Störung in dem isolierten Bereich des episodischen Gedächtnisses liegt beim amnestischen Syndrom vor.

Depression: Selten einmal bestehen nach einer Überprüfung der Orientierung und Merkfähigkeit noch Schwierigkeiten, eine Depression von einem Demenzsyndrom zu unterscheiden. Denn Patienten mit einer Depression, obwohl sie über eine Leistungsinsuffizienz klagen, haben nicht mehr als eine leichte Unschärfe in der zeitlichen Orientierung und können nur einige Wörter weniger wiedergeben als Gesunde. Sie zeigen keine schwerwiegende Merkfähigkeitsstörung wie bei der Demenz. Allerdings in Fällen von schwerer Regression des depressiven Patienten mit praktisch aufgehobener Testfähigkeit bietet sich manchmal ein diagnostisches Problem.

Delir: Ein alltägliches Problem in Allgemeinkrankenhäusern ist die Frage, ob bei einem alten Patienten, der mit einem Verwirrtheitssyndrom eingeliefert wird, ein reines Delir vorliegt oder ein Delir bei Demenz. Hier ist v.a. die Fremdanamnese über die kognitive Leistung in den Monaten vor der akuten Verschlechterung entscheidend (s. Kap. 4). Es kann ein »Pseudodelir« vorliegen mit Enttarnung schwerer Merkfähigkeitsstörung bei einer zugrunde liegenden Demenzentwicklung, die in der vertrauten Umgebung der alten Wohnung noch nicht auffiel, aber in der Unfähigkeit, sich in der neuen Umgebung zurechtzufinden, plötzlich deutlich wurde. Häufig reagieren Patienten auf die Veränderungen und ihre eigenen Defizite mit Misstrauen oder Wahn.

11.1.2 Spezielle Diagnose

Alzheimer-Demenz: Das Demenzsyndrom vom Alzheimer-Typ ist gekennzeichnet durch eine prädominante Störung des episodischen Gedächtnisses und der Orientierung (zeitlich und örtlich). Das Syndrom beginnt typischerweise mit amnestischen Zeichen, und diese führen während des klinischen Verlaufs bis in die Spätstadien hinein. Dagegen weniger ausgeprägt sind aphasische und apraktische Zeichen. Sie treten später auf und bleiben zunächst weniger behindernd. Es fehlen Symptome der Bewusstseinsstörung.

Lewy-Körperchen-Demenz: Häufig, aber nicht immer liegt ein Parkinson-Syndrom vor. Ferner hebt sich diese Form der Demenz durch die starken Schwankungen der kognitiven Leistungen ab. Früh und häufiger als bei anderen Demenzformen auftretende nichtkognitive Symptome wie visuelle Halluzinationen sowie Wahn und Depression bzw. delirante Episoden können ebenfalls diagnostisch wegweisend sein.
Eine Neuroleptika-Unverträglichkeit wird in vielen Fällen beobachtet und ist therapeutisch zu berücksichtigen, vor allem wenn Halluzinationen behandelt werden sollen, die Neuroleptika jedoch zu einer Verschlechterung des Krankheitsbildes führen.

Vaskuläre Demenz: Hier ist eine Demenzentwicklung gemeint, bei der eher ein stufenförmiger Verlaufstyp der Verschlechterung der kognitiven Leistungen anamnestisch erfragt werden kann. Zeichen der Arteriosklerose und fokalneurologische Befunde finden sich, die auf Schlaganfälle zurückgeführt werden können. Beispiele sind auch hervorstechende aphasische Symptome oder frontale Enthemmungssymptomatik. Das Syndrom der vaskulären Demenz kann zuweilen auch mit leichten temporären Verbesserungen der Störungen kognitiver Leistungen einhergehen.

Frontotemporale Demenzen: Weitere Demenzsyndrome sind frontotemporale Demenzen, z.B. vom frontalen Typ mit primären Veränderungen der Persönlichkeit oder einem langsamen Verlust der Sprachfunktionen. Als Persönlichkeitswandel wird v.a. eine zunehmende Enthemmung deutlich, mit früher bei der Person nicht vorkommenden Regelverletzungen, Distanzlosigkeit usw. Auch das Ernährungsverhalten ist häufig verändert. Langsam progressive aphasische Syndrome kommen vor.

Subkortikale Demenz: Hier sind Syndrome gemeint, die mit leichteren Störungen kognitiver Leistungen bei Erkrankungen der Basalganglien vorliegen. Die Störungen kognitiver Leistungen treten v.a. im Bereich der Wiedergabe aus dem Gedächtnis und der Verlangsamung auf.

11.1.3 Nosologische Diagnose

Differenzialdiagnose

Während im vorigen Abschnitt die klinisch differenzierbaren Demenzsyndrome aufgeführt wurden, geht es bei der nosologischen Diagnose um die Art der Hirnschädigung bzw. Degenerationserkrankung. Zur Diagnose der Ätiologie des Demenzsyndroms gehören weitere Untersuchungsbefunde wie bildgebende Verfahren oder Liquorbefunde. Folgende Erkrankungen kommen infrage:
- Alzheimer-Demenz
- Vaskuläre Demenz
- Gemischte Demenz vom Alzheimer- und vaskulären Typ
- Lewy-Körperchen-Demenz
- Frontotemporale Demenz

Dazu kommen seltene Demenzerkrankungen verschiedener Art, wie die Creutzfeldt-Jacob-Krankheit oder eine Demenz bei Speicherkrankheiten.

Besonders relevant ist die Differenzialdiagnose potenziell reversibler Demenzsyndrome, da sie unmittelbar therapeutische Konsequenzen hat. Im Folgenden werden die wichtigsten Krankheitsbilder bzw. Krankheiten genannt, die differenzialdiagnostisch wegen der guten Behandelbarkeit differenziert werden müssen:
- Delirsyndrome (v.a. ohne ausgeprägte Bewusstseinsstörungen) bzw. Enzephalopathien (z.B. metabolischer oder entzündlicher Genese, chronische Intoxikationen),
- Liquorzirkulationsstörung, z.B. Normaldruck-Hydrozephalus (NDH),
- Raumforderungen (v.a. subdurales Hämatom, Meningeome),
- endokrinologische Erkrankungen (z.B. schwere Hypothyreose, auch Hyperthyreose),
- Vitaminmangelsyndrome,
- zerebrovaskuläre Ereignisse mit langsamer Reversibilität.

Laboruntersuchungen

Bevor eine nosologische Diagnose gestellt werden kann, müssen Labor- und Zusatzuntersuchungen erfolgen. Notwendige Laboruntersuchungen sind das Routinelabor, besonders:
- Harnstoff (eine Harnstofferhöhung kann auf eine Exsikkose hinweisen),
- Elektrolyte,
- Vitamine (B1, B12),
- Entzündungsparameter: Blutkörperchensenkungsgeschwindigkeit, C-reaktives Protein,
- Blutbild,
- HIV (bei Personen, bei denen die HIV-Differenzialdiagnose in Betracht kommt).

Aus dem klinischen Befund ist eine Exsikkose bereits zu vermuten. Im Laborbefund findet sich häufig eine Harnstofferhöhung. Vitaminmangelzustände bei schlechter Ernährung der alten Patienten können zu einem (z. T. reversiblen) Syndrom gestörter kognitiver Leistungen führen oder dazu beitragen.

Die Rolle der *Liquoruntersuchung* bei der Demenzdiagnose wird noch unterschiedlich beurteilt. Wenn nach den vorliegenden Untersuchungen eine Demenz vom Alzheimer-Typ sehr wahrscheinlich ist, dann verzichten viele Untersucher auf eine Liquoruntersuchung, v.a. in Anbetracht noch fehlender Konsequenzen einer weiteren Bestätigung der Diagnose Alzheimer-Demenz durch die Liqourergebnisse. Eine Indikation kann eher bei beginnender Demenz und der prognostisch wichtigen Frage des Vorliegens einer Alzheimer-Demenzerkrankung gesehen werden. Im Liquor bei Alzheimer-Demenz findet sich typischerweise ein spezielles Muster von Erhöhungen und Erniedrigungen von Parametern:

- Tau-Peptid-Erhöhung (besonders hyperphosphoryliertes Tau)
- Aβ-Peptid-Erniedrigung (Aβ42 oder auch Varianten)

Apparative Untersuchungen

Eine bildgebende Untersuchung der Struktur des Gehirns gehört zur ätiologischen Abklärung eines Demenzsyndroms. Insbesondere ist auf Ursachen behandelbarer Demenzsyndrome zu achten, wie chronische subdurale Blutung mit Raumforderung, andere Raumforderungen, Niedrigdruck-Hydrozephalus oder kleinere Schlaganfälle, die neu aufgetreten sind und eine gewisse Reversibilität des Demenzsyndroms erwarten lassen können.

Eine kranielle Computertomographie (cCT) reicht in Routinefällen zum Ausschluss von Hirntumoren oder vaskulären Ereignissen, besonders einem Hirninfarkt bzw. einem subduralen Hämatom aus. Eine kranielle Magnetresonanztomographie (cMRT) ist sinnvoll, falls eine höhere Auflösung notwendig ist (z. B. kleinere vaskuläre Läsionen zu vermuten sind) und eine Atrophie des Hippocampus dargestellt werden soll.

Ein EEG zeigt eine typische Frequenzverlangsamung (Allgemeinveränderung) und kann

Tab. 11-2 Neurologische Zeichen und Demenzformen

Neurologische Zeichen	Demenzformen
Akinese	Lewy-Körperchen-Demenz, Parkinson-Demenz, Creutzfeldt-Jacob-Demenz, subkortikale arteriosklerotische Enzephalopathie, Demenz bei Morbus Wilson
Ataxie	Multisystematrophie, kortikobasale Degeneration, Demenz bei Morbus Wilson, Creutzfeldt-Jacob-Demenz
Augenbewegungsstörung	Progressive supranukleäre Paralyse, (subkortikale arteriosklerotische Enzephalopathie)
Dysarthrie	Subkortikale arteriosklerotische Enzephalopathie, amyotrophe Lateralsklerose plus Demenz, Creutzfeldt-Jacob-Demenz
Gangstörung	Normaldruck-Hydrozephalus, Lewy-Körperchen-Demenz, Parkinson-Demenz, Multisystematrophie, progressive supranukleäre Paralyse, frontotemporale Degeneration
Hyperkinesen	Huntington Chorea, Demenz bei Morbus Wilson, Creutzfeldt-Jacob-Demenz
Myoklonie	Creutzfeldt-Jacob-Demenz, kortikobasale Degeneration, posthypoxisch
Spastik	Multisystematrophie , amyotrophe Lateralsklerose plus Demenz, subkortikale arteriosklerotische Enzephalopathie, Leukodystrophie, traumatische Hirnschädigung
Psychopathologisches Merkmal: Affektlabilität, Affektinkontinenz	Subkortikale arteriosklerotische Enzephalopathie, amyotrophe Lateralsklerose plus Demenz, (frontotemporale Degeneration)

dem Ausschluss von fokalen Auffälligkeiten dienen. Diese Untersuchung gehört jedoch nicht zur Routineuntersuchung bei Demenzverdacht.

Neurologische Untersuchungsbefunde

Eine neurologische Untersuchung gehört selbstverständlich zur Routine der Demenzabklärung, obwohl ein Frühstadium einer Alzheimer-Demenz unter dem Bild eines reinen amnestischen Syndroms abläuft, d.h. ohne neurologische Symptomatik. Normalerweise tritt also im Beginn der Alzheimer-Erkrankung keine neurologische Symptomatik auf. Bei der Entwicklung einer aphasischen Symptomatik kann man »formal« von einer ersten neurologisch-neuropsychologischen Symptomatik sprechen. Neurologische Befunde sind eine Hilfestellung bei der nosologischen Diagnose: Tabelle 11-2 führt die neurologischen Symptome und die möglichen Erkrankungen des Gehirns auf.

11.2 Therapie

11.2.1 Rechtsgrundlage

Für die Behandlung des dementen Patienten ist die Frage der fehlenden Einwilligung und/oder Einwilligungsfähigkeit entscheidend. Besonders ist dies der Fall, wenn ein Patient gegen seinen erklärten Willen auf einer Station behalten werden muss und für die Applikation von Therapien. Nicht jeder demente Patient ist einwilligungsunfähig (s. Kap. 17).

11.2.2 Behandlungsplan

Nach der Diagnose kann ein umfassender Behandlungsplan entworfen und dieser mit dem Patienten bzw. den Angehörigen besprochen werden. Dabei sind die im Folgenden genannten Punkte zu beachten.

Die **Ursachen** einer sekundären Demenz und einer temporären Verschlechterung der kognitiven Leistung bei einer der nicht kausal behandelbaren Demenzkrankheiten müssen bekämpft werden. Des Weiteren müssen die **nichtkognitiven Begleitsymptome** therapiert werden, z.B. depressive Stimmung, die v.a. in der frühen Phase der Alzheimer-Demenz beobachtet wird. Weitere nichtkognitive Störungen, die Bedeutung in der Betreuung von Demenzkranken haben, sind Wahn und Halluzinationen, welche besonders in der mittleren Phase der Alzheimer-Demenz und in der Frühphase der Lewy-Körperchen-Demenz zu beobachten sind. Dazu kommt eine Mobilitätsstörung, v.a. in den Spätstadien der Demenzerkrankungen.
Der Behandlungsplan sollte auch die Förderung der **Krankheitsbewältigung** mit einschließen. In manchen, leider nicht in allen Fällen kann ein Patient akzeptieren, dass zumindest das Gedächtnis schlechter geworden ist als früher. Der Patient sollte vorsichtig darauf hingewiesen werden, dass sich Konsequenzen aus der Vergesslichkeit ergeben, mit denen er seinen Frieden schließen sollte. Auch ist an die Angehörigen zu denken. Diese leiden in ausgeprägter Weise unter der Demenz des Patienten. Es geht einerseits um den Verlust einer Person, die in manchen Fällen nur noch als »Hülle« der früheren Persönlichkeit erscheint. Einige Verwandte wollen immer wieder in typischen Äußerungen des Patienten eine Wiederkehr der alten Person erkennen und müssen schmerzlich erkennen, dass dies unmöglich ist. Dazu kommt dann die Belastung durch die Pflege des Demenzkranken. So muss in vielen Fällen der Patient rund um die Uhr bewacht und körperlich gepflegt werden. Die Angehörigen sind auch diejenigen, die unter den Folgen der Verhaltensstörungen des Demenzkranken leiden. Nicht ungewöhnlich ist es, dass die Angehörigen unter der Last der Pflege an einer Depression erkranken. Aus diesen Gründen ist es wichtig, den Angehörigen die Akzeptanz der Krankheitssituation auf der einen Seite zu erleichtern und andererseits

konkrete Hilfen zu vermitteln. Es sollte ihnen mitgeteilt werden, dass es Angehörigenvereine gibt, und es sollte ihnen Kontaktadressen an die Hand gegeben werden.
Hinsichtlich der **Umgebungsgestaltung** ist an ausreichendes Licht zu denken, damit der Patient nicht fällt, wenn er aufsteht. Dazu kann ein großer Kalender bei der Orientierung unterstützen. In vielen Fällen können die vertraute Uhr und weitere Gegenstände aus der Umgebung des Patienten von Angehörigen gebracht werden, sodass es wenigstens einige Objekte gibt, welche der Patient wiedererkennt. Zusätzlich ist an Handläufe im Krankenzimmer zu denken, und nachts ist dafür zu sorgen, dass der Patient nicht stürzt, wenn er zur Toilette gehen möchte (s. auch Kap. 11.2.4, Abschn. Milieu).
Schließlich umfasst der Behandlungsplan die **Prävention** einer Verschlechterung durch Sekundärerkrankungen (z.B. zerebrovaskuläre Ereignisse) bei primär degenerativer Demenzform, die Prävention deliranter Entgleisungen sowie Prävention der Komplikationen des Demenzverlaufs, von z.B. Stürzen und Mangelernährung.
Behandelt werden müssen sowohl die kognitiven wie auch die nichtkognitiven Symptome der Demenz, wobei jedoch betont werden muss, dass bislang die kognitiven Symptome nur in sehr beschränktem Umfang auf eine Therapie ansprechen.

11.2.3 Medikamentöse Therapie

Bei vielen alten Menschen besteht eine Multimedikation mit Über- und Fehlmedikation. Deswegen empfiehlt es sich, dass die Medikationsliste mit dem geriatrischen Konsiliararzt kritisch diskutiert wird. Des Weiteren sollte versucht werden, akzelerierende Faktoren der Demenzentwicklung, wie zerebrovaskuläre Ereignisse oder Delire, durch geeignete medikamentöse Therapie zu bekämpfen.
Bei vielen Patienten, die mit einer Demenz in ein Krankenhaus aufgenommen werden, zeigen sich Zeichen der Verminderung der Flüssigkeits-, aber auch generell aller Nahrungsaufnahme. Es muss daher vordringlich auf Flüssigkeitszufuhr geachtet werden, zur Not muss auch über parenterale Applikation nachgedacht werden.

Nichtkognitive Demenzsymptomatik

Agitiertheit: In den letzten Jahren hat sich herausgestellt, dass für die Behandlung relevanter Agitation von dementen Patienten möglichst keine Benzodiazepine, und wenn, dann nur in kleinen Dosen verwendet werden sollten. Dies hat damit zu tun, dass für Benzodiazepine ein zu hohes Risiko einer Übersedation herausgestellt wurde. Für die Behandlung der relevanten Agitation sollten auch in der Regel keine Neuroleptika verwendet werden, wenn nur die sedierende unerwünschte Arzneimittelwirkung (UAW) der Medikation angestrebt wird. Denn alte Menschen vertragen die antidopaminerge Wirkung aller Neuroleptika schlecht. Eine sinnvolle Indikation jedoch ist die relevante Agitation, die im Rahmen paranoid halluzinatorischer Symptomatik bei Demenz auftritt, also durch die Symptome wie Wahn oder Halluzinationen zu erklären sind.

Disinhibition: Bei frontotemporaler Demenz treten Disinhibitions-, also Enthemmungssymptome eher früh, bei Alzheimer-Demenz eher später auf. Diese Symptome entziehen sich weitgehend der pharmakologischen Therapie. Eine jede weitere Funktionseinschränkung des ZNS – beispielsweise als UAW-psychotroper Medikation – birgt die Gefahr der Verschlechterung der Disinhibitionssymptomatik in sich.

Paranoid-halluzinatorische Symptomatik: Mit Neuroleptika muss bei älteren Patienten sehr sparsam umgegangen werden, da das dopaminerge System im Alter vermindert funktionsfähig ist und deshalb gravierende UAW drohen. In den letzen Jahren ist das Dilemma eingetreten, dass neuere Medikation zwar vermutlich besser verträglich sind als die konventionellen Neuroleptika, aber wegen der Gefahr kardiovaskulärer Nebenwirkungen in der Indikation eingeschränkt wurden (Daten über die älteren konventionellen Neuroleptika liegen jedoch nicht in vergleichbarem Maß vor). Ein vorsichtiger Ansatz beispielsweise mit Risperidon 0,5–1,5 mg ist jedoch bei der speziellen Indikation der Bekämpfung von paranoid-halluzinatorischer Symptomatik gerechtfertigt.

Kognitive Demenzsymptomatik

Später, nach der Phase der diagnostischen Abklärung und gegebenenfalls somatischer Therapie der begleitenden körperlichen Störungen, ist ein Therapieversuch mit den sogenannten Antidementiva wie Cholinesterasehemmern und dem NMDA-Modulator Memantine sinnvoll (NMDA: N-Methyl-D-Asparat).

◖◗ **Donepezil:** ◖◗ *Dosierung:* 5 mg zu Beginn. ◖◗ *Nebenwirkungen und Interaktionen:* Übelkeit, Erbrechen, Appetitverminderung, Diarrhö, Bradykardie, Synkopen. Schlaflosigkeit, Halluzinationen, Erregungszustände und Aggressivität können Schwierigkeiten bereiten, zu entscheiden, ob es sich um Symptome des Krankheitsbildes der Alzheimer-Demenz oder um Nebenwirkungen der Medikation handelt. Kontraindikation bei Hypersensitivität gegenüber der Substanzklasse (Piperidin-Derivate), eingeschränkte Indikation bei Ulzera in Magen oder Darm, gestörten Sphinkterfunktionen (Harnblasenobstruktion) oder Darmperistaltik, Asthma, Herzrhythmusstörungen (v.a. supraventrikuläre Tachykardien, Sick-Sinus-Syndrom), Vorsicht bei Epilepsie. *Cave:* Kombination mit Anästhetika, Muskelrelaxanzien. Wechselwirkungen bei Anticholinergika, neuromuskuläre Blockade z.B. Succinylcholin, β-Blocker, Wirkungsverstärkung unter Ketoconazol und Chinidin, Wirkungsverminderung unter Rifampicin, Phenytoin, Carbamazepin, Alkohol. ◖◗ *Bewertung für die Akutstation:* Donepezil ist indiziert bei leichter bis mittelschwerer Alzheimer-Demenz. Trotz der Einschränkungen der Indikation ist das Medikament in der Regel gut verträglich.

◖◗ **Rivastigmin:** ◖◗ *Dosierung:* 2 × 1,5 mg zu Beginn. ◖◗ *Nebenwirkungen und Interaktionen:* Übelkeit, Erbrechen, Appetitverminderung, Diarrhö, Bradykardie, Synkopen. Gesteigerte Verwirrtheit, Somnolenz, Schlaflosigkeit, Depression, Halluzinationen und Erregungszustände können Schwierigkeiten bei der Beurteilung bereiten, ob es sich um Symptome des Krankheitsbildes der Alzheimer-Demenz oder um Nebenwirkungen der Medikation handelt. *Cave:* Kombination mit Anästhetika, Muskelrelaxanzien. Kontraindikation bei schwerer Leberfunktionsstörung, Hypersensitivität gegenüber der Substanzklasse (Carbamat-Derivate), eingeschränkte Indikation bei Ulzera in Magen oder Darm, gestörten Sphinkterfunktionen oder Darmperistaltik, Asthma, Herzrhythmusstörungen (v.a. supraventrikuläre Tachykardien, Sick-Sinus-Syndrom), Vorsicht bei Epilepsie. Wechselwirkung mit Anticholinergika. ◖◗ *Bewertung für die Akutstation:* Indikation bei leichter bis mittelschwerer Alzheimer-Demenz. Trotz der Einschränkungen der Indikation ist das Medikament in der Regel gut verträglich.

◖◗ **Galantamin:** ◖◗ *Dosierung:* 3 mg zu Beginn. ◖◗ *Nebenwirkungen und Interaktionen:* Übelkeit, Erbrechen, Appetitverminderung, Diarrhö, Bradykardie, Synkopen. Gesteigerte Verwirrtheit, Somnolenz, Schlaflosigkeit, Halluzinationen, Erregungszustände und Aggressivität können Schwierigkeiten bei der Beurteilung bereiten, ob es sich um Symptome des Krankheitsbildes der Alzheimer-Demenz oder um UAW der Medikation handelt. Kontraindikation bei schweren Leber- oder Nierenfunktionsstörungen, eingeschränkte Indikation bei Ulzera in Magen oder Darm, gestörten Sphinkterfunktionen oder Darmperistaltik, Asthma, Herzrhythmusstörungen (v.a. supraventrikuläre Tachykardien, Sick-Sinus-Syndrom). Vorsicht bei Epilepsie. bei Anticholinergika. *Cave:* Kombination mit Anästhetika, Muskelrelaxanzien. ◐ *Bewertung für die Akutstation:* Indikation bei leichter bis mittelschwerer Alzheimer-Demenz. Trotz der Einschränkungen der Indikation ist das Medikament in der Regel gut verträglich.

◐ **Memantine:** ◐ *Dosierung:* 5 mg zu Beginn. ◐ *Nebenwirkungen und Interaktionen:* Übelkeit, Erbrechen, Appetitverminderung, Schwindel, Kopfschmerzen, Müdigkeit. In einigen Fällen bereiten Halluzinationen, gesteigerte Verwirrtheit und Angstzustände Schwierigkeiten zu entscheiden, ob es sich um Symptome des Krankheitsbildes der Alzheimer-Demenz oder um UAW der Medikation handelt. Kontraindikation bei schwerer Nierenfunktionsstörung, epileptischen Anfällen. Wirkungsverstärkung von dopaminergen Substanzen. ◐ *Bewertung für die Akutstation:* Indikation bei mittelschwerer und schwerer Alzheimer-Demenz. Es handelt sich um einen NMDA-Modulator. In der Regel gut vertragene Medikation.

11.2.4 Nichtmedikamentöse Therapie

Neben medikamentösen Maßnahmen sollte der Umgang mit dementen Patienten und die Gestaltung der Umgebung beachtet werden. Denn die Patienten sind rasch überfordert, misstrauisch oder verzweifelt. Dazu kommt, dass sie sich verloren vorkommen, da sie immer wieder vergessen, wo sie sich befinden und warum sich um sie herum alles verändert hat.

Milieu: Empfehlenswert ist es, am Beginn der Krankenhausbehandlung Gegenstände aus der alten Wohnung bringen zu lassen, die der Patient wiedererkennt und mit denen die neue Krankenhausumgebung vertrauter erscheinen kann. Zur Sicherung der Patienten sind Vorrichtungen im Krankenzimmer vorzuhalten: Handläufe auf der Station und im Krankenzimmer (Weg zur Toilette) sind wegen der immensen Sturzgefahr älterer und v.a. dementer Personen notwendig. In den ersten Tagen sollte der Patient einen Rollator mit Rollen nur an der Vorderachse und festen Stützen hinten bekommen. Dies ist wichtig, da Patienten in der Regel nicht sofort mit den Bremsen eines Rollators mit 4 Rädern umgehen können.

Life review: Wie schon beim Interview ein Beginnen mit der weit zurückliegenden Zeit, beispielsweise der Kindheit, zu empfehlen ist, so hat sich als erfolgreich erwiesen, den Patienten sein Leben erzählen zu lassen. Ein aufmerksamer, interessierter und einfühlsamer Gesprächspartner kann häufig erleben, dass ein Patient im Verlauf des Berichts über mehrere Stunden beginnt, mit Lebensereignissen und Härten seinen Frieden zu schließen.

Validation: Bei allen Äußerungen des Patienten wird zu ergründen versucht, ob sich hinter einer Aussage noch eine weitere Kommunikationsabsicht verbirgt. So kann ein Patient ärgerlich reagieren und die Pflege ablehnen, dem Verhalten kann aber ein Schmerz zugrundeliegen. Der Patient hat in diesem Fall den Schmerz aufgrund der Kommunikationsstörung nicht ausdrücken können. Es sollen also jeweils die Motivatoren für eine Äußerung des Patienten identifiziert und bestätigt werden. Dies muss das Bemühen aller mit dem Patienten umgehenden Personen sein.

Literatur

Beyreuther K, Einhäupl KM, Förstl H, Kurz A (Hrsg). Demenzen. Stuttgart: Thieme 2002.

Förstl H (Hrsg). Lehrbuch der Gerontopsychiatrie und -psychotherapie. Stuttgart: Thieme 2003.

Reischies FM. Psychopathologie – Merkmale psychischer Krankheitsbilder und klinische Neurowissenschaft. Berlin: Springer 2007.

Reischies FM, Wertenauer F. Die Frühdiagnose der Demenzen. Wien: Medizinische Wochenschrift 2002; 152: 6671.

Wallesch CW, Förstl H (Hrsg). Demenzen. Stuttgart: Thieme 2005.

12 Traumatisierungen

Christine Knaevelsrud

Fallbeispiel 1

Ein 37-jähriger Feuerwehrmann stellt sich in der psychiatrischen Ambulanz vor. Er wirkt angespannt und nervös. Zehn Tage zuvor war er zum Einsatz gerufen worden. Nach mehreren kleinen Explosionen stand ein Wohnhaus in Flammen, mehrere Menschen waren im Feuer eingeschlossen. Durch eine weitere Explosion brach ein Teil des Hauses ein. Eine verletzte Anwohnerin, deren Kind sich noch im Haus befand, wurde von Kollegen des Einsatzteams aus dem Haus transportiert. Vollkommen unerwartet riss sie sich los und rannte zurück in das brennende Haus. Kurz darauf gaben die Mauern nach – das Haus stürzte ein. Das Bild der Mutter, die in das brennende Haus zurückstürmt, ließ Herrn M. nicht mehr los. Direkt nach dem Einsatz wurde er immer wieder von unwillkürlichen Erinnerungen eingeholt, obwohl er versuchte, alle Gespräche oder Gedanken an den Einsatz zu vermeiden. Er arbeitete weiter, litt aber an ausgeprägten Schlafstörungen und Albträumen. Er verlor zunehmend das Interesse an seiner Umgebung, zog sich zurück, war leicht reizbar und schreckhaft. Seine Frau war deshalb beunruhigt und überzeugte ihn, die psychiatrische Ambulanz aufzusuchen.

Wie das Fallbeispiel verdeutlicht, ist die Konfrontation mit einem traumatischen Ereignis für die Betroffenen mit einem breiten Spektrum vegetativer und psychischer Reaktionen verbunden. Bei den Betroffenen rufen die existenzielle Bedrohung des Ereignisses und die Heftigkeit der emotionalen Reaktion häufig starke Ängste und mitunter ein intensives Bedürfnis nach Unterstützung und »Behandlung« hervor. Bei der diagnostischen Einordnung solcher posttraumatischen Reaktionen ist es allerdings essenziell zu berücksichtigen, dass starke emotionale Reaktionen auf lebensbedrohliche Ereignisse adaptiv und normal sind und nur in wenigen Fällen, bei länger anhaltenden Beschwerden, behandlungsbedürftig sind. Gerade bei der posttraumatischen Belastungssymptomatik hat sich deutlich gezeigt, dass der Zeitpunkt der Intervention entscheidend für den weiteren Verlauf ist. Ein verfrühter Eingriff in die natürliche Verarbeitung solcher Erfahrungen hat sich dabei bisher eher als negativ erwiesen. Daher wird nach einer kurzen Einführung in das Störungsbild ein zeitlich orientierter Behandlungsalgorithmus entworfen. Eine grafische Übersicht der Störungsentwicklung findet sich in Abbildung 12-1.

12.1 Klassifikation und Prävalenz von Traumata

Ein Trauma im klinischen Sinne ist definiert als das Erleben einer möglichen oder realen Todesbedrohung, einer ernsthaften Verletzung oder einer Bedrohung der körperlichen oder psychischen Versehrtheit bei sich oder anderen. Beispiele traumatischer Ereignisse sind das Erleben von körperlicher und sexueller Gewalt, Entführungen, Krieg, Folter, Naturkatastrophen oder Verkehrsunfälle. Epidemiologische Studien deuten darauf hin, dass deutlich über die Hälfte aller Menschen im Verlauf ihres Lebens mit mindestens einem traumati-

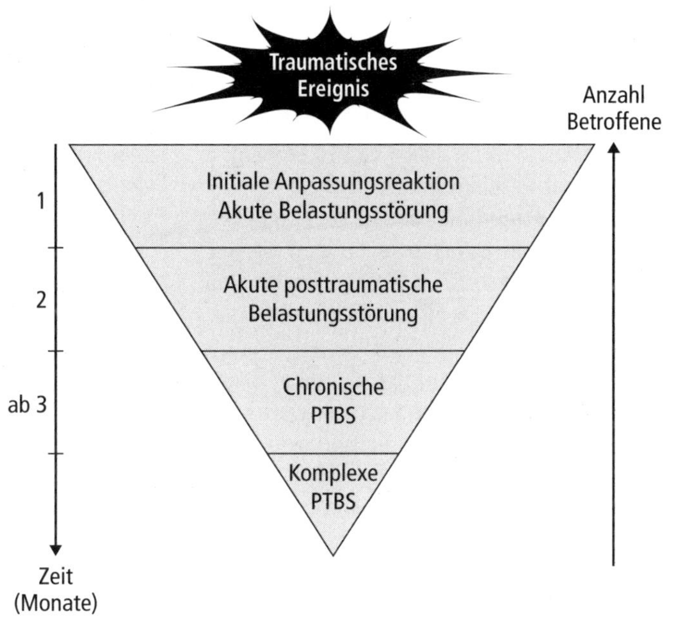

Abb. 12-1 Entwicklung posttraumatischer Störungen

schen Ereignis konfrontiert werden (Kessler et al. 1995). Im Kontrast dazu entwickelt ein erheblich niedrigerer Teil der Bevölkerung tatsächlich eine posttraumatische Belastungsstörung (PTBS). In Kontrast zu allen anderen klinischen Störungen ist die PTBS die einzige, die ätiopathogenetisch konzipiert ist, also eine eindeutig definierte Ursache unterstellt (traumatisches Ereignis, A1-Kriterium, DSM-IV [Diagnostic and Statistical Manual of Mental Disorders]). Die PTBS ist die häufigste, nicht aber die einzige Folgereaktion, die im Zusammenhang mit traumatischen Erlebnissen auftreten kann. Depressionen, Angststörungen bzw. somatoforme Störungen können ebenfalls als singuläre oder komorbide posttraumatische Reaktionen auftreten.

Ob sich nach einem traumatischen Ereignis eine Störung entwickelt, ist abhängig von der Art des Traumas, der biopsychologischen Prädisposition des Betroffenen und der zur Verfügung stehenden Bewältigungsstrategien. Bei der Klassifikation traumatischer Ereignisse hat sich die Einteilung in intentionale – also von Menschen beabsichtigt zugefügte – Traumata und akzidentelle Traumata als hilfreich erwiesen. Insbesondere traumatische Ereignisse, die mit zwischenmenschlicher Gewalt einhergehen, führen vergleichsweise häufiger zu der Ausbildung einer PTBS. Weitere Risikofaktoren für die Entwicklung einer PTBS sind u. a. fehlende soziale Unterstützung, Dissoziation während des traumatischen Ereignisses, eine familiäre psychiatrische Vorgeschichte bzw. eine negative Bewertung des Traumas und der eigenen Belastungsreaktion (als Zeichen von Schwäche).

Ein höheres Bildungsniveau und eine ausgeprägte soziale Unterstützung fungieren dagegen als protektive Faktoren. Allerdings ist die Vorhersagekraft dieser Faktoren eher gering, sodass sie sich keinesfalls als Indikatoren für eine Behandlungsbedürftigkeit eignen. Derzeit existieren noch keine validen Screeningmethoden, die eine Identifikation initial gefährdeter Individuen erlauben.

12.1.1 Akutphase

Fallbeispiel 2

Ein 57-jähriger verletzter Mann irrt nach einer Massenkarambolage auf der Autobahn zwischen den Autowracks ziellos umher. Er weigert sich, mit dem Rettungsteam mitzukommen, da er zum Essen verabredet sei. Auf Rückfrage verneint er, bei dem Unfall beteiligt gewesen zu sein. Er sei nur durch Zufall hierher geraten und habe auch keine Zeit, weil er spät dran sei.

Unmittelbar während und in den ersten Stunden nach einem traumatischen Ereignis können bei den Betroffenen vielfältige und stark wechselnde psychische Beschwerden auftreten. Generell kann man diese Reaktionsweisen in vier Kategorien zusammenfassen:

- Desorganisation: Verwirrung, paradoxe oder chaotische Verhaltensweisen
- dissoziative Reaktionen: Depersonalisation, Derealisation, Betäubung, emotionale Abspaltung/unangemessene Gelassenheit, Bewusstseinseinengung
- Affektschwankungen: rascher Wechsel von Trauer, Wut, Aggression, Impulsivität, Angstzustände, Teilnahmslosigkeit
- vegetative Reaktionen: Schwitzen, Herzrasen, Übelkeit

Solche initialen Anpassungsreaktionen sind normale adaptive Vorgänge und nicht als Hinweis einer psychischen Störung einzuordnen.

12.1.2 Akute Belastungsstörung

Fallbeispiel 3

Eine 32-jährige Verkäuferin erscheint ohne Begleitung in der psychiatrischen Ambulanz; sie habe über 2 Wochen nur noch stundenweise schlafen können. Auf Nachfrage schildert sie, wie sie vor 2 Wochen vergewaltigt worden sei. Sie berichtet konkret und chronologisch den Ablauf des Geschehens, ohne sichtbare affektive Beteilung, als lese sie einen Zeitungsbericht vor. Seit dem Vorfall fühle sie sich taub und abgestumpft, wie eine Beobachterin in einem Film. Besonders belastend sei dies im familiären Kontext: »Ich weiß, ich liebe meine Kinder, aber ich fühle das nicht.« Aufgrund starker Schamgefühle habe sie außer mit der Polizei und ihrem Mann mit keinem darüber gesprochen. Sie berichtet über nächtliche Albträume und äußerst belastende bildhafte Erinnerungen an die Vergewaltigung v.a. in der Einschlafphase. Aus Angst davor, versuche sie das Einschlafen so lange als möglich herauszuzögern.

Die akute Belastungsstörung (DSM-IV) bzw. akute Belastungsreaktion (ICD-10 [International Classification of Diseases]; F 43.0) ist definiert als vorübergehende Störung von beträchtlichem Schweregrad als Reaktion auf eine außergewöhnliche körperliche und/oder seelische Belastung. Als auslösende Ereignisse kommen überwältigende Traumata mit ernsthafter Bedrohung für die Sicherheit oder körperliche Unversehrtheit der Betroffenen oder einer geliebten Person infrage. Die Symptomatik der akuten Belastungsstörung zeigt sich in den meisten Fällen direkt im Anschluss an das erlebte Trauma und dauert mindestens 2 Tage an.

ICD-10 und DSM-IV definieren unterschiedliche Zeitrahmen. Während das DSM-IV eine maximale Symptomdauer von 4 Wochen vorschreibt, sollten die Symptome nach der ICD-10 schon nach wenigen Tagen wieder abgeklungen sein. Für die Diagnose einer akuten Belastungsstörung steht die Präsenz dissoziativer Symptome im Vordergrund. Zudem muss jeweils ein Symptom der Vermeidung, der Übererregung und der Intrusion (s. Kap. 12.3.2) vorliegen. Die akute Belastungsstörung stellt einen Risikofaktor für eine Entwicklung einer PTBS dar, ist aber kein notwendiger Vorläufer. Die Prävalenzen derer, die an einer akuten Anpassungsstörung erkranken und in der Folge eine PTBS entwickeln, schwanken je nach Studie zwischen 30 % und 78 %. Von denjenigen, die langfristig an einer PTBS erkrankten, erfüllen jedoch ursprünglich nur 50 % die Kriterien einer akuten Belastungsstörung.

12.1.3 Akute posttraumatische Belastungsstörung

Im Unterschied zur akuten Belastungsreaktion, bei der die Symptome bis 1 Monat andauern, spricht man von einer PTBS ab einer Dauer von 1 Monat. Ab einer Dauer von 3 Monaten ist von einer Chronifizierung der PTBS auszugehen. Für die Diagnose einer PTBS muss das Erleben eines traumatischen Ereignisses mit intensiver Furcht, Hilflosigkeit und Entsetzen assoziiert sein und im Verlauf mit einer Symptomtrias von unwillkürlichem Wiedererleben (Intrusionen), Vermeidung und Übererregung einhergehen.

Intrusionen: Intrusionen äußern sich in Albträumen, sich aufdrängenden Gedanken und unkontrollierbaren, überflutenden Erinnerungen (Flashbacks) an das traumatische Ereignis. Flashbacks sind in der Regel sehr deutlich, ähnlich einer filmischen Sequenz, und sind von Gerüchen, Geräuschen und starken Emotionen begleitet. Um solche Flashbacks auszulösen, genügen kleinste Anstöße (Trigger), wie z. B. ein bestimmter Geruch oder ein Geräusch.

Vermeidung: Vermeidung kann sich sowohl in aktiver als auch in passiver Form zeigen. Unter aktiver Vermeidung versteht man das bewusste Vermeiden von Gedanken oder Gefühlen, Gesprächen, Aktivitäten, Orten, Menschen oder Situationen, die an traumatische Inhalte erinnern. Zu passiver Vermeidung zählt emotionale Taubheit, wie innere Teilnahmslosigkeit, Interessenverlust und allgemeiner Rückzug, das Gefühl von Entfremdung sich selbst und anderen Menschen gegenüber sowie das Gefühl einer eingeschränkten Zukunft.

Übererregung: Bei der PTBS ist die Erregungsschwelle des autonomen Nervensystems herabgesetzt. Der Körper reagiert auf Belastungen früher und intensiver. Die Folgen dieser Hypersensibilität sind Schlafstörungen, eine deutlich erhöhte Schreckhaftigkeit und Reizbarkeit, Wutausbrüche, Konzentrationsstörungen, übertriebene Aufmerksamkeit und Wachsamkeit, Nervosität und begleitende körperliche Reaktionen.

Für die Diagnose einer PTBS müssen mindestens 3 Vermeidungssymptome, 2 Symptome der Übererregung und 1 Intrusionssymptom über einen Zeitraum von mindestens 1 Monat vorliegen.

12.2 Medikamentöse Therapie

Eine ausschließliche pharmakologische Behandlung der posttraumatischen Belastungssymptomatik gilt heute als obsolet. In Kombination mit einer Psychotherapie können antidepressive Medikamente deutlich zur Verbesserung der posttraumatischen Belastungssymptomatik beitragen. Die meisten Daten liegen hier zu Serotonin-Wiederaufnahmehemmern (SSRI) vor, Paroxetin hat als einzige Substanz eine Indikationszulassung (Davidson 2006). Nicht abschließend beantwortet ist, über welchen Zeitraum und in welcher Dosis behandelt werden soll und wie sich Psychotherapie und Pharmakotherapie ergänzen. Tri- und tetrazyklische Substanzen, Monoaminoxidasehemmer (MAO-Hemmer) und Antikonvulsiva wurden nur in vereinzelten Studien geprüft. Benzodiazepine zeichnen sich durch eine alleinige Wirksamkeit auf arousal-assoziierte Symptome aus. Wegen der Abhängigkeitsgefahr sollten Sie Benzodiazepine höchst zurückhaltend einsetzen. Unter www.ipap.org können Sie Algorithmen zur pharmakologischen Behandlung von PTBS nachlesen. Diese Richtlinien bieten eine evidenzbasierte Grundlage zur pharmakologischen Entscheidungsfindung zu unterschiedlichen Zeitpunkten der PTBS-Behandlung.

12.3 Nichtmedikamentöse Therapie

12.3.1 Akutphase

In der Akutphase geht es primär darum, den Betroffenen aus dem Bereich der akuten Gefährdung zu bringen und die physische Sicherheit wiederherzustellen. Ziel des therapeutischen Kontaktes ist es, den Betroffenen zu orientieren (Vorstellen der eigenen Person, der berufliche Auftrag, Informationen über Lage, Geschehen, Maßnahmen und Verlauf geben), das Zeiterleben zu strukturieren (Was ist geschehen, was ist jetzt, was passiert in den nächsten Stunden?), ihm seine (veränderte) Wahrnehmung und Emotionen zu erklären und zu beruhigen (z. B. »Es besteht keine Gefahr mehr, Sie sind jetzt in Sicherheit«). In manchen Fällen ist bei Betroffenen eine starke motorische Unruhe zu beobachten. Soweit keine Tendenz zur Eigengefährdung besteht, ist es nicht sinnvoll, den motorischen Impuls zu unterbinden. Wenn möglich lassen Sie die Betroffenen sich bewegen. Alles, was das Autonomieerleben, das durch die traumatische Erfahrung gestört wurde, stärkt, sollte unterstützt werden. Ziel in dieser ersten Phase ist es,

Tab. 12-1 Vorgehen in der Akutphase

Ziele und Interventionen	Konkretes Verhalten und Beispiele
Sicherheit herstellen und vermitteln	• Opfer vom Tatort/aus der Gefahrenzone entfernen, keinen Kontakt zum Täter • »Es ist vorbei! Sie sind in Sicherheit.«
Verbindliches, transparentes Vorgehen	• »Ich rufe jetzt einen Krankenwagen und werde Sie mit ins Krankenhaus begleiten.«
Reorientierung	• »Sie sind hier in X in der X-Straße, es gab eine Explosion. Sie sind verletzt und müssen zur Behandlung ins Krankenhaus.« • *Cave:* keine unnötigen Informationen, die das Opfer zusätzlich beunruhigen könnten, also nicht: »Ihr Bein sieht nicht gut aus.« • *Cave:* medizinische Fachsprache soweit wie möglich vermeiden!
Fokussierung auf Hier und Jetzt	• »Ich kümmere mich jetzt um Sie. Gibt es etwas, was ich für Sie jetzt in diesem Augenblick tun kann?« • *Cave:* keine unrealistische Versprechen wie »Ich kümmere mich um alles, machen Sie sich keine Sorgen« oder »Das zahlt alles die Versicherung.«
Komplexität der posttraumatischen Situation reduzieren	• Prioritäten schaffen • Klare Strukturierung
Schutz des Opfers	• Bedecken des Körpers, wenn das Opfer unbekleidet ist • Abschirmung von Presse und Schaulustigen
Antidissoziative Interventionen	• Vorsichtige Ansprache • Berührung nach vorheriger Vergewisserung, ob dies als hilfreich empfunden wird • Aktivierung verschiedener sensorischer Kanäle, z. B. »Können Sie meine Hand fest drücken?«, »Nehmen Sie ein Schluck kaltes Wasser. Merken Sie, dass das kalt ist?«, »Können Sie die Faust ballen?«, »Können Sie das Bein heben?«
Adaptiver statt konfrontativer Sprachgebrauch	• Wenn das Opfer nach einer Vergewaltigung einen neutraleren Begriff nutzt (z. B. Angriff), sollte dieser in der akuten Phase in jedem Fall übernommen werden. • *Cave:* keine Vorhaltungen, wegen eines möglichen Fehlverhaltens des Opfers, z. B. Alkoholkonsum!

ein Gleichgewicht zwischen versorgendem, direktivem Vorgehen einerseits und Autonomie fördernden Verhalten andererseits zu finden.
Eine Formalie, die bei heutigen Großkatastrophen eine wichtige Rolle spielt, ist die Abschirmung der Betroffenen von Zuschauern und eventuell auch der Presse. Grundsätzlich sollten Sie Patienten von Pressekontakten (Interviews etc.) innerhalb der ersten 7 Tage nach dem Trauma abraten. Die Einschätzung der eigenen emotionalen Betroffenheit und Stabilität ist direkt nach einem traumatischen Ereignis häufig deutlich beeinträchtigt.
Viele Betroffene, die aufgrund von schweren Verletzungen zunächst einer chirurgischen oder intensivmedizinischen Versorgung bedürfen, bleiben in der Folge häufig vollkommen unterversorgt. Eine Sensibilisierung der beteiligten Ärzte und Pflegekräfte für diese Patienten ist essenziell, sodass den spezifischen Bedürfnissen dieser Patienten Rechnung getragen werden kann.
In Tabelle 12-1 sind die wichtigsten Interventionen in dieser Phase zusammengefasst.

12.3.2 Akute Belastungsstörung

Zur Prävention und Behandlung akuter Belastungsstörungen wurde in den 1990er Jahren das Critical Incident Stress Debriefing (kurz »Debriefing«) entwickelt (Mitchell u. Everly 1995). Debriefing ist eine psychologische Soforthilfemaßnahme und umfasst in der Regel eine mehrstündige Sitzung. Die Intervention wird unmittelbar nach dem Trauma durchgeführt und besteht hauptsächlich aus Psychoedukation und der Verhinderung der Emotions- und Gedankenunterdrückung durch explizite Konfrontation mit dem Trauma. Debriefing wurde über Jahre und wird teilweise noch immer standardmäßig, z.B. bei Betroffenen von Großkatastrophen, eingesetzt. In mehreren Metaanalysen zeigte Debriefing keinen bzw. teilweisen negativen Effekt und sollte somit nicht mehr angewandt werden (Rose et al. 2002).

Grundsätzlich gilt, dass eine zu frühe (in den ersten 3 Tagen) aktive Intervention mit dem natürlichen Verarbeitungsprozess negativ interferiert. Dies bedeutet keinesfalls, dass Traumatisierten, die deutliche Symptome zeigen und Bedarf äußern, in den ersten Tagen nach dem Trauma keine Hilfe zukommen sollte. Es geht in den ersten Stunden und Tagen allerdings primär um die Wiederherstellung der Basisbedürfnisse, entsprechend der Prinzipien der Krisenintervention. Dazu gehört z. B., Informationsbedürfnisse der Patienten bezüglich ihrer potenziell zu erwartenden Anpassungsreaktionen zu beantworten (s. Kap. 12.3.3, Abschn. Patientenaufklärung), eine Konzentration auf die aktuelle Problemlage und eine aktive, jedoch nicht unbedingt eine direktive therapeutische Haltung. Manche Betroffene erfahren es als Entlastung, über das Erlebte zu sprechen. Zusätzlich zu den auftretenden Erinnerungen führt die auftretende Symptomatik häufig zu starker Verunsicherung (z. B. »Ich habe mich nicht mehr unter Kontrolle – ich werde verrückt«) und zu Selbstvorwürfen, ein solches Ereignis nicht besser zu verkraften. Grundsätzlich sollte die Bereitschaft, sich Details der traumatischen Erfahrung anzuhören, eindeutig signalisiert werden (z. B. »Wenn Sie das Bedürfnis verspüren, über das, was Ihnen passiert ist, zu sprechen, bin ich für Sie da«). Dies ist allerdings klar von einer traumafokussierten Expositionstherapie zu unterscheiden, bei der es darum geht, das Geschehene in einer sicheren Situation noch einmal mit allen sensorischen Details wiederzuerleben. In den ersten Tagen nach dem Trauma geht es ausschließlich darum, dem Patienten die Möglichkeit zu geben, das Geschehene zu beschreiben und sich dadurch zu entlasten. Die therapeutische Grundhaltung in dieser Phase sollte

- validierend (z. B. »Ich kann mir vorstellen, dass das eine sehr beängstigende Erfahrung gewesen sein muss«),
- entlastend (z. B. »Es ist ganz normal, dass Sie jetzt noch viel über das Geschehene nachdenken«) und

Tab. 12–2 Vorgehen bei einer akuten Belastungsstörung

Ziele und Interventionen	Konkretes Verhalten und Beispiele
Gesprächsbereitschaft signalisieren	• Präsenz zeigen, verfügbar sein; Bereitschaft signalisieren, zuzuhören – ohne Druck auszuüben • Abwehr akzeptieren • *Cave:* keine traumafokussierten Interventionen!
Validierende, entlastende, ressourcenorientierte Gesprächshaltung	• »Ich kann mir vorstellen, dass so ein Erlebnis erschreckt/hilflos fühlen lässt/nachhaltig/... erschüttert.« • »Viele Betroffene berichten von heftigen Reaktionen und Gefühlen, die sie belasten.« • »Wie schaffen Sie es im Alltag, sich zu beruhigen oder sich zu distanzieren, wenn Sie emotional sehr aufgewühlt sind?« • *Cave:* keine ausführliche Diskussion des traumatischen Ereignisses aktiv stimulieren!
Patientenschulung	• Symptome als normale Reaktion auf ein abnormales Ereignis kommunizieren
Einbeziehen der Angehörigen und des sozialen Umfeldes	• Aktivierung und Aufklärung der Angehörigen über PTBS, Stärkung des Umfeldes
Alltagsstrukturierende Tätigkeiten fördern	• Berufliche Reintegration • Freizeitaktivitäten
Entspannung	• Ressourcenorientierte Imaginationsübungen, Atemtraining, Progressive Muskelrelaxation

- ressourcenorientiert (z.B. »Haben Sie jemals zuvor eine ähnliche Belastungssituation bewältigt? Was hat damals besonders geholfen?«, »Wie schaffen Sie es im Alltag, sich zu beruhigen oder sich zu distanzieren, wenn Sie emotional sehr aufgewühlt sind?«)

sein, ohne eine aktive Diskussion über das Trauma zu stimulieren.

Die Exploration bestehender sozialer Kontakte bzw. gegebenenfalls die Initiierung und Stärkung sozialer Unterstützungsmöglichkeiten ist v.a. in dieser initialen Anpassungsphase von essenzieller Bedeutung. Charakteristisch für das posttraumatische Erleben ist das Gefühl der Isolation; Betroffene fühlen sich mit dem Erlebten fremd und allein, und sie fühlen sich von anderen unverstanden. Die Reaktionen des sozialen Umfeldes (Vorwürfe, peinliche Betroffenheit) beeinflussen die Bewältigung der traumatischen Erfahrung maßgeblich. Daher sollten Sie die Angehörigen so früh wie möglich in den therapeutischen Prozess einbinden. Neben der Unterstützung durch das persönliche Umfeld hilft die Reaktivierung von Alltagskompetenzen (berufliche Reintegration, Freizeitaktivitäten), die Eigenverantwortlichkeit und das Autonomieerleben der traumatisierten Person zu stärken.

Atemtraining, Entspannungsverfahren (z.B. progressive Muskelrelaxation nach Jacobson) und angemessene Bewegung (Spaziergänge) eignen sich zur weiteren Stabilisierung. Manchen Patienten bieten angeleitete ressourcenorientierte Imaginationsübungen zusätzlich Entspannung. Eine häufig angewandte Imaginationsübung bei Traumatisierten ist der »sichere Ort«. Ein sicherer Ort ist eine Imagination, d.h. eine Vorstellung eines Ortes, an dem sich die Person ganz sicher fühlt. Unter therapeutischer Anleitung wird dieser Ort erfunden (visualisiert) und möglichst intensiv auf verschiedenen sensorischen Kanälen vorgestellt. Diese innere Vorstellung dient dazu, den Patienten zumindest in ihrer Vorstellung einen Ort der Sicherheit und Kontrolle zu schaffen. Eine gute Übersicht solcher Übungen findet sich in Reddemann (2003).

In der frühen posttraumatischen Phase (1.–4. Woche) geht es also um eine optimale Ausschöpfung aller stabilisierenden Möglichkeiten, in der eine pragmatische psychosoziale Unterstützung im Vordergrund steht. In Tabelle 12-2 sind die wichtigsten Aspekte dieser Phase zusammengefasst. Sollte sich die Symptomatik auch nach mehreren Tagen nicht zurückgebildet haben, sollten Sie mit dem Patienten Möglichkeiten für eine psychotherapeutische Weiterbehandlung besprechen.

12.3.3 Akute posttraumatische Belastungsstörung

Kognitiv-verhaltenstherapeutische Ansätze

Im Gegensatz zum Debriefing, das klassischerweise in den Stunden bzw. Tagen direkt im Anschluss an das Trauma eingesetzt wurde, fokussieren neuere kognitiv-verhaltenstherapeutische Frühinterventionen auf die ersten Wochen bzw. Monate nach dem Trauma. Diese Interventionen sind spezifisch auf die Patientengruppe ausgerichtet, deren Symptome nicht innerhalb der ersten Wochen abgeklungen sind bzw. mit leichter Latenz auftreten. Verschiedene randomisierte kontrollierte Studien konnten positive Effekte für kognitiv-behaviorale traumafokussierte Verfahren bei Patienten mit akuter PTBS nachweisen (Michael et al. 2006).

Die kognitiv-verhaltenstherapeutische Behandlung der PTBS besteht aus einer Kombination von Exposition und kognitiver Restrukturierung. Je nach Autoren liegen die Schwerpunkte etwas unterschiedlich, allerdings ist das Kernstück aller Ansätze die Konfrontation mit dem erlebten Trauma. Bei der Traumaexposition wird der Patient gebeten, das traumatische Ereignis in seiner Vorstellung nachzuerleben. Um dies zu erleichtern, soll der Patient das Ereignis einschließlich aller sensorischer Eindrücke bzw. affektiver und vegetativer Reaktionen im Präsens schildern. Dabei wird zunehmend auf die Momente des Traumas fokussiert, die mit besonders intensiven negativen Affekten verbunden sind (sog. »Hotspots«). Die Exposition wird in mehreren aufeinanderfolgenden Sitzungen wiederholt. Das kontrollierte Wiedererleben ermöglicht die Integration bisher unzusammenhängender Erinnerungsfragmente und somit eine Einbettung des Traumas in das autobiografische Gedächtnis. Ziel dieser Konfrontation ist neben der Habituation (d.h. einer Reduktion der affektiven und emotionalen Erregung), die Modifikation dysfunktionaler Bewertung (Schuld- und Schamgefühle) des Traumas.

Die Durchführung einer solchen Exposition sollte allerdings nicht von ungeschulten Therapeuten übernommen werden und bedarf einer stabilen vertrauensvollen therapeutischen Beziehung. Wenngleich es erste Hinweise für die Wirksamkeit kognitiv-behavioral ausgerichteter Frühinterventionen gibt, ist noch nicht abschließend geklärt, zu welchem Zeitpunkt die Interventionen einsetzen sollten und ob es Kontraindikationen abhängig von der Art des Traumas gibt. Als obsolet gelten unspezifisch eingesetzte zu früh konfrontierende Verfahren (in den ersten 4 Wochen nach dem Trauma). Für weitergehende Literatur bezüglich der Behandlung chronischer und komplexer PTBS verweisen wir auf Maercker und Rosner (2006).

Therapeutischer Kontakt

Bei der Erhebung des psychopathologischen Befundes sollten Sie berücksichtigen, dass traumatische Ereignisse im Extremfall als Erstreaktionen wahnhafte oder stark dissoziative Phänomene auslösen können. Deutlich erhöhte Suizidalität, erhöhte Tendenz zur Selbstgefährdung sowie Substanzabusus (häufig als Sekundärphänomen) können eine Behandlung auf einer psychiatrischen Akutstation in seltenen Fällen notwendig machen, meistens genügt jedoch eine ambulante Versorgung. Kennzeichnend für die Interaktion mit schwer traumatisierten Patienten ist die ausgeprägte Ambivalenz in der Kontaktaufnahme. Traumatische Ereignisse gehen häufig mit einer tiefgreifenden Erschütterung des zwischenmenschlichen Grundvertrauens, des Selbst- und Weltverständnisses einher. Dies ist v.a. der Fall nach Traumatisierungen, die von Mitmenschen in bewusst destruktiver Absicht durchgeführt wurden (z.B. Vergewaltigung). Misstrauen und Verunsicherung auch gegenüber Menschen, von denen sich die Patienten eigentlich Hilfe erhoffen, bei einem gleichzeitig intensiven Bedürfnis nach Sicherheit und menschlicher Nähe ist eine häufige Folge. Zwei scheinbar paradoxe Formen des Umgangs charakterisieren daher den Erstkontakt mit traumatisierten Patienten: Einerseits besteht bei dem Patienten ein starkes Bedürfnis zur Idealisierung und Omnipotenzzuschreibung des erstversorgenden Arztes oder Psychologen, andererseits ein ausgeprägtes Misstrauen und Abwehr gegenüber dem Hilfspersonal. Verständlich werden diese Reaktionen vor dem Hintergrund der als lebensbedrohlich erlebten Hilflosigkeit.

Analog können entsprechende Reaktionsmuster auch bei Ärzten und Therapeuten beobachtet werden. Traumaschilderungen sind oft bizarr, grausam und sadistisch. Solche Beschreibungen lösen bei vielen Zuhörern Entsetzen aus, teilweise aber auch einen Unwillen, sich solche Details anhören zu müssen. Die therapeutische Balance zwischen professioneller Anteilnahme und Abgrenzung ist in der therapeutischen Arbeit mit Traumatisierten daher teilweise schwer aufrechtzuerhalten. Wilson und Lindy (1994) beschrieben ein Modell, das sich spezifisch mit Therapeutenreaktionen in der Traumatherapie beschäftigt. Die Autoren beschreiben Vermeidung und Überidentifikation als typische dysfunktionale therapeutische Reaktionen im Umgang mit traumatisierten Patienten. Zu einer vermeidenden Haltung zählt eine abwehrende und abwertende Reaktion. Den Erzählungen des Patienten wird z.B. kein Glauben geschenkt, oder die Erlebnisse werden bagatellisiert. Auch fehlendes Nachfragen oder rasche Themenwechsel können Ausdruck einer solchen Haltung sein. Eine überidentifizierende Haltung, also ein Zuviel an Empathie mit dem Patienten, kann dagegen zur Überschreitung der therapeutischen Grenzen führen. Das Geben der privaten Telefonnummer, Vereinbaren von außerordentlichen Terminen, nicht haltbare Versprechen oder ein Überengagement hinsichtlich der Belange des Patienten sind häufige Indikatoren.

Ein weiteres Problem der therapeutischen Beziehung im Behandlungsverlauf ergibt sich aus den in der Praxis häufigen Arzt- bzw. Psychologenwechseln. Gerade für traumatisierte Patienten ist dies eine ungünstige Konstellation. Das Beschreiben des Erlebten geht in der Regel mit ausgeprägten Scham- und Schuldgefühlen einher und bedarf daher eines tragfähigen Vertrauensverhältnisses zu dem behandelnden Therapeuten. Eine weitere Verunsicherung dieser interpersonell hoch vulnerablen Patienten kann vermieden werden durch die frühzeitige explizite Kommunikation bezüglich der Art des Kontaktes (ist z.B. behandelnde Psychiater ebenfalls der behandelnde Psychotherapeut?) sowie der Grenzen und Dauer des Kontaktes (besteht z.B. Möglichkeit eines therapeutischen Kontakts über den stationären Aufenthalt hinaus?).

Das hohe Maß an Kritik an ihrem professionellen Vorgehen, mit dem viele Therapeuten seitens ihrer traumatisierten Patienten konfrontiert werden, lässt sich zu einem nicht unbeträchtlichen Teil vor dem Hintergrund der existenziellen Bedrohung der Patienten verstehen. (Zur Vertiefung des Themas »therapeutische Beziehung mit Traumatisierten« s. Knaevelsrud u. Maercker, im Druck.)

Patientenaufklärung

Grundsätzlich gilt, dass der Patient zunächst wieder ein Sicherheitsgefühl entwickeln muss, um überhaupt aufnahmefähig zu sein. Informationen über zu erwartende und mögliche

Folgen eines traumatischen Ereignisses helfen Betroffenen, die eigenen Reaktionen zu entpathologisieren. Eine heftige emotionale, vegetative Reaktion auf ein lebensbedrohliches Ereignis ist eine normale Reaktion auf ein außergewöhnliches Ereignis. Betroffene erleben das traumatische Ereignis fast filmgleich nach, begleitet von ausgeprägten Ängsten. Ängste, sich nicht mehr unter Kontrolle zu haben, verrückt zu werden, obwohl kognitiv klar ist, dass das Geschehen »längst vorbei ist«, lassen Betroffene an sich zweifeln. Schriftliches Informationsmaterial ist wegen der in der Akutphase eingeschränkten Aufnahmekapazität der Patienten als besonders günstig zu betrachten. Reine Psychoedukation mittels Informationsbroschüren hat allerdings keine präventive oder kurative Wirkung. Im weiteren Behandlungsverlauf ermöglicht die gemeinsame Erarbeitung eines Störungsmodells anhand der individuellen Beschwerden des Patienten die Einordnung der als häufig beängstigend erlebten Symptomatik. Den Umgang mit Schlafstörungen, potenziellem Substanzabusus als Selbstmedikation, verminderter Konzentrationsfähigkeit und einer häufig deutlich erhöhten Reizbarkeit sollten Sie explizit thematisieren (Knaevelsrud u. Liedl 2007).

12.3.4 Exkurs: Risikogruppen – help the helper!

Bestimmte Berufsgruppen, wie z. B. Feuerwehrleute und medizinisches Rettungspersonal, sind aufgrund ihrer Profession überdurchschnittlich häufig mit potenziell traumatisierenden Situationen konfrontiert. Wie in verschiedenen Kapiteln in diesem Buch deutlich wird (s. z. B. Fallbeispiel 1 in Kap. 3 u. s. Kap. 19) sind gerade auch diejenigen, die akut psychiatrisch arbeiten, häufig mit belastenden und bedrohlichen Situationen konfrontiert. Dabei schützt der professionelle Abstand nur sehr bedingt. Das Erleben oder Bezeugen von selbst- oder fremdgerichteter Gewalt ist eine Erfahrung, die ausgeprägte Hilflosigkeit auslösen kann. Zweifel an der eigenen Handlungskompetenz, den eigenen elementaren Fähigkeiten und letztlich eine Erschütterung des Selbstverständnisses (»Ich bin sicher«, »Ich habe mein Leben unter Kontrolle«) können zu einer elementaren Verunsicherung führen. Um arbeitsbedingte Erkrankungen (Burn-out) zu vermeiden, sind eine supervisorische Begleitung und ein Umfeld, in dem es möglich ist, eigene Ängste zu äußern, essenziell.

Literatur

Davidson JR. Pharmacologic treatment of acute and chronic stress following trauma. J Clin Psychiatry 2006; 67(2): 34–9.

Kessler RC, Sonnega A, Bromet E, Nelson CB. Posttraumatic stress disorder in the National Comorbidity Survey. Arch Gen Psychiatry 1995; 52: 1048–60.

Knaevelsrud C, Liedl A. Psychoedukative Gruppen als psychosoziale Intervention für traumatisierte Flüchtlinge – ein Überblick. Verhaltenstherapie und psychosoziale Praxis 2007, 39: 75–85.

Knaevelsrud C, Maercker A. Die therapeutische Beziehung mit Traumatisierten. In: Hermer M, Röhrle B (Hrsg). Handbuch der therapeutischen Beziehung. Beziehungsgestaltung, Bündnisprobleme, Kontexte. Tübingen: DGVT (im Druck).

Maercker A, Rosner R (Hrsg). Psychotherapie der Posttraumatischen Belastungsstörung. Stuttgart: Thieme 2006.

Michael T, Munsch S, Lajtman M. Kognitiv-verhaltenstherapeutische Frühinterventionsverfahren nach Traumatisierung: Übersicht und Evaluation. Verhaltenstherapie 2006; 16: 283–92.

Mitchell JT, Everly GS: Critical incident stress debriefing: An operations manual for the prevention of traumatic stress among emergency services and disaster workers. Ellicot City: Chevron 1995.

Reddemann L. Imagination als heilsame Kraft. Zur Behandlung von Traumafolgen mit ressourcenorientierten Verfahren. 8. Aufl. Stuttgart: Pfeiffer bei Klett-Cotta 2003.

Rose S, Bisson J, Churchill R, Wessely S. Psychological debriefing for preventing post traumatic stress disorder. Cochrane Database Syst Rev 2 2002; Issue 2. Art. No.: CD000560.

Wilson JP, Lindy JD. Countertransference in the treatment of PTSD. New York: Guilford 1994.

13 Die akut psychiatrisch erkrankte schwangere Patientin

Peter Neu

Fallbeispiel

Eine 28-jährige Patientin wird nachts von der Feuerwehr gebracht. Sie war auf einen fremden Balkon im zweiten Stock geklettert, um die dortigen Blumentöpfe zu entfernen, von denen sie vermeintlich bestrahlt worden war. Die Patientin ist deutlich erregt und unruhig und scheint zu halluzinieren. Sie beobachtet ängstlich und misstrauisch alle Vorgänge auf Station, nimmt aber sonst keinen Kontakt auf. Sie verweigert die angebotenen Medikamente und gibt an, das sei für ihr Kind nicht gut. Die Sprechweise der Patientin ist deutlich zerfahren. Am nächsten Tag melden sich die besorgten Eltern der Patientin. Von ihnen ist zu erfahren, dass sie seit dem 23. Lebensjahr an einer paranoiden Schizophrenie vom episodischen Verlaufstyp mit Vollremission zwischen den Phasen erkrankt ist. Die Krankheit habe sich erstmals mit einem Suizidversuch manifestiert. Die Patientin habe ihr Antipsychotikum, mit dem sie zur Prophylaxe behandelt worden war, abgesetzt, nachdem sie erfahren habe, dass sie schwanger war. Sie sei jetzt in der 10. Schwangerschaftswoche. Es handelt sich um die erste Schwangerschaft der Patientin.

Das Thema Schwangerschaft und akute psychiatrische Erkrankung wird immer wieder eine besondere Herausforderung für die ärztliche Behandlung darstellen. Dabei ist es ein natürlicherweise häufig auftretendes Problem, denn etwa 1 % der Frauen zwischen 16 und 44 Jahren leiden an einer schizophrenen Psychose, die Hälfte davon wird mindestens einmal in ihrem Leben schwanger. Es unterscheiden sich die Sexualpraktiken von schizophrenen Patientinnen und das Alter der ersten sexuellen Aktivität nicht signifikant von denen Gesunder. Patientinnen mit einer Schizophrenie werden jedoch häufiger ungewollt schwanger als gesunde Frauen.

Das sich im Fallbeispiel offenbarende zentrale Problem für den Klinikarzt ist der Konflikt zwischen einer akut zu behandelnden Erkrankung und der Abschätzung des Risikos für die Leibesfrucht durch eine Behandlung. Intuitiv würde man wahrscheinlich sagen, dass eine Nichtbehandlung mit Sicherheit das risikoärmere Vorgehen ist. Tatsächlich aber kann auch die unbehandelte Erkrankung eine nicht zu unterschätzende Gefahr für den Fetus bedeuten, denn auch eine Psychose stellt einen schädigenden Faktor für das ungeborene Leben dar. Diese möglichen Risiken der Behandlung und Nichtbehandlung sind in Tabelle 13-1 gegenübergestellt.

13.1 Kriterien für und gegen eine medikamentöse Therapie

Es muss vorausgeschickt werden, dass es für eine evidenzbasierte Entscheidung keine ausreichenden Daten gibt. Dies liegt natürlich daran, dass zu diesem Thema kaum kontrollierte Studien durchgeführt wurden, sondern man sich vorwiegend auf Fallberichte und retrospektive Studien stützen muss. Obwohl es eine »gängige klinische Praxis« gibt, wie bei solchen Problemfällen verfahren werden kann,

Tab. 13-1 Risken einer Behandlung und Nichtbehandlung mit Psychopharmaka in der Schwangerschaft

Risken einer Behandlung	Risiken einer Nichtbehandlung
• Teratogene Defekte • Geburtskomplikationen • Neonatologische Komplikationen • Komplikationen im Säuglings- und Kleinkindalter	• Krankheitsexazerbation bzw. -verschlimmmerung • Suizidgefahr • Krankheitsstressor wirkt negativ auf Entwicklung des Fetus (erhöhte Gefahr von Frühgeburt und Abort) • Gefahr einer gestörten Mutter-Kind-Beziehung

kann man daher bisher bei keiner Intervention argumentieren, dass diese sich auf eine ausreichende Zahl sorgfältig durchgeführter Untersuchungen stützen kann. Man wird sich auf die vorhandenen Studien und Fallberichte stützen und im Einzelfall das Für und Wider genau abwägen müssen.

Merke
Es existieren keine ausreichenden Daten, die eine zuverlässige Entscheidungsgrundlage für oder gegen eine antipsychotische Behandlung während der Schwangerschaft liefern. Daher muss im Einzelfall das Für und Wider genau abgewogen werden!

Es muss betont werden, dass man möglicherweise anders entscheiden würde, wenn man es nicht mit der akuten Phase der Erkrankung zu tun hätte, die Patientin gut absprachefähig wäre und man womöglich eine Beratung zusammen mit dem Kindesvater durchführen könnte. Wir gehen jedoch von einer akuten Situation aus, in der die Entscheidungsvoraussetzungen andere sind als in milderen Fällen unter günstigeren äußeren Umständen.
Das wichtigste Entscheidungskriterium ist der aktuelle psychopathologische Befund. In jedem Fall ist dieser in unserem Beispielfall als schwer einzuschätzen. Der Suizidversuch in der Anamnese weist ebenfalls auf die Gefährlichkeit des Zustandes der Patientin hin. Gleichzeitig scheint die Prognose unter Behandlung günstig zu sein, denn es kam zweimal unter einer suffizienten Behandlung zur Vollremission. Wäre die Patientin nicht schwanger, so würde man sie auf jeden Fall behandeln. Erschwert wird die Situation dadurch, dass sich die Schwangerschaft in der 10. Woche befindet und somit ein relativ hohes Teratogenrisiko durch eine Behandlung besteht. Wenn wir das Für und Wider gegenüberstellen, so würde in unserem Beispielfall die Notwendigkeit einer Behandlung jedoch dennoch überwiegen. Als ein relatives Argument, mit dem Behandlungsbeginn noch abzuwarten, um das risikoreichere 1. Trimenon zu meiden, läge in der häufigen klinischen Beobachtung, dass schon allein die Aufnahme auf eine psychiatrische Station durch die professionelle Pflege und Umgebung eine Symptombesserung auftreten kann. Diese Möglichkeit ist bei der Schwere der Symptomatik allerdings wahrscheinlich nicht ausreichend. Daher müsste in unseren Beispielfall sicherlich eine medikamentöse Behandlung erfolgen. Die allgemeinen Entscheidungskriterien, die zu beachten sind, lassen sich wie folgt zusammenfassen:

- Schwere des aktuellen psychopathologischen Befundes
- Wunsch der Patientin und ggf. des Ehemannes
- bisheriger Krankheitsverlauf (Phasenzahl, Remissionsgrad, Suizide, vorausgegangene Schwangerschaften)
- engmaschige Kontrolle und regelmäßige Überprüfung der Entscheidung
- Das 1. Trimenon stellt für den Fetus die am meisten vulnerable Phase dar (Organanlage). Das 2. und 3. Trimenon sind weniger problematisch.

Bei der medikamentösen Behandlung gilt Folgendes zu beachten:

- Alle psychotropen Substanzen passieren die Plazentaschranke.

- Alle psychotropen Medikamente gelangen in die Muttermilch, dies jedoch in sehr unterschiedlichem Ausmaß.
- Die Konzentration von Substanzmetaboliten ist im fetalen Kreislauf höher als im maternalen.
- Wenn bei *geplanter* Schwangerschaft das Absetzen einer prophylaktischen psychotropen Medikation notwendig erscheint: *langsames* Ausschleichen!
- Bei Entscheidung für eine medikamentöse Behandlung: die am niedrigsten mögliche Dosis wählen, Konzentrationsspitzen vermeiden, Medikament auf mehrere Tagesdosen verteilen.

13.2 Medikamentöse Therapie und Elektrokrampftherapie

13.2.1 Typische Antipsychotika

Verständlicherweise liegen zu den typischen Antipsychotika quantitativ deutlich mehr Berichte zum Einsatz während der Schwangerschaft vor als bei den Atypika. Allerdings wurden häufig auch die verschiedenen Substanzen nicht so explizit unterschieden, wie dies bei den Atypika der Fall ist.

In einer Metaanalyse von rund 2 500 Neugeborenen, die im 1. Trimenon niedrigpotenten typischen Antipsychotika ausgesetzt waren, fand sich eine geringe, aber statistisch signifikante Häufung von Malformationen (Alshuler et al. 1996).

Eine der wenigen prospektiven Studien im Bereich der hochpotenten typischen Neuroleptika verglich die Gabe von Butyrophenonen im 1. Trimenon mit einer Kontrollgruppe. Es wurde keine unterschiedliche Rate an congenitalen Anomalien gefunden, allerdings eine höhere Rate an Frühgeburten und ein niedrigeres Geburtsgewicht in der Butyrophenongruppe. Ferner wurden 2 Fälle von Defekten an den Extremitäten beschrieben. Es wurde von den Autoren eingeschätzt, dass eine Butyrophenonexposition während der Schwangerschaft kein signifikant erhöhtes Tetragonrisiko darstellt, eine mögliche Assoziation zwischen Medikament und den 2 gefundenen Fällen aufgrund der zu geringen Fallzahl jedoch nicht ausgeschlossen werden kann (Diav-Citrin et al. 2005). Dies wird von anderen Untersuchungen bestätigt, sodass Butyrophenone wahrscheinlich nicht als komplett risikofrei, aber dennoch als relativ sicher gelten können.

Zusammenfassende Beurteilung

Verglichen mit den atypischen Antipsychotika liegen für die Typika vergleichsweise viele Berichte vor. Unter diesem Gesichtspunkt ist auch eine vergleichende Risikoabschätzung zu bewerten. Die hochpotenten Neuroleptika können daher als relativ sicher gelten, sollten aber trotzdem einer kritischen Indikationsstellung unterzogen werden. Die niedrigpotenten Neuroleptika dagegen weisen immerhin ein gering erhöhtes Malformitätsrisiko auf. Zusätzlich besteht die Gefahr einer Sedierung und Hypotension mit entsprechenden Folgen für den Fetus. Es gibt daher nur eine sehr eingeschränkte Indikation für niedrigpotente Neuroleptika während der Schwangerschaft.

13.2.2 Atypische Antipsychotika

◖◗ **Clozapin:** Unter 19 prospektiven Berichten einer Exposition durch Clozapin gab es 2 Berichte von perinatalen bzw. neonatalen Krampfanfällen und eine Frühgeburt mit Anomalien und Entwicklungsverzögerungen. Bei 5 Frauen traten Gestationsdiabetes oder schwangerschaftsbedingter Bluthochdruck auf. Retrospektiv wird von 61 Krankheitsfällen berichtet, die mit Clozapin therapiert wurden, worunter in 5 Fällen kongenitale Malformationen registriert wurden (McKenna et al. 2005).

◖◗ **Olanzapin:** Tierversuche zeigten kein Risiko einer erhöhten Teratogenität, obwohl höhere Dosen verwendet wurden als die für Menschen empfohlenen. Es wird von 118 prospektiven und 11 retrospektiven Fallbeschreibungen mit Einnahme von Olanzapin während der Schwangerschaft berichtet. In 4 Fällen wurden Malformationen beschrieben, die sich jedoch keiner eindeutigen Genese zuordnen ließen. In einem Fall wies das Kind motorische Entwicklungsverzögerungen im 7. Lebensmonat auf, die jedoch im 11. Lebensmonat wieder verschwanden.

◖◗ **Risperidon:** Bei 61 prospektiv beobachteten Fällen einer Einnahme von Risperidon während der Schwangerschaft beim Menschen wurden keine Malformationen berichtet. Im Tierversuch wurde eine erhöhte Rate an Totgeburten gefunden (McKenna et al. 2005).

◖◗ **Quetiapin:** In 39 prospektiv identifizierten Fällen einer fetalen Exposition durch Quetiapin beim Menschen wurden keine kongenitalen Malformationen berichtet (Yaeger et al. 2006). Im Tierversuch gab es Hinweise auf Verzögerung der skelettalen Ossifikation, ein geringeres fetales Gewicht und eine erhöhte Rate an Totgeburten.

◖◗ **Amisulprid:** Für diese Substanz scheinen noch keine Fallberichte vorzuliegen, sodass eine Risikoabschätzung nicht möglich ist.

◖◗ **Ziprasidon und Aripiprazol:** Für diese Substanzen scheinen noch keine Humanfallberichte vorzuliegen, sodass eine Risikoabschätzung nicht möglich ist. Im Tierversuch zeigten sich Hinweise auf Entwicklungsverzögerungen und mögliche teratogene Effekte.

Zusammenfassende Beurteilung

Insgesamt scheinen atypische Antipsychotika nach der aktuellen Studienlage relativ sicher zu sein, dies gilt insbesondere für das Olanzapin. Einschränkend muss jedoch gesagt werden, dass es sehr wenige Studien gibt, die zu dieser Einschätzung kommen, weitaus weniger als bei den Typika. Hinzu kommt, dass die bekannten allgemeinen möglichen Nebenwirkungen der neueren Antipsychotika wie Gewichtszunahme, Sedierung, Hypotension und Förderung einer diabetogenen Stoffwechsellage, die bei Atypika und besonders bei Clozapin und Olanzapin vorkommen können, gerade in der Schwangerschaft sehr problematisch sind. Es gibt zudem vermehrt Hinweise, dass Neugeborene, die einer mütterlichen Adipositas ausgesetzt waren, ein höheres Risiko aufweisen, an metabolischen Syndromen während der Kindheit zu erkranken (Boney et al. 2005). Es sollte auf eine ausreichende Folsäuregabe bei Patientinnen mit atypischen Antipsychotika geachtet werden.

13.2.3 Benzodiazepine

◖◗ **Diazepam:** Die meisten Reviews in der Literatur gehen von keinem teratogenen Risiko aus. Obwohl Einzelberichte den therapeutischen Einsatz von Diazepam mit kongenitalen Malformationen assoziiert haben, deutet doch alles darauf hin, dass der Diazepamgebrauch keinen Nachteil für die Entwicklung der Leibesfrucht bedeutet. Dennoch sollte die am niedrigsten mögliche Dosis gegeben werden. Die Dosis sollte auf mehrere Einzelgaben am Tag verteilt werden, um Konzentrationsspitzen zu vermeiden. Möglichst kurz vor der Geburt sollte die Gabe beendet werden, um das Risiko von Entzugssyndromen und dem Auftreten des »floppy infant syndrome« (s. Kap. 13.2.4) beim Neugeborenen zu minimieren.

◖◗ **Lorazepam:** Keine prospektive epidemiologische Studie berichtet von kongenitalen Anomalien bei Kindern von Frauen, die während der Schwangerschaft mit Lorazepam behandelt wurden. Jedoch wurde in einer retrospektiven Analyse von 187 missgebildeten Kindern eine signifikante Assoziation zwischen

Lorazepamgabe und Analatresien gefunden (Godet et al. 1995). Aus diesem Grunde sollte die Lorazepamgabe während der Schwangerschaft möglichst vermieden und nur dann durchgeführt werden, wenn andere Möglichkeiten nicht zur Verfügung stehen (Iqbal et al. 2002).

13.2.4 Mood-Stabilizer

◖◗ **Valproinsäure:** Valproinsäure hat einen teratogenen Effekt mit einer Rate eines Neuralrohrdefektes von 1–5 %, was einem 2- bis 10-fach erhöhten Risiko gegenüber der Normalbevölkerung entspricht. Pränatale Exposition mit Valproinsäure wurde auch assoziiert mit kraniofazialen Abnormalitäten und anderen strukturellen Abnormalitäten wie Hydrozephalus, kardiovaskulären Malformationen, Genitalanomalien und intrauteriner Wachstumsverzögerung. Eine Valproinsäureexposition kurz vor der Entbindung ist assoziiert mit neonatalen Komplikationen wie Herzfrequenzverlangsamung, Lebertoxizität und Hypoglykämie (Grover et al. 2006). Der Einsatz von Valproinsäure während der Schwangerschaft muss daher als risikoreich angesehen werden.

◖◗ **Carbamazepin:** Carbamazepinexposition im 1. Trimenon ist mit einem etwa 1 %igen Risiko eines Neuralrohrdefektes assoziiert. Neugeborene, die während der Schwangerschaft Carbamazepin ausgesetzt waren, zeigten eine erhöhte Rate an kraniofazialen Anomalien, Mikrozephalie, Wachstumsverzögerungen und Spina bifida. Der Einsatz von Carbamazepin während der Schwangerschaft muss daher als risikoreich eingeschätzt werden.

◖◗ **Topiramat und Gabapentin:** Im Tierversuch kommt es zu einer erhöhten Fehlbildungsrate, Humanstudien liegen noch nicht vor, sodass der Einsatz in der Schwangerschaft als zu risikoreich gelten muss.

◖◗ **Lamotrigin:** Unter Lamotrigin wurde eine erhöhte Rate von Fehlbildungen im Mund- und Gaumenbereich gefunden (Holmes et al. 2006), sodass von einem erhöhten Teratogenrisiko ausgegangen werden muss.

◖◗ **Lithium:** Im Gegensatz zu den antikonvulsiven Stimmungsstabilisatoren weist Lithium ein deutlich geringeres teratogenes Risiko auf. Das absolute Risiko einer Teratogenität (hier insbesondere kardiovaskuläre Fehlbildungen) unter Lithiumtherapie im 1. Trimenon beträgt 0,05–0,1 %. Damit stellt Lithium den sichersten Mood-Stabilizer während der Schwangerschaft dar. Eine mögliche Komplikation unter Lithium ist das perinatale »floppy infant syndrome«: Lethargie, muskuläre Hypotonie, Hypothermie, Ateminsuffizienz, abgeschwächte Saugreflexe mit Ernährungsstörungen. Eine Rückbildung ist meist innerhalb von 1–2 Wochen zu erwarten. Ferner wurden unter Lithium einige Fälle von neonatalem Hypothyroidismus und nephrogenem Diabetes insipidus beschrieben.

13.2.5 Antidepressiva

◖◗ **Trizyklische Antidepressiva:** Der Gebrauch dieser Gruppe in der Schwangerschaft scheint das Risiko kongenitaler Anomalien nicht signifikant zu erhöhen. Einzig das Risiko vorübergehender perinataler Syndrome scheint etwas erhöht zu sein, jedoch ohne langfristige Folgen. Auch die psychomotorische Entwicklung mehrere Jahre nach der Exposition scheint sich bei den Kindern nicht von denen ohne Medikamentenexposition zu unterscheiden. Es sollten Trizyklika mit starker anticholinerger Wirkung gemieden werden.

◖◗ **Selektive Serotonin-Wiederaufnahmehemmer (SSRI):** Die Gefahr der Teratogenität scheint bei den SSRI gegenüber nicht exponierten Schwangerschaften nicht wesentlich erhöht zu sein (Chambers et al. 1996). Die Gefahr von peri- und neonatalen Syndromen ist etwas erhöht, jedoch ohne negative Folgen für die psychomotorische Entwicklung. Einzig beim Paroxetin wurde ein moderat erhöhtes Risiko von Malformationen gefunden (Bakker et al. 2008), sodass von dieser Substanz in der Schwangerschaft abzuraten ist.

Monoaminoxidasehemmer (MAO-Hemmer): Aufgrund des Nebenwirkungsrisikos der hypertensiven Krise ist von einer Gabe von MAO-Hemmern während der Schwangerschaft abzuraten.

Velafaxin: In einer prospektiven kontrollierten Multicenter-Studie an 150 Frauen mit Venlafaxin wurden keine Malformationsraten gefunden, die über der Rate der durchschnittlichen Geburten ohne teratogene Medikation lagen (Einarson et al. 2001).

Mirtazapin: In einer prospektiven komparativen Studie von Geburtsverläufen wurde unter Mirtazapingabe keine erhöhte Malformationsrate gefunden. Allerdings wurde eine höhere Abortrate in der Antidepressivagruppe gefunden (Djulus et al. 2006).

Bupropion: In einer Studie über die Exposition von Bupropion bei 136 Frauen im 1. Trimenon wurde keine erhöhte Malformationsrate gefunden. Allerdings wurde eine höhere Abortrate in der Antidepressivagruppe beschrieben (Chun-Fai-Chan et al. 2005).

Zusammenfassende Beurteilung

Die meisten Antidepressiva scheinen kein erhöhtes Teratogenrisiko aufzuweisen. Dennoch wurde in vielen Studien eine erhöhte Abortrate unter Antidepressivatherapie verzeichnet, sodass im Einzelfall die Indikation einer Fortführung der antidepressiven Therapie streng geprüft werden sollte.

13.2.6 Elektrokrampftherapie

Obwohl intuitiv eine Elektrokrampftherapie (EKT) von vielen Behandlern als zu risikoreich für Mutter und Kind eingeschätzt wird, ist sie in der Tat sehr viel schonender als gemeinhin vermutet und manches Mal einer medikamentösen Therapie vorzuziehen. Trotzdem müssen bei der Indikationsstellung einige Punkte beachtet werden.

Die primäre Indikation ist eine Behandlung von depressiven Störungen; bei dieser Erkrankung ist die EKT sehr gut wirksam. Bei Schizophrenien ist die EKT allerdings nach wie vor die Therapie der 2. Wahl, bei manischen Episoden gibt es nur vereinzelte Berichte.

Es können nicht dieselben Anästhetika verwendet werden wie bei nichtschwangeren Patientinnen. Das häufig für die Narkose verwendete Propofol ist während der Schwangerschaft und Stillzeit kontraindiziert, dagegen kann das Thiopental verwendet werden. Die älteren Inhalationsanästhetika gelten als teratogen und sind daher kontraindiziert, die neueren Inhalationsanästhetika Sevofluran und Desfluran dagegen gelten als sicher. Das Succinylcholin (Suxamethoniumchlorid), welches zur Muskelrelaxation verwendet wird, ist ebenfalls während der Schwangerschaft einsetzbar.

Nach dem 1. Trimenon gelten Patientinnen wegen der räumlichen Veränderung des Magens als generell nicht mehr nüchtern, d. h. ab diesem Zeitpunkt muss jede Narkose wegen der Aspirationsgefahr unter Intubation durchgeführt werden. Im letzten Trimenon steigt das Risiko einer schwierigen Intubation bis auf das 8-fache gegenüber nichtschwangeren Patientinnen (Kunitz u. Rossaint 2005).

Es gibt keine kontrollierten Studien bezüglich der EKT in der Schwangerschaft, sondern nur eine große Anzahl von Fallberichten. Als Komplikationen werden u. a. transientes mildes Vaginalbluten, Bauchschmerzen und selbstlimitierte Uteruskontraktionen beschrieben (Bozkurt et al. 2007). Die kurz nach der elektrischen Stimulation auftretenden Blutdruckspitzen sind zeitlich begrenzt und gehen rasch wieder auf Normalwerte, sofern keine Hypertension aus anderen Gründen vorliegt. Generell ist der weitaus gefährlichere Zustand für das Kind eine Hypotension, weil dann eine verminderte uteroplazentare Minderperfusion droht.

Fazit: Insgesamt müssen – wie bei allen psychiatrischen Interventionen in der Schwangerschaft – im konkreten Einzelfall die zu befürchtenden Risiken mit den zu erwartenden positiven Wirkungen abgewogen werden, um eine Indikationsentscheidung für eine EKT zu treffen.

13.3 Nichtmedikamentöse Therapie

Als Möglichkeiten der nichtmedikamentösen Maßnahmen gelten dieselben, wie die in den jeweiligen speziellen Kapiteln erwähnten bzw. wie für nicht psychiatrisch erkrankte Schwangere. Alle Maßnahmen sollten darauf abzielen, den Stress für die Mutter zu senken, der durch die aktuelle Krankheitsepisode ohnehin groß genug ist. Daher sollten Sie unbedingt anstreben, die Patientinnen möglichst von zusätzlicher Aufregung abzuschirmen. Es sollte ihr z. B. auf jeden Fall ein Einzelzimmer ermöglicht und alle übermäßigen Reize und Belastungen von ihr ferngehalten werden.

13.4 Postpartum

Die Geburt und die Zeit postpartum stellt eine erneute besondere Risikophase für Rezidive und Verschlechterungen von psychiatrischen Erkrankungen dar. Dies könnte durch die massiven Veränderungen von Hormonspiegeln erklärbar sein. Innerhalb der ersten Tage nach der Entbindung ändern sich die Östrogen- und Progesteronspiegel drastisch und können dadurch sowohl depressive als auch psychotische Erkrankungen begünstigen. Eine Verschlechterung des Gesundheitszustandes der Mutter bedeutet aber auch eine zusätzliche Gefährdung für das Neugeborene. Für welches Therapieregime man sich während der Schwangerschaft auch entschieden haben mag, spätestens zur Entbindung muss es noch einmal überprüft werden. Hierzu gehört auch die Frage, ob der Patientin geraten werden sollte, zu **stillen.** Ohne Zweifel hat das Stillen für das Gedeihen des Neugeborenen und die Mutter-Kind-Beziehung eine wichtige Bedeutung. Dem steht aber gegenüber, dass alle psychotropen Substanzen in mehr oder minder großem Ausmaß in die Muttermilch übergehen (s. Abschn. 13.1). Es gibt insgesamt zu wenige Studien, als dass man sich eine zuverlässige Einschätzung der Folgen für das Neugeborene erlauben könnte. Daher müssen Sie im Einzelfall zusammen mit der Patientin abwägen, welcher Weg eingeschlagen wird. Im Falle eines Abstillens könnten Sie eine Medikamentendosis wählen, die nicht auf das Kind Rücksicht nehmen muss, sondern sich ausschließlich an den Bedürfnissen der Patientin orientiert.

Literatur

Alshuler LL, Cohen L, Szuba MP, Burt VK, Gitlin M, Mintz J. Pharmacologic management of psychiatric illness during pregnancy: dilemmas and guidelines. Am J Psychiatry 1996, 153: 592–606.

Bakker MK, Kölling P, van den Berg PB, de Walle HE, de Jong von den Berg LT. Increase in use of selective serotonin reuptake inhibitors in pregnancy during the last decade, a population-based cohort study from The Netherlands. Brit J Clin Pharmacol 2008 Apr; 65(4): 600–6.

Boney CM, Verma A, Tucker R, Vohr BR. Metabolic syndrome in childhood: associations with birth weight, maternal obesity and gestational diabetes mellitus. Pediatr 2005; 115: 290–6.

Bozkurt A, Karlidere T, Isinats M, Özmenler NK, Özsahin A, Yanarates O. Acute and maintenance electroconvulsive therapy for treatment of psychotic depression in a pregnant patient. J ECT 2007; 23(3): 185–7.

Chambers CD, Johnson KA, Dick LM, Felix RJ, Jones KL. Birth outcomes in pregnant women taking fluoxetine. N Engl J Med 1996; 335: 1010–5.

Chun-Fai-Chan B, Koren G, Farez I, Kalra S, Voyer-Lavigne S, Boshier A. Pregnancy outcome of women exposed to buproprion during pregnancy: a prospective comparative study. Am J Obstet Gynecol 2005; 192: 923–6.

Diav-Citrin O, Shechtman S, Ornoy S, Arnon J, Schaefer C, Garbis H, Clemnti M, Ornoy A. Safety of haloperidol and penfluridol in pregnancy: a multicenter, prospective, controlled study. J Clin Psychiatry 2005; 66: 317–22.

Djulus J, Koren G, Einarson TR, Wilton L, Shakir S, Diav-Citrin O, Kennedy D, Voyer, Lavigne S, De Santis M, Einarson A. Exposure to mirtazapine during pregnancy: a prospective, comparative study of birth outcomes. J Clin Psychiatry 2006; 67(8): 1280–4.

Einarson A, Fatoye B, Sarkar M, Voyer-Lavigne S, Brochu J, Chambers C. Pregnancy outcome following gestational exposure to venlafaxine: a multicenter prospective controlled study. Am J Psychiatry 2001; 158: 1728–30.

Godet PF, Damato T, Dalery J. Benzodiazepines in pregnancy: analysis of 187 exposed infants drawn from a population-based birth defects registry. Reprod Toxicol 1995; 9: 585–8.

Grover S, Avasthi A, Sharma Y. Psychotropics in pregnancy: weighing the risks. Indian J Med Res 2006; 123: 497–512.

Holmes LB, Wyszynski DF, Baldwin EJ, Habecker E, Glassman LH, Smith CR. Increased risk for non-syndromic cleft palate among infants exposed to lamotrigine during pregnancy. Birth Defects Research Part A: Clin Mol Teratol 2006; 76: 318–22.

Iqbal MM, Sobhan T, Ryals T. Effects of commonly used benzodiazepines on the fetus, the neonate, and the nursing infant. Psychiatric Services 2002; 53 No.: 1: 39–49.

Kunitz O, Rossaint R. Anästhesie während der Schwangerschaft. Chirurg 2005; 76: 737–43.

McKenna K, Koren G, Tetelbaum M, Wilton L, Shakir S, Diav-Citrin O, Levinson A, Zipursky RB, Einarson A. Pregnancy outcome of women using atypical antipsychotic drugs: a prospective comparative study. J Clin Psychiatry 2005; 66: 444–9.

Yaeger D, Smith HG, Altshuler LL. Atypical antipsychotics in the treatment of schizophrenia during pregnancy and the postpartum. Am J Psychiatry 2006; 163: 2064–70.

14 Malignes neuroleptisches Syndrom, perniziöse Katatonie und Serotonin-Syndrom

Peter Neu

Fallbeispiel

Ein 22-jähriger Patient wird mit der Feuerwehr in die Klinik gebracht. Er leidet an einer paranoiden Schizophrenie vom episodischen Verlaufstyp und wurde vom Hausarzt aufgrund einer Reexazerbation seit 2 Wochen mit 15 mg Haloperidol pro Tag behandelt. Die Symptomatik ließ sich aber unter dieser Therapie nicht befriedigend beherrschen, und der Patient entwickelte aufgrund anhaltender akustischer Halluzinationen sogar Suizidideen. Auf Station ist er dann sehr angespannt, misstrauisch, mutistisch und zurückgezogen, nimmt jedoch 1 mg Lorazepam Bedarfsmedikation. Der Dienstarzt wird nachts um 3.00 Uhr vom Pfleger informiert, dass der Patient Fieber entwickelt hat (38,5 °C). Bei der Untersuchung sieht er einen wachen Patienten, der keine Anweisungen befolgt, ihm aber mit den Augen folgt. Die Hirnnerven sind – soweit untersuchbar – intakt, es besteht kein Meningismus. Es lässt sich ein leichter Rigor mit Betonung der oberen Extremitäten feststellen, jedoch keine Paresen. Eine Prüfung der Koordination kann nicht durchgeführt werden. Die Reflexe sind seitengleich, der Babinski-Reflex links ist positiv. Eine durchgeführte Blutabnahme ergibt den folgenden Befund: Blutkörpersenkungsgeschwindigkeit 32/40, Creatinkinase (CK) 369 U/l (Normwert 10–80 U/l), übriges Labor unauffällig. Ein durchgeführtes EKG ist ebenfalls unauffällig, der Blutdruck ist 120/80 mmHg, es besteht eine leichte Tachykardie von 112 Schlägen/min. Der Dienstarzt verordnet fiebersenkende Medikamente. Am nächsten Tag hat der Rigor deutlich zugenommen, zusätzlich besteht eine Dysphagie, der Patient ist in einem sehr schlechten Allgemeinzustand. Die Temperatur ist auf 40,1 °C, die CK ist auf 2 200 U/l angestiegen, die Herzfrequenz liegt bei 120 Schlägen/min. Eine durchgeführtes natives Computertomogramm des Schädels, eine Lumbalpunktion, ein EEG und ein Röntgenthorax ergeben einen unauffälligen Befund.

Anhand dieses Falles kann man sich die möglichen Differenzialdiagnosen der perniziösen Katatonie, des malignen neuroleptischen Syndroms (MNS) und des Serotonin-Syndroms vergegenwärtigen. Das gemeinsame Beschwerdebild ist gekennzeichnet durch einen Zustand u. a. mit den Symptomen eines zunehmenden Rigors mit ausgeprägter Erhöhung der Creatinkinase, Bewusstseinsveränderungen und Fieber. Diese Erkrankungen sind selten, stellen aber einen potenziell akut lebensbedrohlichen Zustand in der Psychiatrie dar und müssen daher schnell erkannt und behandelt werden. Die Symptombilder der drei Krankheitszustände können sich sehr ähnlich sein, und die Differenzierung ist mitunter schwierig. In der Literatur wird auch weiterhin kontrovers diskutiert, ob es sich möglicherweise um verschiedene Ausprägungen desselben Phänomens handeln könnte (Fink 1996). Das Serotonin-Syndrom unterscheidet sich insofern am meisten von den beiden erstgenannten Krankheitsbildern, als es vorwiegend durch serotonerge Substanzen ausgelöst wird und seltener im Rahmen einer Schizophrenie vorkommt. Da aber die klinische Symptomatik mitunter der perniziösen Katatonie und dem MNS stark ähneln kann und außerdem etliche Patienten polypharmazeutisch behandelt werden, wird dieses Syndrom hier ebenfalls gemeinsam mit den anderen behandelt.

14.1 Klinik, Pathogenese und Pathophysiologie

14.1.1 Malignes neuroleptisches Syndrom

Für das Maligne neuroleptische Syndrom (MNS) hält die Klassifikation des DSM (Diagnostic and Statistical Manual of Mental Disorders) eigene Kriterien bereit. Die erforderlichen Symptome sind in Tabelle 14-1 aufgeführt.

Das MNS tritt nach Applikation eines Antipsychotikums auf. Obwohl es sich jederzeit während einer Behandlung manifestieren kann, treten die überwiegenden Fälle innerhalb der ersten 4 Behandlungswochen nach Therapiebeginn auf. Die Pathogenese ist letztlich noch nicht geklärt. Es wird vermutet, dass eine dopamine Unterfunktion oder eine dopamine Rezeptorblockade vorliegt. Dafür würde auch sprechen, dass Neuroleptika mit einem starken D_2-Antagonismus mit höherer Wahrscheinlichkeit ein MNS auslösen können. Die Gammaaminobuttersäure (GABA) scheint in der aktiven Phase des MNS niedrige Werte anzunehmen, sodass angenommen wird, dass eine ebenfalls Imbalance des GABAergen Systems während des MNS vorliegt. Ferner wurden erhöhte Katecholamine gemessen, die auf eine periphere sympathische Hyperaktivität schließen lässt. Diese Hypothesen würden auch teilweise die Wirksamkeit der eingesetzten Pharmaka zur Behandlung des MNS erklären.

Als Risikofaktoren sind männliches Geschlecht und junges Lebensalter zu nennen. Typische Neuroleptika scheinen ein größeres Risiko in sich zu tragen als atypische, was für eine Pathogenese via D_2-Rezeptorblockade sprechen würde. Allerdings kann auch eine Substanz mit geringer D_2-Affinität ein MNS induzieren. Auch die Applikationsform und die Dosis scheinen eine Rolle zu spielen, wobei hohe Dosen, und hier speziell intravenöse Gabe, ein besonders hohes Risiko aufweisen. Personen mit vorgeschädigtem zentralen Nervensystem scheinen ebenfalls eine Risikogruppe darzustellen (Neu et al. 2002). Sollte ein MNS schon einmal in der Vorgeschichte aufgetreten sein, ist die erneute Auftretenswahrscheinlichkeit ebenfalls höher. Es gibt Fallberichte über familiäre Häufungen, eine genetische Ursache konnte jedoch bisher nicht nachgewiesen werden.

Tab. 14-1 Symptome des malignen neuroleptischen Syndroms (MNS) nach DSM-IV

A	Die Entwicklung eines schweren Rigors und erhöhter Temperatur in Verbindung mit neuroleptischer Medikation
B	Zwei oder mehr der folgenden Kriterien: • Starkes Schwitzen • Dysphagie • Tremor • Inkontinenz • Bewusstseinsveränderungen • Mutismus • Tachykardie • Erhöhter oder schwankender Blutdruck • Leukozytose • Laborhinweise für Muskelschädigung (z. B. CK-Erhöhung)
Die Symptome unter A und B sind nicht auf andere Substanzen oder einen anderen medizinischen Krankheitsfaktor zurückzuführen.	
Die Symptome unter A und B können durch eine psychische Störung nicht besser erklärt werden.	

14.1.2 Perniziöse Katatonie

Für die besondere Form der perniziösen (auch der malignen, letalen oder febrilen) Katatonie gibt es keine einheitliche Definition. Laut der Klassifikation des DSM kann eine Katatonie diagnostiziert werden entweder als eine be-

sondere Form der Schizophrenie, oder aber aufgrund eines medizinischen Krankheitsfaktors ohne Vorliegen einer Schizophrenie. Dieser muss dann allerdings benannt werden. Unter Katatonie versteht man ein psychiatrisches Störungsbild, das von einer ausgeprägten Störung der Psychomotorik dominiert wird. Die Katatonie wird in der klinischen Praxis dann als perniziös bezeichnet, wenn es zusätzlich zu hohem Fieber und Kreislaufstörungen kommt, die den Zustand dann potenziell lebensbedrohlich machen.
Auch bei der perniziösen Katatonie spielt eine pathologische Dopamintransmission wahrscheinlich eine wichtige Rolle. Ebenfalls von besonderer Bedeutung dürfte das GABAerge System sein. Hierdurch würde sich die herausragende Rolle der Elektrokrampftherapie bei der Behandlung erklären, die mutmaßlich u. a. durch die Verstärkung des GABAergen Systems wirkt. Auch Benzodiazepine, die eine positive Wirksamkeit auf die perniziöse Katatonie haben, wirken potenziell ebenfalls via GABAerges System.

14.1.3 Serotonin-Syndrom

Das Serotonin-Syndrom tritt unter der Verabreichung oder Dosiserhöhung von Serotonin-Wiederaufnahmehemmern oder Monoaminoxidasehemmern auf. Für das Serotonin-Syndrom existiert keine eigene einheitliche symptomatische Klassifikation. Es gibt jedoch einen Katalog von Symptomen, der sich im klinischen Gebrauch durchgesetzt hat, um Serotonin-Syndrom zu diagnostizieren (Sternbach 1991). Demnach werden folgende 10 Symptome genannt:

- Veränderung von Orientierung und Affekt
- Agitiertheit
- Myoklonien
- Hyperreflexie
- Schwitzen
- Schüttelfrost
- Tremor
- Diarrhö
- Ataxie
- Fieber

Mindestens 3 dieser Symptome sollten vorliegen, um den Verdacht auf ein Serotonin-Syndrom äußern zu können. Über den Schweregrad erlaubt dieser Katalog jedoch keine Aussage.
In den letzten Jahren wurden mehrere Subtypen von Serotonin-(5-HT)-Rezeptoren identifiziert. Es wird vermutet, dass eine Aktivierung des 5-HT_{2A}-Rezeptors einen Anstieg der Körpertemperatur bewirkt, weswegen bei diesem Rezeptortyp eine Beteiligung am Serotonin-Syndrom angenommen wird. Die verschiedenen möglichen Symptome lassen ferner darauf schließen, dass auch andere Neurotransmittersysteme an der Genese beteiligt sind. Aufgrund der Muskelrigidität, die in etwa 50 % der Fälle auftritt, vermutet man auch hier eine Unterfunktion des dopaminergen Systems. Die Instabilität des autonomen Nervensystems, die sich z. B. durch das Symptom der Tachykardie zeigt, lässt zusätzlich auf eine sympathische Hyperaktivität schließen (Nisijima et al. 2007).

14.2 Diagnostik und Therapie

So lange Sie sich nicht ganz sicher sind, welches der Störungsbilder vorliegt – das MNS, das Serotonin-Syndrom oder die perniziöse Katatonie –, sollten Sie die Maßnahmen wählen, die potenziell für alle 3 Störungen eine therapeutische Wirksamkeit aufweisen, und diejenigen meiden, die für eine der Störungen eine Gefahr der Verschlechterung in sich birgt. In der Tat ist bis zuletzt die Diagnose häufig schwierig, wobei die Abgrenzung des Serotonin-Syndroms in der Praxis meist am einfachsten sein wird. In Tabelle 14-2 sind noch andere mögliche Differenzialdiagnosen kurz charakterisiert. In jedem Fall empfiehlt sich

Tab. 14-2 Wichtige Differenzialdiagnosen

Syndrom	Klinische Besonderheit
Malignes neuroleptisches Syndrom	Assoziiert mit antipsychotischer Medikation
Perniziöse Katatonie	Keine eindeutige Assoziation zu antipsychotischer Medikation
Serotonin-Syndrom	Meist ausgelöst durch serotonerge Substanzen
Maligne Hyperthermie	Verursacht durch autosomal-dominant vererbte Muskelsensitivität für einige Anästhetika; tritt überwiegend peri- oder postoperativ auf
Meningitis/Enzephalitis	Meist zusätzliche neurologische Symptome (Meningismuszeichen), Lumbalpunktion meist auffällig
Akinetische Krise bzw. malignes Dopa-Entzugssyndrom bei Morbus Parkinson	Entsteht durch akzidentelles abruptes Absetzen dopaminerger Substanzen bei Morbus Parkinson

eine regelmäßige Kontrolle der Blutparameter, insbesondere der Creatinkinase, und selbstverständlich eine Kreislauf- und Temperaturkontrolle. Sie sollten jederzeit *erneut* abklären, ob der Patient intensivpflichtig ist! Die folgenden Therapieoptionen eignen sich für alle 3 Differenzialdiagnosen, wobei betont werden muss, dass das Serotonin-Syndrom am wenigsten auf diese Optionen anspricht. Um jedoch dem Kliniker im Falle einer schwierigen Differenzialdiagnose die Vorgehensweise zu erleichtern, führen wir die therapeutischen Maßnahmen für alle 3 Syndrome gemeinsam auf. Selbst wenn nicht alle Maßnahmen für alle Syndrome gleich gut geeignet sind, sind sie aber auf keinen Fall von Nachteil für den Patienten.

Allgemeintherapeutische Maßnahmen

Unter den allgemeintherapeutischen Maßnahmen sind insbesondere Flüssigkeitssubstitution, Thromboseprophylaxe, physikalische Kühlung mit Cool-packs oder Wadenwickel und medikamentöse Fiebersenkung von hoher Bedeutung. Diese Maßnahmen sollten jegliche Therapie in jedem Fall zusätzlich unterstützen.

Zusätzlich sollten Sie eine sorgfältige Medikamentenanamnese erheben. Dadurch kann meist schon eine Eingrenzung der möglichen Syndrome erfolgen. Die Medikamente, die in Verdacht stehen, das entsprechende Syndrom ausgelöst zu haben, müssen unverzüglich abgesetzt werden. Selbst wenn bei der Katatonie eigentlich eine Antipsychotikagabe indiziert sein kann, so würde man bei Auftreten einer perniziösen Katatonie zunächst dennoch empfehlen, die Gabe des Antipsychotikums zu pausieren.

Benzodiazepine

Bei allen drei Syndromen kann gut mit z.B. 4 × 1 mg Lorazepam in 24 Stunden begonnen werden; bei Patienten über 60 Jahren empfiehlt es sich, zuerst mit einer etwas geringeren Dosis zu beginnen. Neben der Elektrokrampftherapie ist die Lorazepamgabe die Behandlung 1. Wahl bei der perniziösen Katatonie.

Elektrokrampftherapie

Die Elektrokrampftherapie (EKT) steht hier an prominenter Stelle, weil sie in der Tat bei allen 3 Störungsbildern wirksam ist. Bei der perniziösen Katatonie gehört sie sogar zur Behandlung 1. Wahl, beim Serotonin-Syndrom existieren allerdings nur einige positive Fallberichte. In der Praxis wird es aber manchmal schwierig sein, eine EKT akut durchzuführen, weil die personelle und materielle Ausstattung nicht immer kurzfristig zur Verfügung steht.

Tab. 14-3 Zusätzliche Behandlungsoptionen beim malignen neuroleptischen Syndrom (MNS) und Serotonin-Syndrom

	Substanz	Wirkmechanismus	Dosierung
MNS	Amantadin	Verstärkung dopaminerger Aktivität	Infusionslösung 200 mg in 500 ml Lösung, 1–3 × täglich
	Bromocriptin	Dopamin-Agonist	1,25 mg täglich oral, ggf. wöchentlich steigern
Serotonin-Syndrom	Propanolol	5-HT_{1A}-Rezeptor-Blocker	3 × täglich 40 mg oral

Dantrolen

Dantrolen wirkt direkt muskelrelaxierend. Es kann bei verschiedenen Störungen angewendet werden, bei denen es zu einer starken Muskelkontraktion mit nachfolgender Hyperthermie kommt. So wird es auch z. B. in der Anästhesie bei der malignen Hyperthermie angewendet und ebenfalls beim MNS, der perniziösen Katatonie oder dem Serotonin-Syndrom. Als Tagesdosis für Erwachsene wird 2,5 mg/kg Körpergewicht empfohlen.

Zusätzliche Therapieoptionen für einzelne Syndrome

Für das MNS und das Serotonin-Syndrom gibt es noch Therapieempfehlungen, die zusätzlich erwogen werden können, die aber nicht für die jeweils anderen beiden Differenzialdiagnosen geeignet sind. Sie sind in der Tabelle 14-3 aufgeführt.

Literatur

Fink M. Neuroleptic malignant syndrome and catatonia: one entity or two? Editorial. Biol Psychiatry 1996, 39: 1–4.

Neu P, Seyfert S, Brockmöller J, Dettling M, Marx P. Neuroleptic malignant syndrome in a patient with succinyl-semialdehyde-dehydrogenase-deficiency. Pharmacopsychiatry 2002; 35: 26–8.

Nisijima K, Shioda K, Iwamura T. Neuroleptic malignant syndrome and serotonin syndrome. In: Sharma HS (ed). Prog Brain Res 2007; 162: 81–104.

Sternbach J. The serotonin syndrome. Am J Psychiatry 1991; 148: 705–913.

Psychotherapie und Psychoedukation

15 Psychotherapie

Peter Neu

Fallbeispiel

Ein 24-jähriger Patient wird nach Betreuungsrecht mit Behandlungsauftrag aufgrund einer manischen Episode mit psychotischen Symptomen untergebracht. Die Vordiagnosen sprechen von einer bipolaren affektiven Störung und einer Persönlichkeitsstörung aus dem Cluster A. Vom Vater des Patienten wird folgende Fremdanamnese erhoben:

Der Patient habe ein hohes prämorbides Intelligenzniveau und sein Abitur mit Auszeichnung bestanden. Es habe jedoch in den letzten Jahren große Schwierigkeiten im sozialen und beruflichen Bereich gegeben, auch außerhalb der Krankheitsepisoden der affektiven Störung: ausgeprägte, teils auch aggressive Konflikte mit den Eltern und immer wieder heftige Auseinandersetzungen mit Kommilitonen und Mitbewohnern im Studentenwohnheim. Der Patient habe die Tendenz, sein soziales Umfeld für Misserfolge in seinem Leben verantwortlich zu machen und entwickle dann Aggressionen, die auch in körperlicher Gewalt mündeten. Aufgrund fehlender Krankheitseinsicht setze er prophylaktische Medikamente rasch wieder ab, was zu seiner häufigen Wiedererkrankung führe. Trotz starker Begeisterung für sein Physikstudium sei es dem Patienten bisher nicht gelungen, auch nur eine Prüfung erfolgreich abzuschließen, weil er häufig wiedererkranke. Er selbst halte dies für die Folge des bevormundenden und übergriffigen Verhaltens seiner Eltern, die ihn mithilfe der psychiatrischen Klinik immer wieder daran hindern wollen, sein Studium zu absolvieren. Während der diversen stationären Behandlungen sei es immer wieder zu starker körperlicher Gewalt gegen das Klinikpersonal gekommen. Aus vielen Kliniken sei er häufig nur teilremittiert entlassen worden. Sein Vater berichtet ferner, dass sein Sohn vor Ausbruch der affektiven Störung schon immer sehr zurückgezogen und einzelgängerisch gewesen sei. Er sei durch Kritik immer sehr leicht verletzbar gewesen. Der Vater ist sehr verzweifelt, weil sein Sohn immer noch keine Ausbildung hat und er aufgrund seiner Krankheitsuneinsichtigkeit und Ablehnung jeglicher Hilfsangebote im Begriff sei, seine Zukunft zu zerstören.

Bei Aufnahme präsentiert sich ein stark erregter Patient mit Größenideen, die die Kriterien eines Wahns erfüllen, und mit Verfolgungs- und Beeinträchtigungserleben, die jedoch nicht die Wahnkriterien erfüllen. Der Patient weist eine deutlich vernachlässigte Körperpflege auf. Er ist aggressiv gereizt, logorrhöisch, getrieben und unruhig. Er ist eingeengt darauf, dass er zu Unrecht in der Klinik sei und ihm nun kostbare Zeit verloren gehe, sein Studium voranzubringen. Eine Behandlung lehnt er als unnötig kategorisch ab. Er verlangt stattdessen vehement, dass man ihn sofort zur Universität gehen lassen soll. Obwohl er zusagt, keine Gewalt anzuwenden, kommt es wenig später auf Station zu heftigen Aggressionen mit Sachbeschädigung und Körperverletzung.

15.1 Besonderheiten der Psychotherapie auf der Akutstation

Für jedes eigene Krankheitsbild, das bisher besprochen wurde, existieren wirksame psychotherapeutische Verfahren. Darauf wurde teil-

Tab. 15-1 Zu fördernde Verhaltensweisen/Fähigkeiten und zu vermindernde Verhaltensweisen/Symptome

Verhaltensweisen/ Fähigkeiten, die gefördert werden sollen	Verhaltensweisen/ Symptome, die vermindert werden sollen
• Tagesstruktur • Soziale Kompetenz • Krankheitseinsicht • Compliance bei der Behandlung • Körperpflege • Selbstständigkeit	• Aggression • Angst • Antriebsminderung

weise bereits in Teil II »Spezielle Krankheitsbilder« eingegangen. Diese Psychotherapieverfahren können und sollten selbstverständlich je nach Stadium des Krankheitsverlaufes bereits auf der Akutstation begonnen und dann gegebenenfalls auf peripheren Stationen, im ambulanten oder teilstationären Bereich weitergeführt werden. In diesem Buch soll nicht noch einmal im Detail auf diese spezifischen Psychotherapieverfahren eingegangen werden, hierzu existiert bereits eine ausreichend große Zahl an Literatur. Wir wollen in diesem Kapitel jedoch auf psychotherapeutische Mechanismen hinweisen, die besonders in dem spezifischen Setting einer Akutstation zum Tragen kommen und für die Unterstützung einer erfolgreichen Behandlung genutzt werden können. Selbst wenn die psychotherapeutischen Möglichkeiten auf einer Akutstation eher rudimentär und wenig differenziert erscheinen mögen, so können sie dennoch für den Therapieerfolg sehr wichtig sein. Um sich die Anwendbarkeit von Psychotherapieelementen auf einer Akutstation zu vergegenwärtigen, müssen Sie sich klar machen, dass eine Akutstation eine spezialisierte Station ist. In der klinischen Praxis existieren inzwischen viele andere, auf bestimmte Erkrankungen spezialisierte Stationen, wie z.B. solche zur Behandlung von Borderline-Persönlichkeitsstörungen oder affektiven Erkrankungen. Eine Spezialstation ist sowohl in medikamentöser als auch in psychotherapeutischer Hinsicht auf die Krankheitsbilder, die sie behandeln soll, eingerichtet. Das Besondere dabei ist, dass das *Behandlungsteam* als *psychotherapeutische Einheit* wirken kann. Dies macht erst die Besonderheit und Effektivität einer Spezialstation aus und unterscheidet sie damit z.B. von einer ambulanten Praxis. Darauf soll in diesem Kapitel eingegangen werden. Wir beschränken uns in diesem Buch generell auf verhaltenstherapeutische Elemente. Die Verhaltenstherapie ist eine effektive und zeitökonomische Therapiemethode, die den Notwendigkeiten einer Therapie auf einer Akutstation gut Rechnung trägt. Es soll aber betont werden, dass es nicht auch andere Behandlungskonzepte geben kann, die sich z.B. an tiefenpsychologisch orientierter Psychotherapie anlehnen und die sich für die Akutstation als ebenso geeignet erweisen.

Wir müssen uns immer wieder vor Augen führen, dass die Patienten auf einer Akutstation sehr schwer krank sind und wir daher von einer sehr eingeschränkten Fähigkeit, aber auch sehr geringen Bereitschaft zur Psychotherapie ausgehen müssen. Selbst wenn es dem individuellen Patienten nicht in allen Facetten gerecht werden kann und daher im Einzelfall modifiziert und ergänzt werden muss, so können dennoch allgemein einige Symptome bzw. Verhaltensweisen formuliert werden, die häufig bei Erkrankungen auf einer Akutstation vorkommen und die effektiv therapiert werden sollen. Diese sind in Tabelle 15-1 aufgelistet.

15.2 Verhaltenstherapeutische Interventionen

15.2.1 Konditionierung

Die Konditionierung gehört zu den grundlegendsten Mechanismen, die Verhalten beeinflussen können, und ist fester Bestandteil sowohl in der Erklärungstheorie als auch in den Behandlungsansätzen zahlreicher psychischer Störungen. Vielen verhaltenstherapeutischen

Techniken liegt die Konditionierung zugrunde. Bei der Konditionierung unterscheidet man die klassische und die operante Konditionierung.

Klassische Konditionierung

Bei der klassischen Konditionierung handelt es sich um assoziatives Lernen, bei dem das Individuum aus dem Auftreten von Reizbedingungen Beziehungen zwischen Ereignissen in seiner Umwelt lernt. Ein ursprünglich neutraler Stimulus wird mit einem unkonditionierten Reiz zeitlich verknüpft, der eine unkonditionierte Reaktion auslöst. Nach mehreren Paarungen des konditionierten und unkonditionierten Stimulus löst eine alleinige Präsentation des konditionierten Stimulus eine konditionierte Reaktion aus, die der unkonditionierten Reaktion ähnelt.

Operante Konditionierung

Bei der operanten Konditionierung handelt es sich um Veränderungen der Auftretenswahrscheinlichkeit von Verhalten durch seine Konsequenzen. Positive Konsequenzen oder der Wegfall negativer Reize *erhöhen* die Auftretenswahrscheinlichkeit eines Verhaltens. Die Darbietung positiver Konsequenzen (Verstärker) wird positive Verstärkung, der Wegfall von negativen Reizen negative Verstärkung genannt. Der Wegfall positiver Reize *vermindert* die Auftretenswahrscheinlichkeit eines Verhaltens und führt schließlich zu dessen Löschung. Die Darbietung von negativen Konsequenzen nennt man Bestrafung. Löschung ist nicht mit Bestrafung gleichzusetzen. Jedoch wird das Ausbleiben positiver Konsequenzen mitunter als belastend und als Bestrafung erlebt, daher sollten immer gleichzeitig positive Verstärker angeboten werden.

Beispiel für eine erfolgreiche Löschung

Ein 3-jähriger Junge ist lange krank und bekommt während der Behandlung viel Zuwendung von den Eltern. Nun schläft er nachts nicht mehr allein ein und schreit unentwegt, bis sich die Eltern ans Bett setzen und ihn etwa 1 Stunde beruhigen, bis er einschläft. Lösung: Die Eltern bringen das Kind wie gewohnt liebevoll ins Bett und verlassen das Kinderzimmer. Danach schauen sie erst alle 10, dann alle 15, dann alle 20 Minuten nach dem Kind, gleichgültig ob es schreit oder nicht. Diese Abstände werden in den nächsten Tagen regelmäßig erhöht (Margraf 2000).

! Cave

Löschung sollte eine Methode der 2. Wahl sein. Wenn sie eingesetzt wird, sollte dies immer nur unter gleichzeitigem Angebot von positiven Verstärkern erfolgen.

Besonderheiten auf der Akutstation

Positive Verstärker auf einer Akutstation können mannigfaltig sein. Es lassen sich prinzipiell 3 Klassen von Verstärkern unterscheiden: soziale Verstärker (Zuwendung, Aufmerksamkeit), materielle Verstärker (z. B. Zigaretten) und Aktivitäten (z. B. Ausgang, selbstständige Aktivitäten). Zur Löschung geeignet sind dagegen beispielsweise Verwehrung von Aufmerksamkeit oder Ignorieren bis hin zu Entzug von Privilegien. Zum Aufbau eines neuen Verhaltens ist kontinuierliche Verstärkung besonders wichtig. Das Löschen unerwünschten Verhaltens gelingt jedoch sehr viel schwerer und ist allenfalls dann einsetzbar, wenn es mit der positiven Verstärkung eines neuen Verhaltens kombiniert wird. Bestrafung sollte überhaupt nicht als verhaltenstherapeutisches Mittel im stationären Rahmen eingesetzt werden.

Die Akutstation ist hier ein besonders sensibler Bereich, denn viele einschränkende Maßnahmen, die natürlich die Auftretenswahrscheinlichkeit von Verhalten erhöhen oder vermindern können, erlangen sehr schnell einen Ruf von Übergriffigkeit und Bevormundung. Daher ist es von ausschlaggebender Bedeutung, dass Sie sich als verantwortlicher Therapeut klar machen, dass gerade für den Patienten häufig als aversiv erlebte Maßnahmen wie z.B. eine Fixierung zu keinem Zeitpunkt genutzt werden dürfen, um ein bestimmtes Verhalten durchzusetzen! Derartige Maßnahmen dürfen nur als medizinische Notfallmaßnahme und zur Gefahrenabwehr dienen (s. Kap. 19), nicht aber im Rahmen einer Verhaltensmodifikation. Dies würde die Glaubwürdigkeit eines therapeutischen Konzepts grundlegend erschüttern und eine vertrauensvolle therapeutische Beziehung unmöglich machen.

15.2.2 Verstärkerpläne

Zur komplexeren und länger andauernden Unterstützung eines neuen Verhaltens eignen sich besonders Verstärkerpläne. Darunter versteht man die Quote, mit der Verstärkung auf das erwünschte Verhalten im Rahmen der operanten Konditionierung folgt. Diese können besonders gut auf Spezialstationen umgesetzt werden, weil mehrere Personen und Berufsgruppen an der Behandlung beteiligt sind und synergistisch als eine therapeutische Einheit wirken können und weil ein intensiver Kontakt über einen längeren Zeitraum besteht.

Durchführung

Zunächst werden die Verhaltensweisen bestimmt, deren Frequenz erhöht bzw. gesenkt werden soll (für Beispiele s. Tab. 15-1 in Kap. 15.1). Danach wird eine Abstufung der einzelnen Schritte zum Verhaltensziel vorgenommen. Gerade da Patienten einer Akutstation schwer beeinträchtigt sind, sind eine nur geringe Anforderung am Anfang und eine sehr langsame Steigerung angezeigt, um die Patienten nicht zu überfordern und zu frustrieren. Es folgt ein nächster wichtiger Schritt, dessen Ausführung besonders gründlich erfolgen sollte: die Bestimmung und Anwendung individuell wirksamer Verstärker. Was für den einzelnen als Verstärker gilt, kann sehr unterschiedlich sein. Daher kann der Verstärkerwert eines Reizes oder Ereignisses nur auf behavioraler und individuell biografischer Basis bestimmt werden. Das heißt, dass Wünsche und Selbstberichte einerseits sehr wertvolle Hinweise für die Auswahl von therapeutisch effizienten Verstärkern liefern können, diese jedoch durch Verhaltensbeobachtung überprüft werden sollten. Aber ein gutes Auswählen des Verstärkers erhöht die Chance einer erfolgreichen Anwendung. Im eingangs berichteten Beispielfall könnte bei dem Patienten der Universitätsbesuch als ein möglicher positiver Verstärker definiert werden.
Nachdem Sie einen einmal gefundenen Verstärker ausreichend lange und erfolgreich angewendet haben, sollten Sie eine Umstellung des Verstärkerplans durch immer weiter zeitliche Ausdehnung der Perioden ohne unmittelbare Verstärkung folgen lassen (Blöschl 2000). Über das Prinzip der sukzessiven Verhaltensformung (Shaping) oder der Verhaltensverkettung (Chaining) können komplexere Verhaltensmuster (z.B. zum Aufbau selbstständiger Körperpflege bei einem schizophrenen Patienten mit Negativsymptomatik) in kleinen Schritten aufgebaut werden. Dabei wird das Kriterium für die Verstärkung allmählich verändert. Beim Shaping werden Verhaltensweisen verstärkt, die zunehmend mehr Elemente mit dem Zielverhalten gemeinsam haben. Beim Chaining werden Verhaltensketten eingeübt, die sukzessiv durch weitere Glieder verlängert werden.

> **! Merke**
> Zum Aufbau eines neuen Verhaltens ist eine kontinuierliche Verstärkung notwendig.
> Verhalten, welches intermittierend verstärkt wird, ist besonders löschungsresistent.
> Kurzfristige Konsequenzen sind verstärkerwirksamer als langfristige.

Besonderheiten auf der Akutstation

Akut erkrankten Patienten kann häufig nicht dieselbe Konsequenz in ihrem Verhalten abverlangt werden wie z. B. ambulanten Patienten. Daher sollte man die Anforderungen sehr niedrig ansetzen, für kleine Erfolge positiv verstärken und immer wieder überprüfen, ob nicht z. B. die aktuelle Psychopathologie den Patienten daran hindert, auf die therapeutischen Maßnahmen zu reagieren. Auf einer Akutstation werden eher Verhaltensweisen zu finden sein, die gelöscht werden sollen (s. Tab. 15-1), als dies in anderen Therapiesettings der Fall ist. Daher wird man diese Technik öfter anwenden als in herkömmlichen Therapien.
Sie müssen sich ferner über die Grenzen der durch Verstärkerpläne aufgebauten Verhaltensweisen im Klaren sein. Wenn die Umgebung, die die Verstärkung ermöglicht hatte, wegfällt, kommt es zu einem Nachlassen des Verhaltens. Dies müssen Sie für die weitere Behandlung, etwa ambulant oder nachstationär, bedenken.

> **! Cave**
> Medizinische Maßnahmen, z. B. die Verabreichung von Medikamenten oder eine Fixierung, dürfen niemals zum Durchsetzen eines gewünschten Verhaltens eingesetzt werden!

15.2.3 Modelllernen

Beim Modelllernen handelt es sich um einen Prozess, bei dem sich die Auftretenswahrscheinlichkeit von (einfachen oder komplexen) Verhaltensweisen einer Person erhöht, wenn diese ein entsprechendes Verhalten bei einer anderen Person, einem Modell beobachtet. Das Modelllernen wird auch als stellvertretendes Lernen bezeichnet.

Durchführung

Das Grundprinzip des Modelllernens besteht darin, dass ein Modell ein bestimmtes Verhalten in der Gegenwart eines Patienten durchführt. Später führt der Patient das Verhalten selbst durch. Um diesen Prozess zu erleichtern, kann die Modelllernsituation so verändert werden, dass die Aufmerksamkeit des Beobachters erhöht wird. Für die Darbietung von komplexen Verhaltensweisen empfiehlt sich ein hierarchisches Vorgehen mit gestufter Darstellung der Verhaltensweisen. Damit Modelllernen effektiv wird, ist es nötig, dass der Patient das Zielverhalten auch in Situationen außerhalb der ursprünglichen therapeutischen Situation zeigt. Hierzu ist es hilfreich, dass die Umgebung, in der das Modelllernen stattfindet, möglichst den Alltagssituationen ähnelt. Außerdem ist es von Vorteil, wenn das modellhafte Verhalten wiederholt dargeboten wird, damit es sich besser einprägt (Perry 2000).

Besonderheiten auf der Akutstation

Modelllernen findet immer statt, auch wenn wir es nicht bemerken oder gar beabsichtigen. Es findet auch bei den Verhaltensweisen statt, von denen wir eigentlich gar nicht wollen, dass sie erlernt werden. So kann z. B. ein Patient auf der Station von einem anderen Patienten die Präsentation von Symptomen »lernen«, etwa weil er dadurch mehr Zuwendung erhält. Da für die Patienten außerdem sehr häufig auch das medizinische Personal als Modell fungiert, werden Verhaltensweisen hier übernommen. Dies ist z. B. wichtig, wenn es darum geht, ein simples Verhalten wie hygienisches Essen und Trinken zu etablieren. Wenn das Personal selbst seine Getränke während einer Pause vor den Augen der Patienten direkt aus der Flasche trinkt, anstatt einen Becher zu benutzen, stellt dies für die Patienten eine Modelldarbietung dar.
Ferner sollte beachtet werden, dass die Patienten einer Akutstation bei zu komplexen Verhaltensweisen schnell überfordert und dann frustriert und zukünftig weniger motiviert sein werden. Daher sollte man sich auf einfache Verhaltensweisen beschränken.

15.2.4 Verhaltensverträge

Verhaltensverträge sind nichts anderes als Absprachen und Regeln über bestimmte Verhaltensweisen. Keine Therapieform kommt ohne Kontrakte aus, auch wenn diese nicht immer explizit gemacht werden, wie dies bei Verhaltensverträgen im Rahmen einer verhaltenstherapeutischen Behandlung der Fall ist.

Verhaltensverträge in einem therapeutischen Rahmen und als therapeutische Technik sind zu verstehen als ein Mittel zur schematischen Festlegung des Austausches positiver Verstärker zwischen 2 oder mehr Personen. Sie können genutzt werden, um bestimmte Handlungen zu initiieren, um klare Kriterien für die Zielerreichung zu bestimmen und um eindeutige Konsequenzen der Verhaltensausführung bzw. -unterlassung festzulegen. Durch Verhaltensverträge werden Regeln bestimmt, die zur Erreichung des Therapieziels eingehalten werden sollen und damit auf das soziale Gefüge einwirken (Hautzinger 2000).

Durchführung

Das Zielverhalten sollten Sie gemeinsam mit dem Patienten eindeutig und detailliert festlegen. Das heißt, dass Sie das Verhalten möglichst zeitlich, qualitativ und quantitativ bestimmen sollten. Ebenso sollten Sie die positiven Konsequenzen bei Erfüllung und die negativen Konsequenzen bei Nichterfüllung festlegen. Am besten ist das schriftliche Festhalten der Absprachen.

Besonderheiten auf der Akutstation

Idealerweise werden Verhaltensverträge in der therapeutischen Beziehung zwischen 2 gleichberechtigten Partnern eingegangen, die sich beide auf diese Abmachung einlassen, weil ein gemeinsames Ziel verfolgt wird. Diese Voraussetzungen sind auf der Akutstation nur teilweise gegeben. Die definierten Ziele von Therapeut und Patient können mit mehr oder weniger großem Ausmaß voneinander abweichen, auch eine Freiwilligkeit ist bekanntermaßen durchaus nicht immer vorhanden. Dies beeinflusst wesentlich die Aufstellung und Durchführung der Verhaltensverträge. Wenn man sich dieser Besonderheiten bewusst ist, können Verhaltensverträge dennoch sinnvoll therapeutisch auf der Akutstation eingesetzt werden.

15.2.5 Aktivitätsaufbau

Aktivitätsaufbau ist ein verhaltenstherapeutisches Verfahren, bei dem ein Patient lernt, häufiger als bisher aktiv Handlungen zu initiieren. Diese Methode kann therapiebegleitend eingesetzt werden, wenn eine Erhöhung des Aktivitätsniveaus erwünscht ist. Dabei werden vornehmlich solche Aktivitäten trainiert, durch die Verstärkung vermittelt oder die Aversivität bestimmter Ereignisse reduziert wird.

Durchführung

Es wird üblicherweise empfohlen, in 3 Stufen vorzugehen. In der 1. Stufe wird das Aktivitätsniveau gemessen und erfasst. Gleichzeitig soll geprüft werden, ob der Inaktivität eine gewisse Funktionalität zukommt. Dann werden mit dem Patienten die Notwendigkeit eines Aktivitätsaufbaus besprochen und Vereinbarungen getroffen, welche Tätigkeiten als Aktivität gelten sollen. In einer 2. Stufe werden mit dem Patienten sehr konkret Tätigkeiten besprochen, die ausgeführt werden sollen. Dabei sollten Sie darauf achten, dass diese einen nur geringen Schwierigkeitsgrad haben, um den Patienten nicht zu überfordern und zu frustrieren. Die vom Patienten ausgeführten Aktivitäten lassen sich mittelbar oder unmittelbar verstärken. Bei der mittelbaren muss der Patient einen Katalog ausgeführt haben, bevor eine Verstärkung erfolgt, bei der unmittelbaren Verstärkung beinhalten die Tätigkeiten nur solche Aktivitäten, die per se als angenehm erlebt werden. In der 3. Stufe übt der Patient die Wahrnehmung der eigenen Inaktivität und etabliert schließlich komplexere und schwierigere Handlungsweisen.

Besonderheiten auf der Akutstation

Selbstverständlich ist diese Technik nur für einen Teil der Patienten geeignet, so etwa für einen Patienten, der an einer Schizophrenie mit vorwiegender Negativsymptomatik leidet. Ursprünglich wurde diese Technik für die Behandlung depressiver Störungen entwickelt, bei der mehr eine kognitive Kontrolle der Beschwerden möglich ist. Viele Patienten mit einer Schizophrenie haben teilweise Schwierigkeiten, bei sich überhaupt Defizite als solche wahrzunehmen. Daher sollte auch hier das Anforderungsniveau eher niedrig angesetzt werden. Dennoch kann diese Technik gerade für Patienten mit einer Schizophrenie oder Depression sehr hilfreich eingesetzt werden.

15.3 Therapeutische Beziehung

Es ist in der Therapieforschung unumstritten, dass die therapeutische Beziehung ein wesentliches Fundament einer erfolgreichen Behandlung darstellt. Sie zählt zu den am besten untersuchten Wirkfaktoren der Psychotherapie. Dabei wird die therapeutische Beziehung einerseits als Voraussetzung für therapeutisches Handeln angesehen, andererseits wird sie selbst als ein entscheidender Wirkfaktor betrachtet. Dies gilt prinzipiell auch für die psychiatrische Akutstation, jedoch sind einige Besonderheiten zu beachten.

Besonderheiten auf der Akutstation

Es muss zwischen zwei möglichen therapeutischen Beziehungen auf der Akutstation unterschieden werden: Handelt es sich um beispielsweise eine Psychologin, die eine Therapie durchführt, aber keinen weiteren Einfluss auf z. B. Ausgangsregelung, Entlassungsdatum oder medizinische Maßnahmen hat, oder ist es der Stationsarzt, der auch noch andere für den Patienten wichtige Bereiche regelt? Im ersten Fall unterscheidet sich die therapeutische Beziehung nicht wesentlich von anderen Therapiesettings, im letzteren Fall gibt es allerdings einige grundlegende Besonderheiten.
Eine therapeutische Beziehung wird u. a. determiniert durch das Anliegen, das ein Patient an einen Therapeuten hat. In einer ambulanten Therapie ist es für die therapeutische Beziehung etwas anderes, ob ein Patient z. B. wegen einer Zwangserkrankung oder einer Alkoholabhängigkeit einen Therapeutenkontakt sucht. In beiden Fällen wird die Beziehung zum Therapeuten eine andere sein, weil die Probleme des Patienten andere sind. Auf der Akutstation – so muss sogar noch schärfer formuliert werden – wird die therapeutische Beziehung u. a. determiniert durch die Umstände, unter denen ein Patient ins Krankenhaus gelangt (aufgrund einer rechtlichen Unterbringung, im Rahmen einer akuten Intoxikation usw.). Folgerichtig ist auch die therapeutische Beziehung auf einer Akutstation sehr speziell. Die Besonderheiten lassen sich wie folgt zusammenfassen:

- Die Beziehung zwischen Arzt und Patient ist in der Regel nicht gleichberechtigt.
- Der Patient geht die therapeutische Beziehung oft nicht freiwillig ein.
- Der Arzt ist nicht nur Therapeut, sondern hat auch noch andere Funktionen (Verschreiben von Medikamenten, Ausgangsregelung usw.).
- Der Arzt trifft mitunter für den Patienten unpopuläre Entscheidungen (z. B. Einrichtung einer Betreuung).

- Der Arzt wird möglicherweise in psychopathologische Symptome (z.B. Vergiftungs- oder Beziehungswahn) des Patienten mit eingebunden.

Als wesentliche Unterschiede zwischen einer ambulanten und einer stationären Therapie sind zu vermerken, dass der Patient meistens nicht nach reiflicher Überlegung und aus eigenem Antrieb die Hilfe des Arztes auf der Akutstation gesucht hat, wie das im ambulanten Bereich der Fall gewesen wäre, und dass ferner der Arzt für einen bestimmten Zeitabschnitt in viele Lebensbereiche des Patienten erheblich eingreift, was ein psychologischer Psychotherapeut üblicherweise nicht tut. Nachfolgend listen wir einige Prinzipien der therapeutischen Beziehungsgestaltung auf der Akutstation auf, die als Leitlinie für den Arzt gelten können:

- Den Drang des Patienten nach Rückzug und Distanz respektieren.
- Misstrauen und Aggression nicht persönlich nehmen, sondern als Teil der Erkrankung, nicht als Teil der Person des Patienten verstehen.
- Im Verhalten gegenüber dem Patienten sich von den eigenen Gefühlen, z.B. der Angst oder Wut, abgrenzen können.
- Es nicht als unvereinbaren Widerspruch verstehen, die Autonomie des Patienten in Teilen einzuschränken und ihm trotzdem ein verlässlicher Partner sein zu wollen.
- Die therapeutische Beziehungsgestaltung nach der psychiatrischen Grunderkrankung des Patienten ausrichten.
- Die Art der therapeutischen Beziehung an das Krankheitsstadium anpassen.
- Sich um eine komplementäre Beziehungsgestaltung bemühen.

Selbst wenn die therapeutische Beziehung auf der Akutstation von anderen Voraussetzungen ausgeht, so stellt sie dennoch genauso ein wesentliches Moment in der Behandlung und Prognose eines Patienten dar. Wir müssen uns nur von dem Anspruch verabschieden, eine als heilsam zu verstehende therapeutische Beziehung schließe grundsätzlich einige Dinge aus, die als ärztliche Tätigkeiten auf einer Akutstation anstehen. So paradox es im ersten Moment klingen mag: Ein Arzt kann auch z.B. während und nach einer Fixierung eines Patienten durch sein Auftreten die Beziehung vorteilhaft gestalten. In einer solchen Extremsituation kann er gleichzeitig Empathie und Entschlossenheit signalisieren, er kann zeigen, dass er vor den starken Symptomen der Erkrankungen nicht kapitulieren und trotzdem für den Patienten eine Hilfe sein will (s. auch Kap. 20). Die besonderen Umstände einer Akutstation bedeuten also keineswegs, dass sich eine fruchtbare therapeutische Beziehung zwischen Arzt und Patient nicht aufbauen lässt.

In diesem Zusammenhang ist eine Strategie der therapeutischen Beziehungsgestaltung wichtig, die unter dem Begriff **komplementäre Beziehungsgestaltung** diskutiert wird (Grawe 2000). Das Prinizip der komplementären Beziehungsgestaltung lässt sich auf der Akutstation verwenden, wobei es jedoch aufgrund der speziellen Krankheiten eine Modifikation erfährt. Dieses Prinzip wurde bei Patienten angewendet, die sich scheinbar gegen ihre eigenen Interessen so verhalten, dass sich über kurz oder lang jeder von ihnen abwendet. Der Therapeut reagiert darauf, indem er sich zunächst einmal zu diesem Verhalten komplementär, d.h. bestätigend verhält. Dies erscheint erst einmal paradox, ist aber insofern hilfreich, als der Patient die überraschende Erfahrung macht, nicht mehr zurückgewiesen oder korrigiert zu werden. Dadurch ist er nun in der Lage, keine kostbare Energie mehr in ein konfliktreiches Beziehungsverhalten zu investieren und nun Raum für die Umsetzung anderer Intentionen freigeben kann. Für die Akutstation ist dieses Prinzip nicht unmodifiziert zu übernehmen, kann aber dennoch für die therapeutische Beziehung wichtig sein. Es bedeutet in der Praxis, dass der Arzt auf der Akutstation sein Verhalten auf die individuellen Bedürfnisse, Fähigkeiten und Ziele abstimmt. Dies steht manchmal im Widerspruch zu den Notwendigkeiten des aktuellen Zustandes des Patienten und muss häufig Kompromissen unterliegen (z. B. kann ein Arzt dem Patienten Ausgang in den Park gewähren, obwohl er gerade erst mit der Polizei gebracht wurde; der Ausgang wird aber auf 15 Minuten begrenzt), sollte aber dennoch ein wesentliches Leitmotiv sein, an dem die therapeutischen Entscheidungen gemessen werden. Dies soll anhand der therapeutischen Strategie bei der Lösung des Beispielfalles erläutert werden. Das Konzept einer Behandlungsstrategie im eingangs geschilderten Fall könnte unter Berücksichtigung der eben genannten Prinzipien folgendermaßen aussehen:

Fortsetzung Fallbeispiel

Es ist davon auszugehen, dass bei dem Patienten einerseits dringend eine Medikation notwendig ist, da Fremdaggressivität besteht und eine Nichtbehandlung auch mittelbar für den Patienten große Nachteile bedeuten würden. Nach Abklingen der Manie wäre eine psychotherapeutische Behandlung sicherlich empfehlenswert, da möglicherweise mindestens eine Persönlichkeitsakzentuierung besteht. Die Motivation hierzu ist jedoch fraglich. Das einzige, was den Patienten anzutreiben scheint, ist der dringende Wunsch, zu studieren, gleichzeitig scheint er dies durch sein Verhalten immer wieder selbst zu verhindern. Weiterhin ist das Verhältnis zum medizinischen Personal dadurch getrübt, dass der Patient krankheitsbedingt unterstellt, man wolle ihm vorsätzlich das Studium unmöglich machen.

Als Behandlungskonzept wird ein *Verstärkerplan* aufgestellt. Gleichzeitig wird eine (modifizierte) *komplementäre Beziehungsgestaltung* gewählt. Nach Abklärung aller rechtlichen Rahmenbedingungen wird mit dem Patienten besprochen, dass eine Medikation durchgeführt werden muss, notfalls auch gegen seinen Willen. Dies muss kontinuierlich und regelmäßig erfolgen. Gleichzeitig wird mit dem Patienten vorher besprochen, welche Maßnahmen bei Fremdaggressionen erfolgen werden, um das Personal und die Mitpatienten wirksam schützen zu können, etwa eine Fixierung. Dieses Vorgehen wird eingebettet in eine komplementäre Beziehungsgestaltung, d. h., das Behandlerteam macht das Hauptziel des Patienten – das Studieren – zu seinem eigenen, selbst wenn es dieses Ziel für nicht vordringlich und möglicherweise auch nicht durchführbar hält, da der Patient durch Noncompliance und Aggressivität dieses Ziel immer wieder selbst torpediert. Obwohl Zweifel bestehen, dass der Patient in absehbarer Zeit in der Lage sein wird, zu studieren, so wird alles daran gesetzt, ihn so zu stabilisieren, dass er in die Universität gehen kann, und zwar zunächst von der Akutstation aus. Dazu erhält er freien Ausgang nach einem festen vorher besprochenen Verstärkerplan. Sollte es zu Unpünktlichkeiten oder Fernbleiben kommen, wird der Universitätsbesuch eine Zeit lang ausgesetzt. Sollte der Patient nicht zurück auf Station kommen, wird nach ihm polizeilich gefahndet. Hier werden also dem Patienten zwar auch Bestrafungen präsentiert, um ein Verhalten zu löschen, aber immer in Kombination mit positiven Verstärkern. Diese Maßnahmen werden seitens des Behandlerteams mit einem empathischen und unterstützenden Umgang mit dem Patienten untermauert.

Literatur

Blöschl L. Verstärkung. In Linden M, Hautzinger M (Hrsg). Verhaltenstherapie. 3. Aufl. Berlin, Heidelberg, New York: Springer 2000.

Grawe K. Psychologische Therapie. 2. Aufl. Göttingen: Hogrefe 2000; 67–8.

Hautzinger M. Verhaltensverträge. In: Linden M, Hautzinger M (Hrsg). Verhaltenstherapie. 3. Aufl. Berlin, Heidelberg, New York: Springer 2000; 337–40.

Margraf J (Hrsg). Lehrbuch der Verhaltenstherapie, Band 1: Grundlagen, Diagnostik, Verfahren, Rahmenbedingungen. 2. Aufl. Berlin, Heidelberg, New York: Springer 2000.

Perry M. Modelldarbietung. In: Linden M, Hautzinger M (Hrsg). Verhaltenstherapie. 3. Aufl. Berlin, Heidelberg, New York: Springer 2000; 234–9.

16 Psychoedukation am Beispiel der Schizophrenie

Katrin Körtner und Friederike Schmidt

16.1 Anliegen und Aufbau des Kapitels

Unter Psychoedukation wird generell die Aufklärung über Ursachen, Ausprägung, Verlauf und Therapieoptionen psychischer Erkrankungen verstanden, wobei im weiteren Sinne auch die Vermittlung von Strategien zum individuellen Umgang mit dem Krankheitsgeschehen dazugezählt wird. Psychoedukation wird aber auch als Sammelbegriff für vorwiegend in Gruppen durchgeführte Therapieverfahren verwendet, die neben psychoedukativen meist weitere psychotherapeutische Elemente beinhalten.

Die aktuelle Studienlage legt nahe, dass psychoedukative Interventionen mit vorwiegend didaktischer Wissensvermittlung weniger geeignet sind, um Krankheitsverlauf und Compliance günstig zu beeinflussen (Lincoln et al. 2007). Für die Behandlung in der Akutphase der Erkrankung ergibt sich ein Dilemma daraus, dass erweiterte psychoedukative Programme, die beispielsweise zusätzlich Elemente zur Krankheitsbewältigung und zur Verbesserung der sozialen Kompetenz beinhalten, meist zu hohe kognitive Leistungen und zu viele Sitzungen erfordern oder sich bei unregelmäßiger Teilnahme der Patienten nur schwer durchführen lassen. Zudem bergen psychoedukative Interventionen die Gefahr, dass mit der Aufklärung über die Erkrankung der Fokus auf Defizite und Probleme verstärkt wird. Dies kann der Stärkung des Selbstwertes, dem Abbau von Ängsten und der Verbesserung der Kompetenzen im Umgang mit der Krankheit deutlich entgegenwirken. Die Patienten erleben Psychoedukation dann als emotional belastend und nehmen nur widerstrebend teil. Des Weiteren kann es schwierig sein, Patienten mit schizophrenen Erkrankungen für psychotherapeutische Interventionen zu motivieren und zur aktiven Mitarbeit in der Gruppe anzuregen. Die Betroffenen sind meist zurückhaltend und schweigsam. Die Gründe hierfür sind vielfältig und umfassen kognitive Defizite, Negativsymptome und paranoide Gedankeninhalte, aber auch Angst, Scham und Selbstunsicherheit. Nicht zuletzt können die Sitzungen dadurch erschwert sein, dass manische, erregte oder psychotische Patienten, insbesondere bei gesetzlicher Unterbringung, versuchen, bewusst zu stören bzw. Mitpatienten gegen den Therapeuten als vermeintliche Verkörperung einer »feindlichen Psychiatrie« aufzubringen.

In diesem Kapitel wollen wir auf Probleme und Stolpersteine bei der strukturellen und thematischen Gestaltung psychoedukativer Interventionen auf der Akutstation hinweisen und Lösungsvorschläge anbieten. Wir stellen mögliche Schwierigkeiten bei der Vermittlung des jeweiligen Themenschwerpunktes dar und geben Empfehlungen zur praktischen Vorgehensweise. Zudem erläutern wir, welche innere Haltung Sie als Therapeut einnehmen und welche Ziele Sie sich setzen sollten. Diese »innere Positionierung« des Therapeuten trägt entscheidend zum Erfolg oder Misserfolg von Psychoedukation bei. Zielsetzungen und therapeutische Haltung sind vielfach schon der Schlüssel zu den Problemen, die sich in der

Praxis ergeben können. Im dritten Teil gehen wir auf den Umgang mit Krankheitssymptomen und Verhaltensweisen ein, welche die Gruppensitzungen erschweren können. Wir beziehen uns bei unserer Darstellung auf Krankheiten aus dem schizophrenen Formenkreis, aber viele Empfehlungen können auch auf andere akute psychotische Zustandsbilder angewendet werden.

16.2 Psychoedukation im stationären Kontext

16.2.1 Rahmenbedingungen der Psychoedukation

Die äußeren Rahmenbedingungen der Psychoedukation sollten den Stellenwert der Psychoedukation innerhalb des Therapieplanes betonen, insbesondere da die Teilnahme an den Sitzungen freiwillig bleiben muss und auch eine unregelmäßige Teilnahme zulässig sein sollte. Letzteres ist der wechselhaften Motivation aufgrund der sich im akuten Stadium häufig verändernden Psychopathologie geschuldet. Durch einen strukturierten Ablauf mit festen Regeln soll versucht werden, Unruhe und Störungen zu minimieren. Unsere Vorschläge für die äußeren Rahmenbedingungen der Sitzungen fassen wir wie folgt zusammen:

- Alle Therapeuten und Co-Therapeuten der Station sind über Zeitpunkt und Thematik der psychoedukativen Sitzungen informiert und können den Patienten hierüber Auskunft geben.
- Den Patienten, die an der Psychoedukation teilnehmen sollen, wird die Psychoedukation erläutert, und die Termine der Sitzungen werden mitgeteilt. Dies findet im Rahmen der Erstellung des individuellen Therapieplanes statt.
- Die psychoedukativen Sitzungen werden, z. B. bei der Visite, angekündigt; die einzelnen Teilnehmer werden dann vor Beginn der Sitzung an die Sitzung erinnert.
- Die Sitzungen dauern 20 bis maximal 45 Minuten und finden 2 × pro Woche zu einem festen Termin statt.
- Es sollten mindestens 3 Patienten teilnehmen. Die Anzahl der Therapeuten sollte möglichst nicht mehr als ein Drittel der Patienten betragen. Ausnahmen können bei sehr unruhigen Gruppen gemacht werden.
- Die Psychoedukation ist eine offene Gruppe. Unregelmäßige Teilnahme ist zulässig.
- Es sollte auf einen pünktlichen Beginn der Sitzungen geachtet werden. Dies gilt unbedingt auch für die Therapeuten. Bei einer Verspätung von mehr als 5 Minuten sollte der Patient freundlich auf die nächste Sitzung verwiesen werden.
- Patienten dürfen die Sitzung verlassen, sollten dann aber nicht weiter teilnehmen. Dies gilt auch für etwaige Toilettengänge.
- Ein Flipchart und Stifte in mehreren Farben sollten für jede Sitzung bereitstehen.

16.2.2 Therapeutische Haltung zur Psychoedukation

Als Therapeut sollten Sie zunächst Abstand davon nehmen, den Patienten so viel Wissen wie möglich vermitteln zu wollen. Die Patienten sollten ihre Beschwerden verstehen lernen und Ängste abbauen können. Entscheidender sind daher häufige Wiederholungen der wichtigsten Botschaften, die in jeder Stunde in Form von Fragen an die Patienten einfließen können. Zu Beginn jeder Stunde sollte eine kurze Wiederholung des letzten Themengebietes erfolgen, am besten durch die Patienten selbst.

Bei psychoedukativen Interventionen besteht grundsätzlich die Gefahr, eine defizitorientierte Sichtweise zu verstärken und die bei schizophrenen Patienten häufige Tendenz zu fördern, das Selbstkonzept auf die Krankenrolle einzuengen. Es besteht weiterhin das Dilemma, dass einige Aspekte psychoedukativer Programme, die als funktional für die Verbesserung der Medikamentencompliance angesehen werden, potenziell zu einer negativen Sicht der eigenen Person, Hoffnungslosigkeit und Resignation beitragen (Schwartz u. Smith 2004). So muss beispielsweise bei dem Ziel, Krankheitseinsicht zu vermitteln, berücksichtigt werden, dass ein Zuwachs an Krankheitseinsicht wiederholt als Risikofaktor für suizidale Ideationen dokumentiert worden ist (Crumlish et al. 2005). Aus diesem Grund halten wir z. B. die ausführliche Darstellung der durch Noncompliance bedingten negativen Konsequenzen für *nicht* geeignet, um den Umgang mit der Erkrankung zu verbessern. Ein derartiges Vorgehen birgt die Gefahr, die defizitorientierten Krankheitsmodelle weiter zu verfestigen sowie die bei akut Erkrankten ohnehin meist vorherrschende »doppelte Buchführung« oder psychologische Reaktanz zu fördern.

Psychologische Reaktanz bezeichnet den Zustand einer Person, die sich durch tatsächliche oder vermeintliche Einflüsse in ihrer individuellen Freiheit eingeschränkt fühlt und das Bedürfnis hat, gegen diese Einschränkungen Widerstand zu leisten. Typischerweise führt Reaktanz zur Aufwertung der eingeschränkten Freiheiten, diese werden nun als besonders wichtig erlebt. Bei der Schizophrenie wurde psychologische Reaktanz mit mangelhafter Compliance in Zusammenhang gebracht, insgesamt bislang jedoch kaum untersucht. Psychotische Patienten könnten die von Ärzten und Therapeuten angebotenen Krankheitsmodelle als eine Bevormundung empfinden und die Wirkung der Medikation als außerhalb ihrer individuellen Einflussmöglichkeiten stehend. Gemäß der Theorie zur psychologischen Reaktanz würde das Verhalten der Patienten darauf ausgerichtet sein, ihre vermeintlich bedrohten Freiheiten zu bewahren bzw. wiederherzustellen, indem sie sich eben nicht compliant oder nicht krankheitseinsichtig zeigen (Miron u. Brehm 2006).

Deshalb sollte in den psychoedukativen Sitzungen versucht werden, den einseitigen Fokus auf Defizite zu durchbrechen und auch die »gesunden Anteile« in die Aufmerksamkeit zu rücken sowie die Möglichkeiten hervorzuheben, dass auf das Krankheitsgeschehen und die eigene Gesundheit positiv Einfluss genommen werden kann. Übergeordnete Ziele sind somit

- die Stärkung der Selbstwirksamkeit,
- die Vermittlung eines gewissen Kontrollgefühls über die Erkrankung sowie
- die Motivierung für weitere psychosoziale Behandlungsmaßnahmen.

Sie sollten daher den Patienten zu den Problemen, die Sie gemeinsam besprechen, immer auch allgemeine Bewältigungsstrategien aufzeigen. Sie können auch eine Stunde umdisponieren und mit den Patienten konkrete Lösungsmöglichkeiten für aktuell im Vordergrund stehende Belastungen erarbeiten.

16.2.3 Interaktive Gestaltung der Gruppensitzungen

Patienten mit schizophrenen Erkrankungen verhalten sich sowohl im Einzel- wie auch im Gruppengespräch häufig passiv und schweigsam. Diese Passivität ist jedoch bei vielen Patienten im Sinne einer »Starthemmung« zu verstehen. Ist es erst einmal gelungen, die Patienten zur Diskussion anzuregen, kann es zu einem unterhaltsamen und vielseitigen Austausch innerhalb der Gruppe kommen. Um einem Frontalunterricht entgegenzuwirken und die Patienten zu aktivieren, genügt es, einfachste interaktive Elemente wie die folgenden einzubauen:

»Sich den Ball zuspielen«: Die Patienten fordern sich gegenseitig zum Sprechen auf, indem einer dem anderen einen Ball zuwirft, bis jeder Teilnehmer mindestens einmal zu Wort gekommen ist. Damit wird nicht nur der Druck gemindert, der möglicherweise durch die direkte Ansprache des Therapeuten entsteht, sondern die Patienten erhalten die Möglichkeit, auf sehr einfache Art miteinander in Kontakt zu treten.

Kleingruppenarbeit und Vorträge: Manche Themen können die Patienten gut in Kleingruppen von 2–4 Personen bearbeiten. Allerdings sollte das Thema vorher in der großen Gruppe besprochen werden, und es sollten für die Kleingruppenarbeit immer vorstrukturierte Listen, Zeichnungen usw. ausgegeben werden, an denen sich die Patienten orientieren können. Die Patienten sollen in der Kleingruppe miteinander ins Gespräch kommen, nicht notwendigerweise eigenständig neue Ideen ausarbeiten. Es ist völlig ausreichend, dass sie z. B. gemeinsam Frühwarnzeichen in einer Liste ankreuzen, indem einer der Gruppe diese den anderen vorliest. Die Teilnehmer der Kleingruppe sollten dann auch eine Person bestimmen, die das Erarbeitete der gesamten Gruppe vorträgt.

Gegenseitiges Befragen: Die Patienten können sich zu zweit zusammenfinden und sich gegenseitig zu einem Thema befragen, wobei entsprechend der Kleingruppenarbeit auch hier die Fragen auf einem Zettel vorgegeben sein sollten. Anschließend kann der eine die Antworten des anderen der Gruppe vortragen.

Therapeut zieht sich zurück: Die Erklärung von Sachverhalten sollte so oft wie möglich an Patienten weitergegeben werden, die mit Psychoedukation erfahren sind. Hat sich hierzu ein Patient bereit erklärt, muss er, falls notwendig, vom Therapeuten in jedem Fall unterstützt werden. Auch beim Schreiben und Zeichnen am Flipchart sollte sich der Therapeut von Patienten unterstützen lassen, d. h., Therapeut und Patient stehen gemeinsam am Flipchart. Bei ausreichender Gruppengröße können auch zwei Patienten diese Aufgabe übernehmen. Der Therapeut sollte die Patienten jedoch nicht allein am Flipchart stehen lassen und sich selbst in die Gruppe zurückziehen.

Therapeut bringt sich ein: Auch der Therapeut sollte sich an den interaktiven Elementen, wie »Ball zuspielen« oder gegenseitiges Befragen beteiligen. Bei manchen Themen kann der Therapeut durchaus Einblicke in das eigene psychische Befinden geben, indem er (z. B. bei der Sammlung psychischer Beschwerden) angibt, gelegentlich depressive Verstimmung, Schlafstörungen, Grübeln usw. zu kennen.

Metaphern benutzen: Abstrakte Sachverhalte können oft sehr anschaulich mithilfe von Metaphern dargestellt werden. Trotz des häufig vorhandenen Konkretismus bei schizophrenen Erkrankungen fällt es den Patienten auf diese Weise viel leichter, sich zu beteiligen, Beispiele zu finden und mitunter sehr kreative Ideen zu entwickeln. Ein Beispiel für eine sehr anschauliche Metapher ist das von Bäuml (1994) vorgeschlagene Schiffsmodell zur Veranschaulichung des Vulnerabilitäts-Stress-Bewältigungs-Modells.

Von einer zu großen Komplexität der Aufgaben, wie z. B. Rollenspiele oder Übungen mit Körperkontakt, sei jedoch abgeraten, da akut erkrankte Patienten dies als Reizüberflutung, Überforderung oder unangenehme Nähe erleben könnten. Außerdem bergen interaktive Elemente auch die Gefahr, dass zu große Unruhe entsteht oder die Stundenstruktur entgleist. Aus dem gleichen Grund sollten auch keine bzw. nur wenige Arbeitsmaterialien ausgeteilt werden.

16.3 Zentrale Themen für die Psychoedukation

16.3.1 Symptome

Probleme bei der Vermittlung

Betroffene benennen und beschreiben ihre Erkrankung meist umgangssprachlich, und es fällt ihnen daher oft schwer, ihre Beschwerden den standardisierten klinischen Termini zuzuordnen. Im schlimmsten Fall könnte dies dazu führen, dass mögliche Zweifel an der Diagnose untermauert werden (Lincoln et al. 2007). Dies lässt sich möglicherweise durch Folgendes begründen:

- Die Begriffe sind zu abstrakt oder umfassen zu viele, für den Betroffenen möglicherweise sehr unterschiedlich empfundene Beschwerden. Dies gilt v.a. für den Oberbegriff der Ich-Störungen, aber auch für Halluzinationen. Zum Beispiel sind Stimmen für einen Patienten ein grundsätzlich anderes Erlebnis als Körperhalluzinationen.
- Im Erleben der Patienten sind die verschiedenen Symptome häufig miteinander verwoben, z.B. wenn Halluzinationen oder Ich-Störungen Teil eines Wahnsystems geworden sind. Dann ist die Abgrenzung einzelner Symptome für Patienten häufig schwer nachvollziehbar.
- Psychotische Symptome entwickeln sich über einen längeren Zeitraum vor dem Hintergrund der persönlichen Lebensgeschichte und werden durch diesen mitgestaltet. Dies erklärt sowohl die starke emotionale Beteiligung als auch die Weigerung mancher Patienten, ihre als höchst individuell empfundenen psychotischen Erlebnisse den abstrakten Symptomdefinitionen zuzuordnen.

Vielen Patienten fällt es darüber hinaus grundsätzlich schwer, über ihre Erkrankung zu sprechen. Aggressivität, Angst und Misstrauen im Zuge psychotischer Episoden werden von den Patienten als eine beängstigende und schamhaft besetzte Wesensänderung erlebt und daher selten aus eigener Initiative angesprochen. Psychische Krankheiten werden als von den somatischen grundlegend verschiedenartig erlebt, meist als ein unheimlich anmutender Makel, der im Gegensatz zu den meisten den »Körper« betreffenden Erkrankungen nicht wirklich behandelbar sei. Solche Vorstellungen führen zu Scham, Angst und Verweigerung einer Auseinandersetzung mit dem persönlichen Krankheitsgeschehen.

Therapeutische Haltung und Ziele

Ziel sollte es zunächst sein, die abstrakten fachlichen Termini mit Leben zu füllen, d.h. mit den persönlichen Erfahrungen der Gruppenteilnehmer zu verknüpfen. Daher ist es auf keinen Fall ausreichend und auch nicht notwendig, den Patienten eine Liste mit Fachtermini beizubringen. Vielmehr sollten die Patienten nachvollziehen, welche Gedanken, Gefühle, Körperempfindungen, Wahrnehmungen und Verhaltensweisen mit einer Schizophrenie einhergehen können. Hierfür können auch eigene Wortkreationen benutzt werden.

Jeder einzelne Patient sollte verstehen, dass trotz der sehr individuellen Ausprägung der Beschwerden viele Betroffene Ähnliches erleben. Die Gruppentherapie kann auf diese Weise den Anstoß für einen Erfahrungsaustausch der Patienten untereinander geben. Die Bedrohlichkeit psychotischer Symptome kann darüber hinaus zusätzlich vermindert werden, indem die grundsätzliche Störanfälligkeit der menschlichen Wahrnehmung und Informationsverarbeitung verdeutlicht wird (Lincoln 2007). Psychotische Symptome werden dadurch weniger als eine qualitativ andersartige Erfahrung betrachtet.

Sie sollten sich vergegenwärtigen, dass die Inhalte der psychotischen Symptomatik in der Regel mit der individuellen Lerngeschichte, den Grundannahmen und Überzeugungen sowie dem sozialen und kulturellen Hintergrund des Patienten verbunden sind (Kuipers et al. 2006). Auch können die sozialen Umstände und Ereignisse im Vorfeld der psychotischen Episode für den Betroffenen im Sinne eines Erklärungsmodells sehr bedeutsam sein. Betonen Sie nicht vermeintliche Besonderheiten psychischer Krankheiten gegenüber den somatischen Krankheiten, sondern stellen Sie die Gemeinsamkeiten heraus.

Praktisches Vorgehen

Die Patienten werden aufgefordert, ihre Beschwerden und Erlebnisse mit eigenen Worten zu umschreiben, einschließlich der damit einhergehenden Gefühle. Die Patienten berichten in der Regel zunächst über eine unangenehme Emotion (Angst, Verzweiflung, Misstrauen) oder über störende Verhaltensweisen (Unruhe, Umtriebigkeit, sozialer Rückzug), und nicht über das zugrunde liegende Symptom (z. B. »Ich habe Stimmen gehört und hatte dadurch Angst«). Nach diesem Symptom muss daher direkt nachgefragt werden. Es ist hilfreich, die Frage an die Gruppe weiterzugeben. Auf diese Weise wird zum einen vermieden, Einzelne durch die Befragung unter Druck zu setzen, zum anderen wird verdeutlicht, dass viele Patienten Ähnliches erlebt haben (z. B. »Was war bei den anderen der Grund für die Angst?«, »Warum könnte man sich ängstigen?«). Es kann sehr hilfreich sein, eine Liste mit Patientenaussagen zu den wichtigsten Positiv- und Negativsymptomen anzufertigen, da es den Patienten oft schwer fällt, ihre Beschwerden verbal darzustellen (z. B. »Ich fühle mich wie in einem Film, ein bisschen wie bei Big Brother«, »Ich werde von anderen Menschen komisch angeschaut, manche reden oder lachen über mich«). Diese Liste können Sie an die Patienten austeilen, oder Sie lesen die Aussagen der Gruppe vor. Fragen Sie anschließend die Patienten, ob sie Ähnliches auch einmal erlebt haben oder die einzelnen Aussagen einem psychiatrischen Begriff zuordnen können. Die zu erläuternden Fachbegriffe können Sie zuvor ans Flipchart schreiben. Eigene Wortkreationen für Symptome sollten Sie unbedingt respektieren und nicht dem »ärztlichen Begriff« unterordnen, wenngleich dieser erwähnt werden sollte (z. B. »In der psychiatrischen Fachsprache nennt man Ihre Beschwerden X. Ich finde Ihren Begriff aber sehr anschaulich«). Wenn nicht von den Patienten selbst angesprochen, sollten Sie den Begriff der Ich-Störungen vermeiden, da er von den Patienten selten wirklich verstanden wird. Stattdessen können Sie auf die einzelnen Formen der für die Schizophrenie typischen Ich-Störungen (Gedankenentzug, -eingebung, -ausbreitung) eingehen. Ursachen und Ausprägung von Aggressivität und Misstrauen auch gegenüber sonst vertrauten Personen sollten Sie unbedingt ansprechen.
Abschließend kann schon an dieser Stelle auf den episodenartigen Verlauf der Erkrankung hingewiesen werden, um daran später die Rückfallprophylaxe erläutern zu können (s. Kap. 16.3.4, Abschn. »Praktisches Vorgehen«).

16.3.2 Erklärungsmodelle

Probleme bei der Vermittlung

Die individuellen Reaktionen und Bewältigungsversuche der Patienten im Hinblick auf ihre Erkrankung sind Ausdruck der subjektiven Vorstellungen von der Entstehung und Aufrechterhaltung der Krankheit. Obwohl diese subjektiven Krankheitskonzepte nicht als richtig oder falsch bewertet werden können, kann im Hinblick auf die Bewältigungsstrategien zwischen funktionalen und dysfunktionalen Erklärungsmodellen unterschieden werden. Als dysfunktional betrachten wir Modelle, die zu einem Umgang mit der Krankheit führen, durch den der Verlauf der Erkrankung ungünstig beeinflusst, die aktuelle Symptomatik aufrechterhalten oder das subjektive Leiden des Patienten unnötig verstärkt wird.
Subjektive Krankheitskonzepte scheinen bei Patienten mit Schizophrenie schwer veränderbar zu sein, sind häufig sehr diffus, nicht selten psychotisch verzerrt oder dysfunktional (Holzinger et al. 2002). Dem Therapeuten kann sich zwar die Möglichkeit zur Konkretisierung oder Korrektur bieten. Wenn jedoch eine mangelhafte Krankheitseinsicht oder psychotisch verzerrte Krankheitsmodelle vorliegen, kann allein der Versuch des Therapeuten, ein »alternatives« Erklärungsmodell zu vermitteln, auf Ablehnung und Verweigerung

stoßen. Dies kann möglicherweise als Zeichen psychologischer Reaktanz interpretiert werden (s. Kap. 16.2.2).

Bei Patienten mit Schizophrenie überwiegen psychosoziale Erklärungsmuster für ihre Erkrankung. Es scheint den Patienten sehr schwer zu fallen, für ihr individuelles Krankheitsgeschehen eine biologisch determinierte Vulnerabilität anzunehmen, da sich Faktoren wie genetische Belastung, gestörter Dopaminstoffwechsel, neuronale Entwicklungsstörung nicht konkret erleben oder sichtbar nachweisen lassen. Daher unterschätzen Patienten sowohl die biologisch-somatischen Faktoren im Hinblick auf Genese und Aufrechterhaltung der Erkrankung als auch den derzeit einzigen biologischen Behandlungsansatz, die Medikamentengabe, insbesondere im Zusammenhang mit der Rückfallprophylaxe.

Psychosoziale Erklärungsmuster scheinen dagegen näher am subjektiven Erleben der Patienten zu sein, da sie dem Bedürfnis entgegenkommen, das Krankheitsgeschehen in seiner individuellen Ausprägung und persönlichen Bedeutung zu erfassen. Die Identifizierung der individuellen psychosozialen Auslöser sowie die Betonung psychosozialer Behandlungsmethoden sind sehr bedeutsam für das Krankheitsverständnis, für den eigenverantwortlichen Umgang mit der Erkrankung und damit für die Selbstwirksamkeit. Die vornehmliche Fokussierung auf psychosoziale Erklärungsmuster birgt allerdings die Gefahr, dass die Erkrankung als persönliche Schuld oder charakterliche Schwäche umgedeutet wird (z.B. »Ich strenge mich nicht genug an«, »Ich vertrage nichts, ohne gleich krank zu werden«). Die Suche nach einer Schuld schließt nicht selten auch Eltern oder ehemalige Liebespartner ein. Viele Patienten gehen davon aus, dass eine »falsche Erziehung« oder »zwischenmenschliche Enttäuschungen und Vertrauensbrüche« ursächlich zur Krankheit geführt hätten. Aber auch das Wissen um biologisch bedingte Krankheitsfaktoren muss nicht in jedem Fall eine Erleichterung für den Patienten und seine Umgebung darstellen. So kann die Wahrnehmung der Krankheit als eine neurobiologische Störung mit genetischer Grundlage implizieren, dass es sich um einen unveränderbaren Zustand handele, dem der Betroffene hilflos ausgeliefert sei, oder aber, dass der Betroffene durch das Schicksal, Gott oder eine höhere Gewalt bestraft oder geprüft werden solle.

Therapeutische Haltung und Ziele

Grundsätzliches Ziel sollte es sein, ein Erklärungsmodell anzubieten, das die unterschiedlichen Entstehungsbedingungen integriert. Eine einseitige Betonung psychosozialer versus biologischer Ursachen sollte dabei vermieden werden. Zu diesem Zweck eignet sich das Vulnerabilitäts-Stress-Bewältigungs-Modell (Nuechterlein u. Dawson 1984). Mit diesem Modell lassen sich einerseits die biologisch-somatischen Faktoren erläutern. Andererseits können die individuellen umweltbezogenen und psychischen Einflussgrößen auf Krankheitsentstehung und -verlauf einbezogen und ausführlich besprochen werden. Biologische Vulnerabilität, psychosozialer Stress und Krankheitsschwelle sowie ihr Verhältnis zueinander werden dabei nicht als festgelegte Größen betrachtet, sodass die jeweilige Bedeutsamkeit für den Einzelfall immer wieder neu diskutiert werden kann. Von besonderer Wichtigkeit ist es, dass neben den krankheitsursächlichen und -auslösenden Faktoren auch die verschiedenartigen Behandlungsansätze und Möglichkeiten der aktiven Einflussnahme auf das Krankheitsgeschehen vermittelt werden. Dies kann zusätzlich das Gefühl von Kontrolle und Selbstwirksamkeit verstärken.

Dabei sollte es nicht das Ziel sein, alle Patienten von diesem Erklärungsmodell zu überzeugen oder dessen Richtigkeit in Diskussionen zu beweisen. Vielmehr sollten Sie die Patienten zur Reflektion über ihre individuellen Krankheitskonzepte anregen, wobei Sie versuchen sollten, die Erklärungsmuster der Patienten mit dem Vulnerabilitäts-Stress-Bewältigungs-Modell in Einklang zu bringen. Auch wenn sich die Entstehungszusammenhänge für den Patienten nicht immer vollständig erschließen, sollten doch anhand dieses Modells individuell krankheitsauslösende Faktoren identifiziert werden können. Dies sollte jedoch nicht um jeden Preis geschehen. Individuelle Erklärungsmuster der Patienten können neben dem vom Therapeuten angebotenen Ansatz stehen bleiben. Sie sollten sich dabei vergegenwärtigen, dass es keine richtigen oder falschen Krankheitsmodelle gibt, sondern dass die verschiedenartigen Vorstellungen und Erklärungen zu Krankheit und Gesundheit in einem bestimmten theoretischen, kulturellen oder persönlichen Kontext determiniert werden. Sie können jedoch darauf hinweisen, dass trotz der Tatsache vieler ungeklärter Fragen zur Entstehung der Schizophrenie das Vulnerabilitäts-Stress-Bewältigungs-Modell am besten den derzeitigen wissenschaftlichen Erkenntnisstand widerspiegelt. Allein durch das Angebot eines umfassenden Erklärungsansatzes und die gleichwertige Einbeziehung individueller Krankheitskonzepte können Reaktanzbildung verhindert und eine langfristige Veränderung der Krankheitskonzepte angestoßen werden.

Praktisches Vorgehen

Zu Beginn empfiehlt es sich, die Patienten Prävalenzzahlen zu schizophrenen Störungen und anderen psychischen Erkrankungen mit einem anschaulichen Beispiel erraten zu lassen (z. B. »Wie viele Menschen in einem Fußballstadion mit 50 000 Plätzen leiden an einer Schizophrenie?«). Auf diese Weise soll verdeutlicht werden, dass schizophrene Störungen und andere psychische Erkrankungen keine seltenen »exotischen« Krankheiten darstellen, sondern viele Menschen betreffen können. Im Beispiel mit dem Fußballstadion könnten 500 Personen betroffen sein – bei einer Prävalenz der Schizophrenie von ca. 1 %.

Die Patienten können dann konkret nach ihrer Meinung zu den Ursachen der Schizophrenie allgemein oder in ihrem speziellen Fall gefragt werden. Angelehnt an die Antworten der Patienten sollte darüber gesprochen werden, wie Stress von den einzelnen Teilnehmern empfunden wird, was Stress bedeutet und unter welchen Bedingungen Stress entstehen kann. Dabei sollten Sie auch auf positiven Stress durch vermeintlich freudige Ereignisse oder Stress durch Rückzug und vermehrte Fokussierung auf das innere Erleben hinweisen. Manchmal benennen Patienten ihre eigene Persönlichkeit bzw. spezifische Charaktereigenschaften oder die Erziehung und den Umgang im Elternhaus als Faktoren der Krankheitsentstehung. Sie sollten hierbei unbedingt betonen, dass diese Faktoren nicht ursächlich für die Schizophrenie verantwortlich und ihre Auswirkungen auf den weiteren Krankheitsverlauf wissenschaftlich nicht eindeutig geklärt sind, es jedoch vorstellbar ist, dass die Fähigkeit zur Stressbewältigung durch familiäre und persönliche Erfahrungen beeinflusst werden kann. Darüber hinaus sollten Sie die Bedeutung des Konsums von Drogen, insbesondere von Cannabis erläutern.

Biologische Faktoren, die Sie in jedem Fall aufführen und erklären sollten, sind die genetische Komponente sowie der gestörte Transmitterstoffwechsel mit erhöhtem Dopamin. Des Weiteren können Sie Komplikationen während Schwangerschaft und Geburt sowie eine Störung der Informationsverarbeitung im Gehirn nennen. Sie können schließlich auf kognitive Defizite eingehen, welche die Patienten selbst meist als rasche Ablenkbarkeit und Anstrengung bei Konzentrationsaufgaben sowie als Vergesslichkeit empfinden, jedoch häufig auf die Medikamente zurückführen. Die Tatsache, dass bei Schizophrenie auch die Hirnstruktur morphologisch verändert ist, ist den Patienten unserer Erfahrung nach meist nur sehr schwer zu vermitteln, ohne größere Ängste zu erzeugen. Die Vermittlung ist auch deshalb schwierig, da nicht befriedigend beantwortet werden kann, welche Auswirkungen solche Veränderungen für das alltägliche Leben haben.

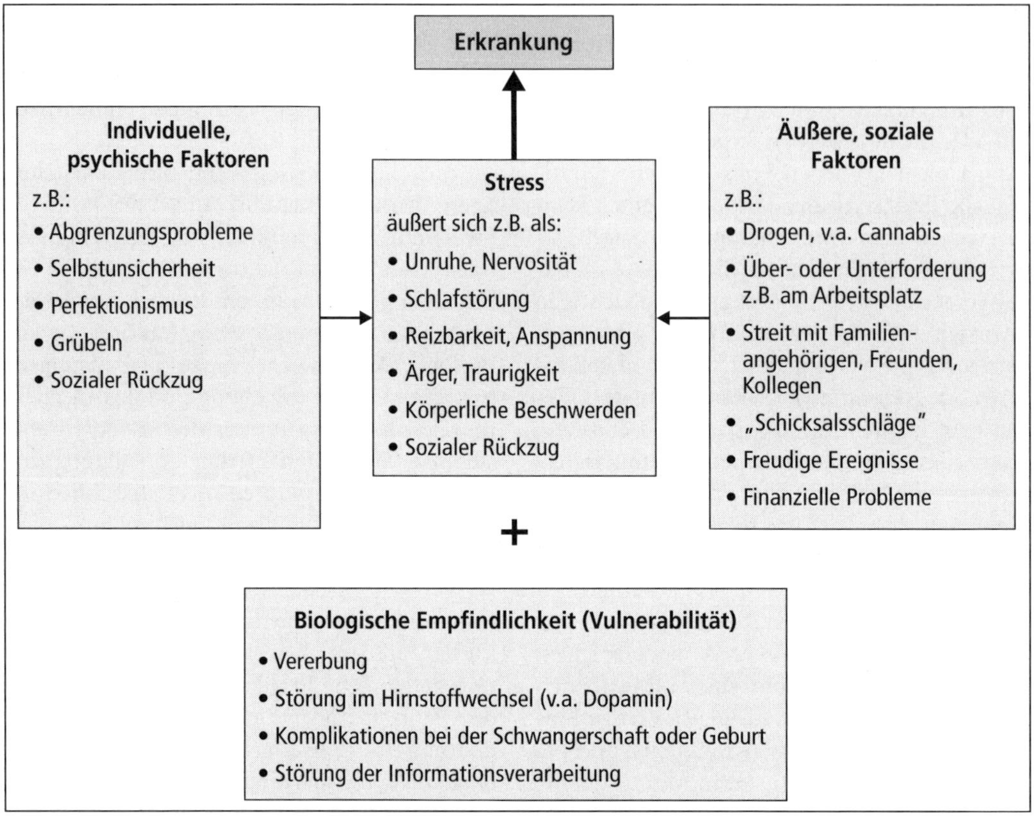

Abb. 16-1 Graphische Darstellung des Vulnerabilitäts-Stress-Modells

Im Laufe einer Sitzung sollten Sie die Aussagen und Kommentare zu Entstehung, Auslösung und Aufrechterhaltung des Krankheitsgeschehens so am Flipchart sortieren, dass zunächst ein anschauliches Schema des Vulnerabilitäts-Stress-Modells entsteht. Einen Vorschlag hierzu enthält Abbildung 16-1.

Wichtige biologische oder psychosoziale Faktoren, die der Patient nicht genannt hat, sollten Sie unbedingt erfragen. Anschließend sollten Sie die Idee und den theoretischen Hintergrund des Modells genau erklären. Die Patienten müssen verstehen, dass die sozialen, ökologischen und psychischen Belastungen auslösende Bedingungen darstellen und die biologische Vulnerabilität eine notwendige Voraussetzung für die Manifestation der Erkrankung ist. Statt Vulnerabilität empfehlen wir den Begriff der Empfindlichkeit zu verwenden. Zur Verdeutlichung des Konzepts kann es hilfreich sein, einen Vergleich zu somatischen Erkrankungen zu ziehen bzw. zu besprechen, dass unter Stress, Umweltbelastungen usw. Menschen entsprechend ihrer Empfindlichkeit oder Disposition unterschiedliche Krankheiten entwickeln können.

Wenn die Patienten das Vulnerabilitäts-Stress-Modell verstanden haben, sollten Sie sie unbedingt fragen, welche Faktoren sich therapeutisch beeinflussen lassen. Tragen Sie dann die verschiedenartigen Behandlungsansätze (Medikamente, psychosoziale Therapien) in das Schema am Flipchart deutlich ein, sodass am Ende der Sitzung ein Vulnerabilitäts-Stress-Bewältigungs-Modell entstanden ist. Die Patienten sollten verstehen, dass mit der Hilfe psychosozialer Therapiemaßnahmen die Stressverarbeitung verbessert und die negativen Auswirkungen von Stress auf das Krankheitsgeschehen somit reduziert werden können. Konkretisieren Sie in jedem Fall, was unter psychosozialen Therapien zu verstehen ist, indem Sie die vielfältigen Einflussmöglichkeiten auf diesem Gebiet extra am Flipchart sammeln. Hier lassen sich dann auch Aktivitäten integrieren, welche die Patienten selbst ohne professionelle Hilfe umsetzen können wie etwa Sport treiben, sich zu Hause entspannen, Tagesstrukturierung oder ausgewogene intellektuelle Anforderungen in Freizeit und Beruf.

In einer zweiten Sitzung kann das Vulnerabilitäts-Stress-Bewältigungs-Modell anhand einer Metapher verdeutlicht werden. Sehr gut eignet sich hier die bereits erwähnte Schiffsmethapher von Bäuml (1994).

16.3.3 Medikamentöse Therapie

Probleme bei der Vermittlung

Die pharmakologische Behandlung wird von Patienten oft als Fremdbestimmung erlebt, in dem Sinne, dass nicht sie selbst, sondern die von außen zugeführten Substanzen das Krankheitsgeschehen beeinflussen. Diese Vorstellung ist häufig mit der Sorge verbunden, dass sich Medikamente im Körper anreichern, welche die Persönlichkeit verändern oder zu Organschäden führen. Diese erlebte Fremdbestimmung vermag wiederum psychologische Reaktanz zu erzeugen.

Hat die pharmakologische Behandlung zur Reduktion der mit psychotischen Symptomen einhergehenden Ängste geführt, so werden Nebenwirkungen als besonders stark und einschränkend empfunden, während die symptomreduzierende Wirkung schwer »spürbar« ist. Vor allem die nach Abklingen der akuten Episode auftretende Erschöpfung wird häufig der Medikation zugeschrieben, gleiches gilt für länger anhaltende Negativsymptome. Im Erleben der Patienten steht die unangenehme Wirkung der Medikamente daher im Vordergrund, sodass sie häufig versuchen, den Stellenwert der pharmakologischen Therapie zu minimieren sowie deren vermeintlich mangelhafte Wirksamkeit und untragbaren Konsequenzen zu beweisen. Gelegentlich berichten ältere Patienten, die während akuter Schübe in der Vergangenheit hohe Dosen Haloperidol erhalten haben, über die damit verbundenen Nebenwirkungen als den für Antipsychotika typischen Zustand, selbst wenn sie durch die aktuelle Medikation wenig oder gar nicht eingeschränkt sind. Hier besteht die Gefahr, dass sich der Therapeut in einer Diskussion verliert, die darauf ausgerichtet ist, den Patienten die Notwendigkeit der Medikation zu beweisen und deren positive Wirkungen überdeutlich herauszustellen. Ein solches Vorgehen wird bei den meisten Patienten die Einnahme einer Gegenposition provozieren, sie werden gegen den Therapeuten argumentieren oder sich aus dem Gespräch zurückziehen. Dabei wird der Therapeut gelegentlich als »verlängerter Arm« der pharmazeutischen Industrie betrachtet, in dem Sinne, dass er an deren Einnahmen beteiligt sei und aus diesem Grund Medikamente verschreibe.

Therapeutische Haltung und Ziele

Grundsätzliches Ziel sollte es sein, die Patienten sowohl über die verschiedenen Wirkstoffklassen und die erwünschten und unerwünschten Wirkungen der Medikamente aufzuklären als auch überzogene oder unrealistische Befürchtungen abzubauen. Der Therapeut sollte jedoch nicht versuchen, die Teilnehmer von der Einnahme der Medikation zu überzeugen. Dies gilt auch für Patienten, von denen bekannt ist, dass sie die medikamentöse Behandlung verweigern. In solchen Fällen ist der behandelnde Arzt in von der Psychoedukation unabhängigen Einzelgesprächen für die Motivierung des Patienten zur pharmakologischen Therapie verantwortlich. Vielmehr sollte die Psychoedukation dazu dienen,

- das individuelle Abwägen der Vor- und Nachteile einer medikamentösen Therapie anzuregen und
- den Patienten die für eine eigenverantwortliche Einnahme notwendigen Informationen über Antipsychotika zu geben.

Neben den positiven Wirkungen auf das akute Krankheitsgeschehen müssen auch Probleme und Mängel der pharmakologischen Behandlung angesprochen werden. Den Patienten sollte ausreichend Raum gegeben werden, um Ängste und Skepsis bezüglich der Medikation einzubringen.

Obwohl die antipsychotische Medikation in der Akutphase der Erkrankung den wesentlichen Behandlungsansatz darstellt, sollte sich der Therapeut vergegenwärtigen, dass jeglichen Maßnahmen, die darauf ausgerichtet sind, das Krankheitsverständnis und die Compliance zu fördern, im therapeutischen Gesamtkonzept der gleiche Stellenwert einzuräumen ist. Die Medikamente nützen letztendlich wenig, so sie vom Patienten nicht eigenständig eingenommen werden, und leider setzen nach wie vor viele Patienten ihre Medikation bereits nach kurzer Zeit ab (Lieberman et al. 2005).

Praktisches Vorgehen

Die Psychoedukation zur medikamentösen Therapie lässt sich in 5 Themengebiete unterteilen, die zusammen mindestens 3 Sitzungen in Anspruch nehmen. Je nach Zeitplan, Vorwissen und Interesse der Patienten können Sie gegebenenfalls einzelne Themengebiete abkürzen, weglassen oder auch erweitern.

Angriffspunkt und Wirkmechanismus der Medikamente: Anhand des in den vorherigen Sitzungen am Flipchart erarbeiteten Vulnerabilitäts-Stress-Bewältigungs-Modells können Patienten nach Angriffspunkt und Wirkmechanismus der Medikamente (Wiederherstellung des Ungleichgewichtes der Botenstoffe im Gehirn) gefragt werden. Unserer Erfahrung nach sind akut erkrankte Patienten mit der Darstellung eines Synapsen-Transmitter-Modells zur Erklärung des medikamentösen Wirkmechanismus schnell überfordert, erinnern später nur wenige Bruchstücke, die sie in keinen größeren Zusammenhang zu fügen wissen. Wichtiger ist, dass den Patienten wiederholt das therapeutische Gesamtkonzept vor Augen geführt wird und dass sie den Zweck der Rückfallprophylaxe verstehen.

Namen und Substanzklassen von Psychopharmaka: Die den Patienten bekannten Psychopharmaka sollten am Flipchart gesammelt und entsprechend den wichtigsten Substanzklassen eingeteilt werden. Nachdem die Ziele der Behandlungen mit Antidepressiva, Stimmungsstabilisatoren, Anxiolytika, Hypnotika kurz erläutert wurden, sollten in den folgenden Sitzungen jedoch die Antipsychotika im Fokus stehen. Wir raten davon ab, detailliert auf die Einteilung der Antipsychotika in atypische und typische einzugehen. Einerseits erhalten auf der Akutstation immer einige Patienten auch konventionelle Antipsychotika, andererseits sollten die psychoedukativen Sitzungen nicht mit diesen eher theoretischen Informationen überladen werden.

Antipsychotika – Wirkungen und Nebenwirkungen: Die erwünschten und die unerwünschten Wirkungen der antipsychotischen Medikation sollten in der Formulierung der Patienten ans Flipchart geschrieben werden. Viele Patienten nehmen Medikamente aus mehreren Substanzklassen ein und vermögen die medikamentösen Therapieeffekte nicht zu differenzieren. Aus diesem Grund sollte der Therapeut im Weiteren auf die erwünschten Wirkungen speziell der Antipsychotika hinarbeiten. Die Patienten werden die Verbesserung emotionaler Zustände wie Angst und Unruhe als erwünschte Wirkungen nennen. Der Therapeut sollte dann weiter nach Beschwerden bzw. Symptomen fragen, die dem genannten Gefühlszustand zugrunde liegen. Idealerweise begreifen die Patienten, dass die eingenommenen Medikamente über die Reduktion psychotischer Symptome einen emotional angenehmeren Zustand herbeiführen. Verweigern sich Patienten jedoch der Annahme, dass ihre Beschwerden psychotischer Natur sind oder waren, so kann der Therapeut es bei der eher generellen Aussage belassen, dass die Medikation zur Verbesserung verschiedener quälender Gefühlszustände oder ungewöhnlicher Verhaltensweisen beigetragen habe (z. B. Reduktion von Angst, Bedrohungsgefühl, Aggression). Gelegentlich ist eine weitere Sitzung für die Besprechung der wichtigsten Nebenwirkungen notwendig. Es sollte unbedingt erläutert werden, dass Konzentrationsstörungen, Müdigkeit, Antriebsmangel, Anhedonie, Ideenarmut, die von den Patienten meist auf die Medikamente zurückgeführt werden, auch Ausdruck der Negativsymptome sein können.

Ängste und Vorurteile, Umgang mit Nebenwirkungen: Häufige Befürchtungen der Patienten, die unbedingt angesprochen werden sollten, sind irreparable Organschäden durch Anreicherung der Substanzen im Körper, Abhängigkeit, Veränderung der Persönlichkeit, irreversible Impotenz, Infertilität und missgebildete Kinder durch geschädigte Spermien. Es ist nicht hilfreich, zu versprechen, dass für jeden Patienten ein Medikament ohne jegliche Nebenwirkungen bei maximal positiver Wirkung gefunden werden kann. Die Mängel der Medikation (unvollständige Remission, unzureichende Wirkung auf Negativsymptomatik, Nebenwirkungen) können offen dargestellt werden. Jedoch müssen auch die Möglichkeiten zur Minimierung der Nebenwirkungen besprochen werden.

Akut- und Rückfallprophylaxe: Die Patienten sollten verstehen, warum die Akuttherapie besser im Krankenhaus durchgeführt wird und während dieser Phase meist mehrere Substanzen kombiniert werden. Das Thema Rückfallprophylaxe kann durch eine provokante Frage eingeleitet werden (z. B. »Warum ist es denn überhaupt nötig, Medikamente zu nehmen, wenn keine Beschwerden mehr vorhanden sind?«). Um die Notwendigkeit der Rückfallprophylaxe zu verdeutlichen, können somatische Erkrankungen wie arterieller Hypertonus oder Diabetes mellitus als beispielhafte Erkrankungen mit Reexazerbation nach Absetzen der Medikation herangezogen werden. Die Patienten sollten verstehen, dass ein hundertprozentiger Schutz vor einem Rückfall zwar nicht möglich ist, sich der Krankheitsverlauf jedoch durch eigene Verhaltensweisen wie Stressreduktion und Vorgehen nach Krisenplan zusätzlich günstig beeinflussen lässt.

16.3.4 Rückfallprophylaxe, Frühwarnzeichen, Krisenplan

Probleme bei der Vermittlung

Für die Rückfallprophylaxe sowie den Umgang mit drohenden psychotischen Krisen ist die Auseinandersetzung mit den individuellen Frühwarnzeichen und den persönlichen Einflussmöglichkeiten von zentraler Bedeutung. In der Akutphase der Erkrankung fällt es Patienten jedoch häufig schwer, sich mit dem erneuten Auftreten psychotischer Symptome zu beschäftigen, während für sie der Fokus noch auf der Auseinandersetzung und Bearbeitung der aktuellen Beschwerden liegt. Die Beschäftigung mit dem schubartigen Verlauf der Erkrankung und der Möglichkeit weiterer psychotischer Episoden kann die Ängste der Patienten verstärken, der Erkrankung hilflos ausgeliefert zu sein und dadurch eine resignative Haltung fördern. Auf der anderen Seite kann durch die Betonung eigener Einflussmöglichkeiten eine übertriebene Wachsamkeit auf den eigenen Zustand und mögliche Veränderungen ausgelöst werden. Beides kann einer konstruktiven, bewältigungsorientierten Auseinandersetzung mit der Erkrankung entgegenstehen.
Darüber hinaus fällt es Patienten oft schwer, Frühwarnzeichen im Rückblick zu erkennen

und von den späteren psychotischen Symptomen abzugrenzen. Leider ist meist erst die Erfahrung wiederholter Krankheitsschübe notwendig, um die Gemeinsamkeiten erlebter psychotischer Krisen und die individuellen Frühwarnzeichen zu erkennen.
Ein zentraler Bestandteil der Rückfallprophylaxe ist die langfristige Medikamenteneinnahme. Medikamente sind für viele Patienten allerdings mit Nebenwirkungen assoziiert und in symptomfreien Zeiten ein fortwährendes Zeichen für die Erkrankung. Die Vorstellung, über viele Jahre – wenn nicht sogar Zeit ihres Lebens – Medikamente einnehmen zu müssen, stellt für viele Patienten daher eine große Belastung dar, sodass es zu abwehrenden, aggressiven Reaktionen und Reaktanz kommen kann sowie dem wiederholten Versuch, Diskussionen über die Notwendigkeit der Langzeitmedikation zu führen.

Therapeutische Haltung und Ziele

Grundsätzliches Ziel ist es, den Patienten die eigenen Einflussmöglichkeiten auf den Verlauf der Erkrankung zu verdeutlichen. Dies gilt nicht nur für den Umgang mit sich anbahnenden Krisen beispielsweise durch die Identifikation individueller Frühwarnzeichen, sondern insbesondere auch für die verschiedenen Möglichkeiten des Rückfallschutzes. Letztere umfassen neben der langfristigen und regelmäßigen Einnahme der Antipsychotika auch den Einsatz professioneller psychosozialer Therapien sowie individuelle Selbsthilfestrategien: Die Patienten sollen selbst ein Gespür für ihre persönliche Belastbarkeit entwickeln, ihren Alltag strukturieren lernen und dabei ein ausgewogenes Verhältnis zwischen Anforderungen und Stressreduktion, aktivierenden und entspannenden Tätigkeiten finden.
Akut psychotische Patienten, die sich schwer auf das Thema einlassen können, sollten Sie in keinem Fall zu einer Auseinandersetzung damit drängen. Eine passive Teilnahme an der Gruppe kann aber durch die Erfahrungsberichte anderer Teilnehmer gegebenenfalls schon für die grundsätzliche Möglichkeit der eigenen Einflussnahme sensibilisieren.
Vermeiden Sie in der Gruppe auch Diskussionen, in denen Sie versuchen, skeptische Teilnehmer von der Bedeutung einer Langzeitmedikamenteneinnahme zu überzeugen. Die Gefahr eines Rückfalls durch Absetzen der Medikamente kann meist sehr eindrucksvoll durch die Erfahrungen einzelner Gruppenteilnehmer verdeutlicht werden. Immer wieder berichten reexazerbierte Patienten von dem Gefühl, die Krankheit diesmal auch ohne Medikamente im Griff gehabt zu haben, dass es aber nach Absetzen der Medikamente zu einer deutlichen Verschlechterung ihres Zustands gekommen sei.
Insgesamt gilt es, bei den Patienten einen eigenverantwortlichen Umgang im Sinne einer »gelassenen Wachsamkeit« zu fördern (Knuf 2005). Die Patienten sollen über die Gefahr erneuter psychotischer Episoden in einer Weise aufgeklärt werden, die ihnen die Bedeutung von Krisenintervention und umfassendem Rückfallschutz verdeutlicht, ohne zu starke Ängstlichkeit und Übervorsichtigkeit zu erzeugen. Eigenverantwortlicher Umgang und Möglichkeiten zur Selbsthilfe sollen aufgezeigt und damit Gefühlen von Hoffnungslosigkeit und hilflosem Ausgeliefertsein entgegengewirkt werden, ohne Schuldzuweisungen für vergangene oder zukünftige Krisen nahezulegen.

Praktisches Vorgehen

Grundsätzlich ist es nicht sinnvoll, die Themen Frühwarnzeichen und Krisenplan in einer Gruppe zu besprechen, in welcher der Großteil der Patienten noch sehr stark durch floride psychotische Symptome beeinträchtigt ist. Dann bietet es sich an, zunächst andere Themen vorzuziehen. Einführend sollten Sie noch einmal den episodenartigen Verlauf der Erkrankung wiederholen, um grundsätzlich die Bedeutung eines umfassenden Rückfallschutzes erläutern zu können. In diesem Zusammenhang sollten Sie ausdrücklich auf die verschiedenen oben erwähnten Selbsthilfestrategien verweisen. Dabei können Sie Vergleiche mit anderen, den Patienten bekannten somatischen Erkrankungen schaffen. Hierfür eignen sich Herzkreislauferkrankungen und Stoffwechselstörungen wie Diabetes mellitus oder Schilddrüsenerkrankungen. Auch diese Krankheiten reexazerbieren nach Absetzen der Medikation und können junge Menschen betreffen. Weisen Sie darauf hin, dass die meisten internistischen Erkrankungen ebenso wie psychische Krankheiten nicht im engeren Sinne heilbar, jedoch behandelbar sind.

Anhand des typischen Verlaufs einer Episode können Sie erläutern, was unter Frühwarnzeichen im Unterschied zu akuten Symptomen zu verstehen ist. Das Auftreten von Frühwarnzeichen sollten Sie dabei nicht generell als ein dramatisches Ereignis darstellen. Vielmehr sollten Sie aufzeigen, dass durch eine Krisenintervention, d.h. durch rechtzeitiges und angemessenes Handeln, eine psychotische Episode manchmal verhindert, zumindest aber in ihrem Ausmaß und in ihrer Dauer eingedämmt werden kann. An dieser Stelle sollten die Patienten unbedingt darauf hingewiesen werden, dass auch eine Erhöhung der Medikation oder eine Krankenhausaufnahme als sinnvolle Maßnahmen im Sinne einer frühzeitigen Krisenintervention angewendet werden können, und nicht erst dann, wenn es zum Vollbild der Psychose gekommen ist. Dies ist insofern wichtig, als viele Patienten diese Maßnahmen erst einmal als einen Rückschritt betrachten, den es zu verhindern gilt.

Um das Erkennen der individuellen Frühwarnzeichen zu erleichtern, sollten Sie konkret nach Veränderungen hinsichtlich Stimmung, Denken, Wahrnehmungen und Verhalten in der Zeit vor dem Ausbruch der Psychose fragen. Hilfreich sind auch Listen, auf denen verschiedene Warnzeichen beschrieben sind, sowie Erfahrungsberichte der Gruppenteilnehmer, die über die eigenen Anzeichen für eine beginnende Psychose schon besser Bescheid wissen. Häufig werden die ersten Veränderungen von Angehörigen leichter wahrgenommen, sodass es für Patienten sinnvoll sein kann, die eigenen Angehörigen zu befragen oder zu überlegen, welche Rückmeldungen von diesen in der Zeit vor der Psychose kamen. Um einer übertriebenen Wachsamkeit auf das eigene Befinden vorzubeugen, sollte darauf hingewiesen werden, dass mit Frühwarnzeichen vergleichbare Symptome auch Teil der Restsymptomatik oder von Nebenwirkungen sein können. Auch Veränderungen müssen nicht notwendigerweise auf den Beginn einer psychotischen Episode hindeuten, sondern können im Sinne einer »normalen Stressreaktion« abklingen.

Abschließend sollte sich jeder Patient mit der Frage beschäftigen, was er im konkreten Fall einer (beginnenden) Psychose als hilfreich oder belastend erlebt hat, welche Medikamente, Aktivitäten oder Menschen ihm gut getan oder die Situation erschwert haben. Die Patienten sollten ermutigt werden, sich dies in Form eines individuellen Vorsorgebogens oder Krisenplans aufzuschreiben und mit Angehörigen und behandelnden Ärzten schon zu »gesunden Zeiten« darüber zu sprechen.

16.3.5 Ressourcenaktivierung

Probleme bei der Vermittlung

Bei vielen Patienten herrscht eine defizitorientierte Sicht auf die eigene Person vor, und die Selbstwahrnehmung kann stark auf die Krankenrolle beschränkt sein (s. Kap. 16.2.2). Auch wenn das Thema Ressourcen gerade darauf ausgerichtet ist, den einseitigen Fokus auf Defizite und Probleme zu durchbrechen, muss hier besonders darauf geachtet werden, dass dieser Fokus nicht verstärkt wird. So vermeiden es viele Patienten, sich mit Interessen, Fähigkeiten oder Stärken zu beschäftigen, weil es ihnen in ihren Augen nur verdeutlicht, was sie durch die Erkrankung »verloren« haben. Bei diesen Patienten kann der Versuch, über individuelle Ressourcen zu sprechen, auf Abwehr und Widerstand stoßen.

Insbesondere Patienten mit einer starken Negativsymptomatik beschreiben häufig, dass sie ihren bisherigen Interessen nicht mehr nachgehen, weil ihnen der Zugang zu den damit verbundenen positiven Gefühlen fehlt. Aus diesem Grund ist ihnen eine aktive Mitarbeit insbesondere bei dem Thema Ressourcen erschwert. Gerade die passive Teilnahme birgt bei diesem Thema aber die Gefahr, dass die Patienten sich in dem Eindruck bestätigt fühlen, ihre Fähigkeiten für immer verloren zu haben.

Therapeutische Haltung und Ziele

Allgemeines Ziel ist es, den einseitigen Fokus auf die Erkrankung abzulenken, indem der Blick auf die persönlichen Ressourcen und gesunden Anteile gerichtet wird. Indem den Patienten die Möglichkeit gegeben wird, »sich in ihren positiven Seiten und Stärken zu zeigen und sich in ihnen beobachtet zu erleben« (Grawe u. Grawe-Gerber 1999), können sie angenehme und selbstwerterhöhende Erfahrungen machen. Solche positiven Wahrnehmungen und die damit einhergehenden Gefühle sind bei Patienten besonders im Akutstadium durch den Fokus auf die Erkrankung und die aktuellen Probleme selten und gerade deswegen besonders wichtig.

Ressourcenaktivierung stellt einen zentralen Wirkfaktor psychotherapeutischer Interventionen dar und kann als therapeutische Haltung verstanden werden (Grawe 2000), die grundsätzlich in alle Stunden einfließen sollte. Wir halten es aber zusätzlich für sinnvoll, im Rahmen einer eigenständigen Sitzung auf die individuellen Ressourcen der Teilnehmer einzugehen. Die Patienten sollen angeregt werden, sich ihre eigenen Besonderheiten, Stärken und Fähigkeiten bewusst zu machen, sich zu überlegen, was sie individuell als hilfreich und angenehm erleben, sowie nach Möglichkeiten zu suchen, dafür in ihrer individuellen Lebensgestaltung Raum zu schaffen.

Um zu verhindern, dass einige Patienten dieses Thema depressiv verarbeiten, sollten alle Patienten einbezogen und zu einer aktiven Teilnahme ermutigt werden. Weiterhin sollte die Auseinandersetzung durch konkretes Nachfragen zu Erlebnissen, Erinnerungen, Erfahrungen vertieft werden. Dabei sollte gerade die Bedeutung alltäglicher Freuden, Genüsse oder Ereignisse hervorgehoben werden.

Praktisches Vorgehen

Zu Beginn sollten Sie auf die Begriffe Krankheit und Gesundheit eingehen und vermitteln, dass gesunde und kranke Anteile und Verhaltensweisen weitgehend unabhängig voneinander variieren und nebeneinander existieren können. Machen Sie deutlich, dass für eine langfristige Erhöhung des Wohlbefindens und der Lebensqualität zwei Aspekte berücksichtigt werden müssen – Symptombewältigung bzw. -reduktion und Gesundheitsförderung – und dass für diese Aspekte die persönlichen Ressourcen eine wichtige Rolle spielen. Dafür eignet sich beispielsweise ein Waagemodell: Die individuelle Waage kann wieder ins Gleichgewicht gebracht werden, indem auf der einen Seite Gewichte heruntergenommen werden (Stressabbau, Symptomreduktion, Problembewältigung usw.) oder auf der anderen Seite Gewichte hinzugefügt werden (Gesundheitsförderung, angenehme Aktivitäten, Genuss usw.).

Anschließend sollte besprochen werden, dass unter dem Begriff Ressourcen jeder Aspekt der Person oder der individuellen Lebenssituation verstanden werden kann, der zum subjektiven Wohlbefinden beiträgt, also z. B. Wünsche, Interessen, Werthaltungen, Geschmack, Einstellungen, Wissen, Fähigkeiten, Gewohnheiten, physische Merkmale sowie finanzielle Möglichkeiten oder soziale Beziehungen. Anhand von konkreten Fragen (z. B. »Wie entspannen oder verwöhnen Sie sich?«, »Was sind ihre Hobbys?«) und Beispielen können sich die Patienten über ihre persönlichen Ressourcen austauschen. In der Gruppe sollte gemeinsam überlegt werden, was jeweils das Angenehme an bestimmten Aktivitäten, Begegnungen oder Gewohnheiten ist, indem beispielsweise konkret nach den dadurch induzierten Gefühlen oder körperlichen Empfindungen gefragt wird. Die Beispiele der Gruppenteilnehmer können Sie dazu nutzen, zu verdeutlichen, dass das, was individuell als Ressource erlebt wird, zwischen verschiedenen Menschen, aber auch zu unterschiedlichen Zeitpunkten bei einem Menschen stark variieren kann.

In der Gruppe darüber zu sprechen, kann ein erster Schritt sein, den Aufmerksamkeitsfokus von den Defiziten auf die Ressourcen zu verschieben. Um möglichst viele positive Erfahrungen zu ermöglichen, kann mit den Patienten anschließend nach Möglichkeiten gesucht werden, wie sie auch schon im Klinikalltag kleine angenehme Aktivitäten oder Erlebnisse realisieren können.

Ein besonderer Fokus sollte auf persönlichen Stärken und Fähigkeiten liegen, weil es den Patienten besonders schwer fällt, diese zu erkennen und zu benennen. Gehen Sie auf die Befürchtung ein, dass Fähigkeiten durch die Erkrankung verloren sein könnten. Mithilfe des »Dosenmodells der Fähigkeiten« (Behrendt 2001) können Sie verdeutlichen, dass die Fähigkeiten noch vorhanden, aber – wie in einer geschlossenen Dose – nur vorübergehend schwerer zugänglich sind. Die verschiedenen Elemente der Behandlung sollen den Patienten darin unterstützen, »die Dose wieder zu öffnen«, d.h., die Fähigkeiten wieder zugänglich zu machen.

Es kann hilfreich sein, zunächst allgemein zu sammeln, was als persönliche Stärken und Fähigkeiten angesehen werden kann. Es sollten möglichst viele Bereiche aufgezeigt werden, indem beispielsweise konkret nach Aspekten zwischenmenschlicher, kreativer, handwerklicher, intellektueller, organisatorischer, künstlerischer oder lebenspraktischer Fähigkeiten gefragt wird. Anschließend ist es für die Patienten häufig leichter, aus den gesammelten Stärken eigene auszuwählen. Es hat sich auch bewährt, dass in einer Abschlussrunde alle Patienten der Reihe nach eine eigene Fähigkeit benennen und anschließend eine ihres rechten oder linken Nachbarn. Durch solche Anfangs- oder Abschlussrunden kann man Elemente der Ressourcenaktivierung in alle weiteren Sitzungen übernehmen.

16.3.6 Weitere Themen

Zwangsmaßnahmen: Bei Patienten im akuten Stadium der Erkrankung liegen gewaltsame Erlebnisse wie Unterbringung oder Medikation gegen den Willen in der Regel noch nicht allzu lange zurück und werden aufgrund der psychotischen Symptomatik häufig auch verzerrt erinnert. Dieser mangelhafte Abstand zum Geschehen ist unserer Erfahrung nach keine gute Voraussetzung, ein so schwieriges Thema wie Zwangsmaßnahmen in der Psychiatrie gewinnbringend für alle Beteiligten in der Gruppe zu besprechen. Zudem neigen untergebrachte, psychotische oder misstrauische Patienten nicht selten dazu, eine häufig aggressiv gefärbte Diskussion über dieses Thema zu beginnen, mit dem Ziel, den Therapeuten als Verkörperung einer vermeintlich die Würde des Menschen missachtenden Psychiatrie vorzuführen.

Suizidalität: Auch für unmittelbar zurückliegende suizidale Handlungen fehlt häufig noch der emotionale Abstand, und den Patienten fällt es dadurch zusätzlich schwer, insbesondere in einer Gruppe darüber zu sprechen. Diese beiden Themenbereiche sollten daher nicht in der Gruppenpsychoedukation, sondern in ärztlichen Einzelgesprächen mit dem jeweils behandelnden Arzt oder Psychologen besprochen werden.

Drogen: Das Thema Drogen und Genussmittel ließe sich als eigenständige Sitzung prinzipiell in der Gruppe bearbeiten. Die in den Kapiteln 16.3.1 bis 16.3.5 aufgeführten Themen und deren Wiederholung sind jedoch wichtiger, sodass in Anbetracht der begrenzten zeitlichen Ressourcen von einer eigenständigen

Sitzung für dieses Thema eher abzuraten ist. Vielmehr lassen sich wichtige Aspekte des Drogenkonsums immer wieder in anderen Sitzungen ansprechen. Drogen, insbesondere Cannabis, als Auslöser oder sogar Ursache von Psychosen kann sehr gut im Zusammenhang mit dem Thema »Erklärungsmodell« besprochen werden. Auf Wechselwirkungen von Drogen und Psychopharmaka sollte während der Gruppensitzungen zum Thema medikamentöse Therapie hingewiesen werden. Patienten mit der zusätzlichen Problematik eines Substanzmittelmissbrauchs oder einer Substanzmittelabhängigkeit sollten diese in psychotherapeutischen Einzelsitzungen bearbeiten.

Vorurteile und Stigmatisierung: Dieses Thema ist nicht selten schamhaft oder aggressiv besetzt und eine Auseinandersetzung damit bedeutet für die Betroffenen häufig eine zusätzliche Belastung. Unserer Erfahrung nach müssen die Patienten erst zu einer gewissen emotionalen Distanzierung in der Lage sein, um mit diesem Thema konstruktiv umgehen zu können und nicht ausschließlich negativen Gefühlen ausgesetzt zu werden. Über das Stigma der Erkrankung und Möglichkeiten der Stigmabewältigung sollte besser in Psychoedukationssitzungen mit Patienten in weitgehend remittiertem Zustand gesprochen werden. Innerhalb der anderen Themenbereiche sollte aber immer schon explizit mit den (häufig auch bei den Betroffenen und ihren Angehörigen vorherrschenden) Vorurteilen aufgeräumt werden, beispielsweise, dass Schizophrenie eine multiple oder gespaltene Persönlichkeit bezeichne oder dass die elterliche Erziehung ursächlich zur Krankheit geführt habe, etwa im Sinne einer »schizophrenogenen Mutter«.

16.4 Umgang mit problematischen Symptomen und Verhaltensweisen

16.4.1 Mangelhafte Krankheitseinsicht, dysfunktionale und psychotisch verzerrte Krankheitsmodelle

Problemkonstellation und Verhalten der Patienten

Mangelhafte Krankheitseinsicht, dysfunktionale Krankheitskonzepte und psychotische Symptome können miteinander assoziiert sein, führen aber nicht zwangsläufig zu einer mangelhaften Compliance mit der Behandlung (McEvoy 2004).

Unter **Krankheitseinsicht** ist ein mehrdimensionales psychologisches Konstrukt zu verstehen. Ein Aspekt von Krankheitseinsicht ist die Fähigkeit, sich der psychischen Erkrankung, mindestens jedoch einer Veränderung des psychischen Befindens bewusst zu sein. Der Patient sollte zudem in der Lage sein, die erlebten Beschwerden dieser bewusst wahrgenommenen Veränderung bzw. Erkrankung zuzuschreiben. Weiterhin sollte er erkennen können, dass die Veränderung bzw. Erkrankung soziale Konsequenzen mit sich bringt und sich daraus die Notwendigkeit einer Behandlung ergibt. Die genannten Aspekte können unabhängig voneinander unterschiedlich stark vorhanden sein, was zu sehr verschiedenartigen Ausprägungen von Krankheitseinsicht und damit verbundenen Verhaltensweisen führt. Zudem interagiert die Ausprägung von Krankheitseinsicht auch mit den Vorstellungen des sozialen Umfeldes. Mangelhafte Krankheitseinsicht wird als ein eigenständiges, mit psychotischen Beschwerden assoziiertes Symptom sowie als Korrelat eines neurokognitiven Defizits oder einer Copingstrategie betrachtet (Amador u. Kro-

nengold 2004). Der Therapeut sollte sich die verschiedenen Dimensionen von Krankheitseinsicht beim einzelnen Patienten vergegenwärtigen, um Ansatzpunkte für psychoedukative Themen finden zu können.
Im Rahmen der Psychoedukation führen psychotisch verzerrte Erklärungsmodelle und mangelhafte Krankheitseinsicht häufig dazu, dass Patienten ihre schizophrene Erkrankung leugnen, gegen die Ansichten des Therapeuten argumentieren oder einer Auseinandersetzung mit der Thematik generell ablehnend gegenüberstehen. Sie nehmen gar nicht erst an den Sitzungen teil oder verweigern eine aktive Mitarbeit, sind im Gespräch misstrauisch und verschlossen, versuchen im schlimmsten Fall, den Stundenablauf zu stören. Manche Patienten nehmen Einschränkungen, die aus der Krankheit resultieren, gar nicht oder nicht im vollen Umfang wahr und begreifen aus diesem Grund auch nicht die Notwendigkeit psychosozialer oder pharmakologischer Interventionen. Die Stimmung der Patienten ist im Zusammenhang mit der Erkrankungsthematik nicht selten aggressiv oder auch depressiv gefärbt.
Entsprechend fällt es Patienten mit mangelhafter Krankheitseinsicht oder psychotisch verzerrten Krankheitskonzepten häufig schwer, alternative Erklärungsansätze wie das Vulnerabilitäts-Stress-Bewältigungs-Modell in ihre Vorstellungen zu integrieren. Akut erkrankten Patienten, denen keinerlei Distanzierung von den psychotischen Symptomen gelingt, können diese eben auch kaum als Ausdruck einer Erkrankung verständlich gemacht werden.
Psychotische Patienten berichten mitunter sehr detailliert und weitschweifig über die Umstände ihrer aktuellen Erkrankungsgeschichte oder versuchen, den Wahrheitsgehalt ihrer Erlebnisse sowie die Fehlannahmen der Ärzte zu beweisen. Dann kann es schwierig sein, den Patienten Raum zu geben, über die individuellen Umstände ihrer Erkrankung zu sprechen, und gleichzeitig allgemeingültige und verständliche Inhalte zu vermitteln sowie die Stundenstruktur zu wahren.

Praktisches Vorgehen

Entsprechend der verschiedenen Dimensionen von Krankheitseinsicht lassen sich bei vielen Patienten einzelne Beschwerden herausarbeiten, die sie als krankhaft oder zumindest als Veränderung oder Beeinträchtigung erleben. Diese können Sie in den Sitzungen, in denen Symptome, Frühwarnzeichen und Krankheitsmodelle besprochen werden, meist in einen allgemeinen Kontext einfügen und besprechen. Fast alle Patienten können akzeptieren und beschreiben, dass und inwiefern sich Stress auf ihr psychisches Befinden auswirkt. Damit bietet sich dem Therapeuten auch bei Patienten mit mangelhafter Krankheitseinsicht die Möglichkeit, das Vulnerabilitäts-Stress-Konzept zu erklären: »Bedingt durch ihre Veranlagung/Erbanlagen/innere Konstitution reagieren Menschen auf Stress unterschiedlich. Sie können verschiedenartige Beschwerden ausbilden, aus denen sich manchmal körperliche oder psychische Erkrankungen entwickeln.« Als Beispiele sollten neben den psychischen Erkrankungen körperliche Leiden wie Migräne, Magengeschwür oder Herzinfarkt genannt werden, die allgemein als mit Stress assoziiert bekannt sind.
Die von Patienten häufig vorgebrachten psychosozialen Erklärungsansätze für ihr Krankheitsgeschehen sollten Sie gleichwertig neben die biologischen Faktoren stellen, um dem Bedürfnis nach einer individuellen Ursachenklärung entgegenzukommen. Außerdem verschaffen Ihnen die Erklärungen der Patienten häufig Einblicke in Lebensumstände, die einen angemessenen Umgang mit der Erkrankung erschweren.
Bei Patienten mit floriden psychotischen Symptomen, die zudem ablehnend oder aggressiv auf die Thematisierung der Erkrankung reagieren, kann es günstig sein, die Themen »Symptome« und »Erklärungsmodell« erst einmal zu überspringen, über Medikamente aufzuklären und den Fokus auf Ressourcen und Bewältigungsstrategien für aktuelle Belastungen zu richten. Jedoch vermögen viele auch

der ablehnenden Patienten, über stressbedingte unangenehme Gefühlszustände zu sprechen. So lassen sich Stressbewältigungsstrategien, manchmal auch Krisenpläne entwickeln. Eine Diskussion mit einem Patienten, ob und warum er krank sei, sollten Sie in jedem Fall vermeiden. Sie müssen Ihre diesbezügliche Meinung jedoch nicht verleugnen. Sie sollten lediglich nicht auf Ihrem Standpunkt beharren, sondern es bei der Aussage belassen, dass die Einschätzung des medizinischen Personals derzeit eine andere als die des Betroffenen ist. Wenn Patienten jedoch dysfunktionale Erklärungsmodelle favorisieren, indem sie z.B. die Krankheit als »eine Strafe Gottes« betrachten, dann sollten Sie eine deutlich korrigierende Stellung beziehen.

Um die Stundenstruktur und die Aufmerksamkeit aller Teilnehmer aufrechtzuerhalten, müssen mitunter einzelne Patienten begrenzt werden, die zu ausufernd, detailliert oder psychotisch verzerrt über ihr Krankheitsgeschehen berichten. Dabei sollten Sie stets versuchen, die allgemeingültigen Inhalte der individuellen Berichte zu finden, diese in eigenen Worten zusammenfassen, lobend hervorheben und so der Gruppe zugänglich machen. Sie können den Patienten freundlich und bestimmt darauf hinweisen, dass auch andere Teilnehmer zu Wort kommen sollten.

16.4.2 Depression, Angst, Scham und Selbstabwertung

Problemkonstellation und Verhalten der Patienten

Nach Abklingen der psychotischen Symptome fühlen sich viele Betroffene verunsichert, ängstlich, minderwertig und depressiv. Sie sind von Gefühlen wie Hilflosigkeit, Unterlegenheit und Ohnmacht geplagt, klagen über Hoffnungslosigkeit in Anbetracht der antizipierten zukünftigen Lebenssituation und trauern um verlorene Möglichkeiten zur Lebensgestaltung. Patienten mit guter Krankheitseinsicht leiden in besonderem Maß an genannten Beschwerden und verweigern trotzdem, oder gerade deswegen, nicht selten eine weitere Auseinandersetzung mit dem Krankheitsgeschehen. Sowohl eine mangelhafte Krankheitseinsicht als auch die Weigerung, sich mit der Erkrankung zu konfrontieren, können als Bewältigungsversuche zur Aufrechterhaltung des Selbstwertes sowie zum Schutz vor dysfunktionalen Kognitionen, unangenehmen Gefühlszuständen und Stigmatisierung verstanden werden (Lysaker u. Buck 2007). Manche Patienten mit Krankheitseinsicht, die sich durch die Erkrankung bedroht oder abgewertet fühlen, können besonders abweisend auf Psychoedukation reagieren. Andere hingegen reagieren nach psychoedukativen Sitzungen sehr niedergeschlagen und entwickeln im schlimmsten Fall Suizidideationen.

Wenn Patienten mit Schizophrenie gleichzeitig an ausgeprägten depressiven Beschwerden leiden, scheinen sie anfällig dafür, die psychoedukativen Inhalte dysfunktional zu verarbeiten, indem sie z.B. die angebotenen Krankheitsmodelle ausschließlich defizitär betrachten. Aufgrund der depressiv verzerrten Kognitionen fällt es ihnen sogar schwer, von Gruppensitzungen zu profitieren, welche die Aktivierung von Ressourcen und Bewältigungsstrategien zum Thema haben. Durch die Aufklärung über Symptomatik, Verlauf und Prognose könnte bei diesen Patienten eine ausschließlich resignative und pessimistische Sichtweise verstärkt werden.

Praktisches Vorgehen

Vor diesem Hintergrund drängt sich die Frage nach den Risiken psychoedukativer Interventionen auf. Diese Frage lässt sich anhand der aktuellen Studienlage nicht eindeutig beantworten. Die Fähigkeit, das Krankheitsgeschehen als solches zu begreifen, ist jedoch eine wichtige Voraussetzung, um Bewältigungsstrategien zur Wahrung der persönlichen Autonomie und Minimierung krankheitsbedingter Defizite auszubilden. Ob und in welchem Umfang Krankheitseinsicht zu depressiven Reaktionen führt, wird zudem durch die krankheitsbezogenen Einstellungen des Einzelnen und seines sozialen Umfeldes bestimmt. Entscheidend ist diesbezüglich besonders, wie stark sich der Betroffene durch die Erkrankung aus seinem bisherigen Leben gerissen fühlt (Lysaker u. Buck 2007). Die Förderung von Krankheitseinsicht, funktionalen Krankheitsmodellen und Bewältigungsstrategien scheinen somit gerechtfertigte Ziele psychoedukativer Interventionen.

Gleichzeitig sollten Sie sich aber auch wiederholt vor Augen führen, dass die Risiken der Psychoedukation nicht geklärt sind, jedoch anzunehmen ist, dass die Intervention auf manche Patienten zunächst einen ungünstigen Einfluss haben kann. Fragen Sie sich vor jeder Sitzung, welche Patienten das Thema depressiv verarbeiten könnten. Diese müssen während der Gruppensitzung besonders beobachtet werden, am besten durch einen Co-Therapeuten. Sollte der Verdacht einer depressiven, resignativen Reaktion aufkommen, ist ein psychologisches oder ärztliches Einzelgespräch mit dem entsprechenden Patienten zu empfehlen, um unangenehmen Gefühlszuständen, dysfunktionalen Kognitionen oder Suizidideationen entgegenwirken zu können. Bei einigen Patienten werden Sie auch ein vorübergehendes Pausieren der Psychoedukation erwägen müssen.

Es ist schwierig zu entscheiden, in welcher Art der Therapeut die Probleme und Einschränkungen im Zusammenhang mit Behandlung, Verlauf und Prognose der Erkrankung darstellen und bearbeiten sollte. Wir haben bereits darauf hingewiesen, dass wir eine ausführliche Darstellung negativer Inhalte zur Erzwingung von Compliance für ungeeignet halten. Es ist für einen angemessenen Umgang mit der Erkrankung jedoch unerlässlich, die Patienten im Verlauf auch über Themen wie kognitive Störungen und Residualsymptome, unvollständige Remission und mangelhafte Response aufzuklären. Dabei ist aber von zentraler Bedeutung, dass der Therapeut gleichzeitig realistische und praktikable Möglichkeiten zum Umgang mit solchen Problemen aufzeigt und dem Patienten verdeutlicht, dass er dem Geschehen nicht hilflos gegenübersteht. Nur auf diese Weise kann die Hoffnung der Patienten aufrechterhalten, Resignation abgebaut und die Motivation für eine konstruktive Auseinandersetzung mit der Krankheit gestärkt werden. Zu diesem Zweck sollten Sie sich immer wieder mit den eigenen Vorstellungen zur Schizophrenie auseinandersetzen, die häufig, leider auch vom medizinischen Personal, als ein Ereignis mit kaum zu überwindenden sozialen und gesundheitlichen Folgeschäden betrachtet wird. Eine negative Sichtweise aufseiten der professionellen Helfer kann sich aber auch immer auf die Patienten übertragen.

Wir vertreten die Ansicht, dass die Darstellung aller möglichen Risiken und negativen Folgen der Erkrankung im Sinne einer umfassenden Aufklärung durchaus auf einen späteren Zeitpunkt verschoben werden kann. Vielmehr soll die Psychoedukation in der Akutphase der Erkrankung den Patienten bei einer behutsamen Auseinandersetzung mit der Erkrankung und den zum Teil traumatisierenden Erfahrungen unterstützen und begleiten. Informationen sollen bei direkter Nachfrage nicht zurückgehalten werden, jedoch sollten immer auch die vielfältigen und verschiedenartigen Möglichkeiten der Behandlung und Krankheitsbewältigung betont werden. Der erste Kontakt mit Psychoedukation sollte nicht mit unangenehmen Gefühlszuständen assoziiert, sondern konstruktiv genutzt werden, indem die Patienten Erleichterung erfahren und ihre Motivation für weitere psychiatrische und psychotherapeutische Interventionen gestärkt wird.

Literatur

Amador XF, Kronengold H. Understanding and assessing insight. In: Amador XF, David A (eds). Insight and psychosis. Awareness of illness in schizophrenia and related disorders. Oxford: University Press 2004; 3–30.

Bäuml J. Psychosen aus dem schizophrenen Formenkreis. Ein Ratgeber für Patienten und Angehörige. Berlin, Heidelberg: Springer 1994.

Bäuml J, Pitschel-Walz G (Hrsg). Psychoedukation bei schizophrenen Erkrankungen. Suttgart, New York: Schattauer 2004.

Behrendt B. Meine persönlichen Warnsignale. Ein psychoedukatives Therapieprogramm zur Rezidivprophylaxe bei schizophrener oder schizoaffektiver Erkrankung. Manual für Gruppenteilnehmer. Tübingen: dgvt 2001.

Crumlish N, Whitty P, Kamali M, Clarke M, Browne S, McTigue O, Lane A, Kinsella A, Larkin C, O'Callaghan E. Early insight predicts depression and attempted suicide after 4 years in first-episode schizophrenia and schizophreniform disorder. Acta Psychiatr Scand 2005; 112: 449–55.

Grawe K. Psychologische Therapie. Göttingen: Hogrefe 2000.

Grawe K, Grawe-Gerber M. Ressourcenaktivierung. Ein primäres Wirkprinzip der Psychotherapie. Psychotherapeut 1999; 44: 63–73.

Holzinger A, Löffler W, Müller P, Priebe S, Angermeyer MC. Subjective Illness Theory and antipsychotic medication compliance by patients with schizophrenia. J Nerv Ment Dis 2002; 190: 597–603.

Hornung WP, Feldmann R, Klingberg S, Buchkremer G, Reker T. Long-term effects of a psychoeducational psychotherapeutic intervention for schizophrenic outpatients and their key-persons-results of a five-year follow-up. Eur Arch Psychiatry Clin Neurosci 1999; 249: 162–7.

Knuf A. Bevor die Stimmen wiederkommen. Vorsorge und Selbsthilfe bei psychotischen Krisen. Bonn: Psychiatrie-Verlag 2005. http://www.beratung-und-fortbildung.de/html/psychosen.html

Kuipers E, Garety P, Fowler D, Freeman D, Dunn G, Bebbington P. Cognitive, emotional, and social processes in psychosis: refining cognitive behavioral therapy for persistent positive symptoms. Schizophr Bull 2006; 32 (1): 24–31.

Lieberman JA, Stroup TS, McEvoy JP, Swartz MS, Rosenheck RA, Perkins DO, Keefe RS, Davis SM, Davis CE, Lebowitz BD, Severe J, Hsiao JK. Clinical antipsychotic trials of intervention effectiveness (CATIE) investigators. Effectiveness of antipsychotic drugs in patients with chronic schizophrenia. N Engl J Med 2005; 353: 1209–23.

Lincoln TM, Wilhelm K, Nestoriuc Y. Effectiveness of psychoeducation for relapse, symptoms, knowledge, adherence and functioning in psychotic disorders: a meta-analysis. Schizophr Res 2007; 96: 232–45.

Lysaker PH, Buck KD. Illness and the disruption of autobiography. Accounting for the complex effect of awareness in schizophrenia. J. Psychosoc Nurs 2007; 45 (9): 39–44.

McEvoy JP. The relationship between insight into psychosis and compliance with medications. In: Amador XF, David AS (eds). Insight and psychosis. Awareness of illness in schizophrenia and related disorders. Oxford: University Press 2004; 311–34.

Miron AM, Brehm JW. Reactance Theory – 40 years later. Zeitschrift für Sozialpsychologie 2006; 37: 9–18.

Nuechterlein KH, Dawson ME. A heuristic vulnerability/stress model of schizophrenic episodes. Schizophr Bull 1984; 10: 300–12.

Schwartz R, Smith SD. Suicidality and psychosis: the predictive potential of symptomatology and insight into illness. J Psychiatr Res 2004; 38: 185–91.

Internet

http://www.psychoedukation.net
http://www.dgpe.de

Forensische und ethische Aspekte der Behandlung

17 Forensische Aspekte der Akutbehandlung

Steffen Lau

Fallbeispiel

Der diensthabende Psychiater wird durch das Personal der Aufnahmestation darüber informiert, dass durch die Polizei ein 83-jähriger Mann ins Krankenhaus gebracht wurde. Nachdem Rauch aus seiner Wohnung gedrungen war, hatte die Feuerwehr die Haustür aufgebrochen und in der Küche der Wohnung einen Schwelbrand festgestellt. Der Wohnungsinhaber hatte diesen durch Einschaltung des Herdes und Entfernung aus der Küche verursacht. Der vorgestellte Patient zeigt bei Aufnahme eine hochgradige Verwirrung mit erheblichen Orientierungsstörungen, er ist zudem ausgesprochen unruhig und läuft ziellos umher. Er gelangt zur verschlossenen Tür der Station und versucht, diese zu öffnen, um die Station verlassen zu können. Die Bitten des Personals, wieder im Untersuchungsraum Platz zu nehmen, ignoriert er und verlangt, nach Hause gebracht zu werden. Beim Versuch der Angehörigen, ihn ins Untersuchungszimmer zu bringen, wird er verbal ausfällig und schlägt um sich. Fremdanamnestisch ist zu erfahren, dass der Patient seit vielen Monaten unter gravierenden Gedächtniseinbußen leidet und teilweise seine Kinder nicht mehr erkennt.

Das vorliegende Beispiel beschreibt eine Situation, die von Ihnen als behandelndem Arzt mit hoher Wahrscheinlichkeit die Einleitung rechtlicher Schritte erfordert. Es ist daher notwendig, sich mit den gesetzlichen Grundlagen der stationären Behandlung psychisch Kranker vertraut zu machen. Dieses Kapitel beschreibt zunächst wichtige arztrechtliche Aspekte der Patientenbehandlung und widmet sich anschließend unterschiedlichen Rechtsfragen, die im Rahmen einer psychiatrischen Behandlung an einen Arzt herangetragen werden könnten. Das Kapitel richtet sich hauptsächlich an die Berufsgruppe der Ärzte, wenngleich ein Teil der rechtlichen Aspekte ebenso für psychologische Psychotherapeuten gilt, z. B. die Sorgfaltspflicht und die Dokumentationspflicht.

17.1 Arztrechtliche Aspekte

Bei seiner Tätigkeit hat ein Arzt folgende Pflichten zu erfüllen: Behandlungspflicht, Sorgfaltspflicht, Dokumentationspflicht, Gewährung von Einsicht in Behandlungsakten, Aufklärungspflicht und Einholung einer rechtswirksamen Einwilligung.

17.1.1 Behandlungspflicht

Aus der im Fallbeispiel beschriebenen Situation ergibt sich zunächst, dass der diensthabende Arzt zu einer Untersuchung verpflichtet ist und über erste Behandlungsschritte entscheiden muss, da es sich um einen Notfall handelt und der zuständige Arzt zur Beurteilung der Situation herangezogen wurde. Die Berufsordnung für Ärzte besagt, dass der durch die Situation im Krankenhaus zur Behandlung verpflichtete Arzt eine solche nicht ablehnen kann.

Für jeden deutschen Staatsbürger – nicht nur für den Arzt – besteht eine allgemeine Hilfeleistungspflicht; verletzt er diese, könnte daraus ein Strafverfahren wegen unterlassener Hilfeleistung (Verstoßes gegen den § 323c StGB) resultieren. Allerdings geht die *Behandlungspflicht* des Arztes in Notfällen über die allgemeine Hilfeleistungspflicht eines jeden Staatsbürgers hinaus, da er professionell – eben als *Arzt* – Hilfe leisten muss. Abgesehen von strafrechtlichen Konsequenzen könnten sich aus der Verletzung der Behandlungspflicht auch haftungsrechtliche Ansprüche ergeben.

17.1.2 Sorgfaltspflicht

Führt ein Arzt eine Behandlung durch, so ist er durch Berufsordnung und Dienstvertragsrecht zudem verpflichtet, *sorgfältig* zu arbeiten. Die Sorgfalt, die ein Arzt in seiner Tätigkeit walten lassen muss, bemisst sich nach dem aktuellen medizinischen Standard. Das heißt, Behandlungsmaßnahmen richten sich nach dem Stand naturwissenschaftlicher Erkenntnis und ärztlicher Erfahrung, die zur Erreichung des ärztlichen Behandlungsziels erforderlich sind und sich in der Erprobung bewährt haben. Indirekt verlangt die Sorgfaltspflicht somit eine regelmäßige Weiterbildung eines Arztes, denn nur dann ist er überhaupt in der Lage zu beurteilen, welche Maßnahmen dem aktuellen, wissenschaftlich begründeten Standard genügen.

17.1.3 Dokumentationspflicht

Da in der am Anfang des Kapitels beschriebenen Situation weitreichende Eingriffe in die Persönlichkeitsrechte eines Patienten notwendig erscheinen, sollte gerade in diesem Falle (wie auch in allen anderen Fällen) die Dokumentationspflicht nicht vernachlässigt werden.
Die Dokumentation ärztlichen Handelns dient zum einen zur Erfüllung einer Nebenpflicht, die sich aus dem Behandlungsvertrag zwischen Arzt und Patient ergibt. Zum anderen bietet sie Schutz vor haftungsrechtlichen Konsequenzen (s. dazu auch Dettmeier u. Madea 2003). Die medizinische Dokumentation

- hat schriftlich zu erfolgen,
- muss vollständig sein und sollte sich dabei auf das Wesentliche beschränken,
- muss klar und übersichtlich (und leserlich!) gestaltet sein und
- die aus Befunderhebung und Diagnostik abgeleiteten therapeutischen Schritte sollten nachvollziehbar sein.

Es ist bewährte klinische Praxis, sich für die schriftliche Dokumentation einen eigenen persönlichen Standard zu erarbeiten. Für eventuelle spätere Prüfungs- bzw. Ermittlungsverfahren ist auch die Dokumentation von durchgeführten Maßnahmen bedeutsam, die zu keinem entscheidenden Ergebnis geführt haben. Sie sollten sich daher angewöhnen, prinzipiell *alle* getroffenen Entscheidungen zu dokumentieren. Sollte zu einem späteren Zeitpunkt vorgeworfen werden, dass eine bestimmte diagnostische oder therapeutische Maßnahme nicht erfolgt ist, so sollte anhand Ihrer Dokumentation nachvollziehbar sein, ob Sie überhaupt eine solche Maßnahme in Betracht gezogen haben. Vorwerfbar ist einem Arzt nicht die Entscheidung *gegen* eine Maßnahme, sondern vielmehr deren Nichtbedenken. Daraus könnte sich möglicherweise Fahrlässigkeit ableiten lassen.
Häufig bleiben Dokumentationen lückenhaft oder wenig aussagekräftig, obwohl durchaus fachkundig Befunde erhoben und Diagnosen gestellt wurden. Für die schriftliche Dokumentation des psychopathologischen Befundes heißt das, dass zu allen Teilbereichen Stellung genommen werden sollte, auch wenn bestimmte psychische Funktionen nicht beurteilt werden können (bei einem mutistisch-stuporösen Patienten können Sie beispielsweise die Denkabläufe wegen fehlender verbaler Äußerungen nicht einschätzen, und so sollten Sie es auch festhalten). Auch ein Vermerk wie »neurologisch grob orientierend ohne Befund« ist wenig aussagekräftig, vielmehr sollten Sie durch geschickte und dabei knappe

Formulierungen und Aufzeichnungen darlegen, wie, in welchem Umfang und mit welchem Ergebnis die neurologische Untersuchung durchgeführt wurde.

17.1.4 Gewährung von Einsicht in die Behandlungsakten

Eintragungen in die Patientenakte sollten immer so gestaltet werden, dass ihr dokumentarischer Charakter erkennbar ist (Datum des Eintrags, Leserlichkeit nicht zuletzt der Unterschrift). Aus unterschiedlichsten Anlässen kann durch Fremde in die Akte Einsicht genommen werden, dafür muss vonseiten des Patienten in jedem Falle eine Entbindung von der Schweigepflicht vorliegen. Bei der Dokumentation eines Behandlungsverlaufs sollten Sie jedoch immer mitbedenken, dass auch ein Patient selbst das Recht hat, seine Behandlungsakte einzusehen. Der Anspruch des Patienten auf Einsichtnahme ist allerdings auf sogenannte objektive Befunde beschränkt. Zudem könnte ein therapeutischer Vorbehalt der Offenbarung von Krankenunterlagen entgegenstehen, also die Einschätzung, dass sich durch die Einsichtnahme der Gesundheitszustand eines Patienten verschlechtern könnte. Bei psychiatrischen Patienten unterliegt das Akteneinsichtsrecht zusätzlich besonderen Bedingungen. Sie müssen darauf achten, dass die Persönlichkeitsrechte Dritter gewahrt werden. Psychiatrische Dokumentationen beinhalten gelegentlich Informationen über wichtige Bezugspersonen eines Patienten in Form von subjektiven Urteilen oder gar Diagnosen (Beispiele: »Vater erscheint alkoholisiert auf der Station«, »Partnerin wirkt ebenfalls psychisch beeinträchtigt«). Ohne Weiteres dürfen Sie diese einem Patienten jedoch nicht zur Kenntnis bringen. Bei Einsichtnahme in die Behandlungsakten sollte Sie daher darauf achten, dass diese Informationen herausgenommen oder zumindest unkenntlich gemacht werden.
Sie sind auch nicht verpflichtet, Dokumentationen zur Verfügung zu stellen, mit denen Sie Ihr inneres Befinden offenbaren. Ein Vermerk beispielsweise, dass Sie sich in einer bestimmten Situation bedroht fühlten, müssen Sie einem Patienten nicht zur Verfügung stellen. Auch Vermerke über »Gegenübertragungsphänomene« stellen Informationen über Ihre Person als Behandler oder Diagnostiker dar, sie könnten daher einem besonderen Schutz unterliegen. Diese Einschränkung gilt allerdings nicht für Behandlungen in speziellen psychiatrischen Krankenhäusern – den Maßregelvollzugskliniken. Durch eine Entscheidung des Bundesverfassungsgerichts aus dem Jahre 2006 wurde klargestellt, dass ein auf strafrechtlicher Grundlage untergebrachter Patient ein besonders starkes verfassungsrechtlich geschütztes Interesse an Informationen über seine Krankenunterlagen hat. Ob diese Entscheidung auch Auswirkungen auf den allgemeinpsychiatrischen Bereich haben wird, bleibt abzuwarten. Zukünftige höchstrichterliche Entscheidungen könnten festlegen, dass bei allen psychiatrischen Behandlungen ein uneingeschränktes Akteneinsichtsrecht besteht.

17.1.5 Aufklärungspflicht

Behandlungsmaßnahmen dürfen nur durchgeführt werden, wenn eine *Indikation* vorliegt, ein Patient oder sein Vertreter über Eingriffe *aufgeklärt* ist und eine *Einwilligung* eingeholt wurde. Das eingangs dargestellte Fallbeispiel beschreibt mit hoher Wahrscheinlichkeit einen Verwirrtheitszustand bei einem dementen Patienten. Die psychopathologische Symptomatik kann dabei durch verschiedene Ursachen begründet sein (evtl. durch internistische Komplikationen). Abgesehen von der aus der Situation resultierenden Fremd- und Eigengefährdung bzw. Selbstgefährdung (s. Kap. 17.3) erscheint es notwendig abzuklären, welche Faktoren die Psychopathologie bedingen. Aus diesem Grunde wäre eine stationäre Aufnahme, zunächst zur Einleitung diagnostischer Maßnahmen, indiziert.

Sowohl stationäre Aufnahme als auch Durchführung diagnostischer Maßnahmen stellen ärztliche Eingriffe dar. Diese sind indiziert, wenn dadurch Leben, Gesundheit oder Wohlbefinden eines Patienten erhalten oder wiederhergestellt werden können. Ein Eingriff gegen den Willen des Patienten oder seines gesetzlichen Vertreters wäre allerdings rechtswidrig. Ein ärztlicher Eingriff benötigt daher eine Rechtfertigung, z. B. die Einwilligung. Die Rechtswirksamkeit einer Einwilligung ist jedoch abhängig von der klaren Einsicht eines Patienten.

Im oben beschriebenen Falle ist fraglich, ob der gerontopsychiatrische Patient rechtskräftig eine Einwilligung abgeben kann, da seine psychische Störung die freie Willensbildung beeinträchtigt. Ohne Willensfähigkeit ist eine Einwilligung jedoch nicht möglich. Trotzdem können Sie unter bestimmten Voraussetzungen eine Behandlung beginnen. Bei einem bewusstlosen Patienten wird »Geschäftsführung ohne Auftrag« angenommen, und es wird ihm der »mutmaßliche Wille« unterstellt, gesund zu werden. Ärztliche Maßnahmen sind auch in jedem Falle gesetzlich gedeckt, wenn ein sogenannter »übergesetzlicher Notstand« vorliegt, also wenn Gefahr im Verzuge konstatiert werden kann. Auch im psychiatrischen Alltag können Situationen entstehen, in denen unmittelbar Hilfe geleistet werden muss und keine Zeit bleibt, die rechtliche Grundlage für Maßnahmen zu klären (z. B. bei schwerem Suizidversuch mit akuter Lebensbedrohung). Die Einschätzung einer Situation in diesem Sinne sollten Sie jedoch ausreichend schriftlich darlegen. Ein »Notstand« besteht nur bei absolut akuter Gefahr, die sofortige Handlungen (meist innerhalb von Sekunden oder Minuten) notwendig macht.

Komplizierter wird es, wenn kein akuter Handlungsbedarf und dennoch eine Indikation für ärztliche Maßnahmen besteht. Eine rechtswirksame Einwilligung kann nur erfolgen, wenn zuvor der **Aufklärungspflicht** Genüge getan wurde. Ohne ordnungsgemäße Aufklärung ist der Patient nicht hinreichend informiert, um rechtswirksam in seinen Heileingriff einwilligen zu können. Damit fehlt der erforderliche Rechtfertigungsgrund für den Eingriff. Im Falle eines verwirrten bzw. altersdementen Menschen, wie im obigen Fallbeispiel, ist fraglich, inwieweit er eine Aufklärung versteht, ob er nämlich tatsächlich noch frei von Beeinflussung durch psychische Störung zwischen Risiken und Chancen einer Behandlung abwägen kann. Einwilligungsunfähigkeit liegt (abgesehen von Minderjährigen) bei Menschen vor, die aufgrund einer geistigen Behinderung oder psychischen Erkrankung (gemeint sind hierbei schwerwiegende psychiatrische Syndrome) Informationen nicht mehr verstehen, rational verarbeiten oder subjektiv bewerten können sowie bei aus psychischer Störung resultierender Aufhebung der freien Willensbestimmung bzw. -äußerung und Entscheidungsfähigkeit (Kröber 1998).

17.2 Das Prinzip forensisch-psychiatrischer Beurteilung

Die in Abbildung 17-1 beschriebene Beurteilung der Einwilligungsfähigkeit zeigt eine ganz wesentliche Struktur forensisch-psychiatrischer Beurteilung. Die forensisch-psychiatrische Einschätzung juristisch definierter Begriffe und »Fähigkeiten« geschieht in einem 2-stufigen Beurteilungsprozess. Zunächst ist zu fragen, ob eine (psychische) Erkrankung vorliegt und ob diese einem juristisch definierten Krankheitsbegriff zugeordnet werden kann (1. Stufe der Beurteilung). Nicht jede in psychiatrischen Klassifikationsthemen vorhandene Diagnose hat auch ihre Repräsentanz im juristischen Denkgebäude. Erst wenn bejaht worden ist, dass eine psychische Störung einem juristischen Krankheitsbegriff zugeordnet werden kann, wird beurteilt, ob diese Störung Einfluss auf einen juristisch definierten Begriff, z. B. »Gefahr«, hat (2. Stufe der Beurteilung). Nicht jede psychiatrische Diagnose hat zur Folge,

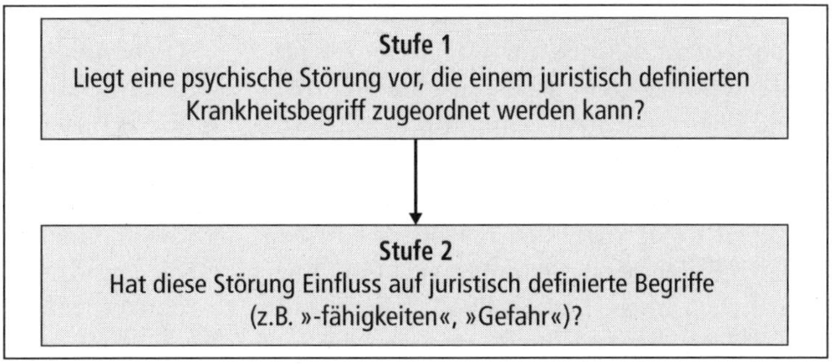

Abb. 17-1 Das Prinzip forensisch-psychiatrischer Beurteilung

dass juristisch definierte Fähigkeiten beeinträchtigt sind. Solange das Vorliegen eines juristischen Krankheitsbegriffes nicht bejaht werden kann, erübrigt sich auch eine Diskussion im Hinblick auf dadurch beeinträchtigte oder beeinflusste Fähigkeiten oder Phänomene (Saß u. Kröber 1999).

17.3 Zwangsbehandlung

Im Falle des oben beschriebenen verwirrten, altersdementen Patienten ist es gerechtfertigt, die Voraussetzungen der Einwilligungsfähigkeit zu verneinen: Die beobachtbaren kognitiven Einbußen und Orientierungsstörungen im Rahmen eines Hirnabbauprozesses (1. Stufe der Beurteilung, s. Abb. 17-1) legen den Schluss nahe, dass der Patient seine Situation nicht mehr ausreichend abwägen kann (2. Stufe der Beurteilung). Er kann demnach einer Behandlung nicht zustimmen, dennoch liegt eine dringende Behandlungsnotwendigkeit vor.

Das Gleiche gilt auch für andere akute psychiatrische Syndrome. Ein hoch erregter Maniker oder ein Schizophrener, der unter dem Eindruck von Wahn und Halluzinationen steht, ist nicht mehr in der Lage, seine Situation kritisch zu reflektieren. Es stellt sich nun die Frage, im Rahmen welcher rechtlicher Vorschriften eine indizierte medizinische Behandlung durchgeführt werden kann.

Die eingangs beschriebene Situation wird höchstwahrscheinlich dazu führen, eine Behandlung gegen den Willen des Patienten durchzuführen und ihn für diese Behandlung im Krankenhaus unterzubringen. Rechtlich gesehen gibt es für eine freiheitsentziehende Unterbringung zur Behandlung auf einer psychiatrischen Station 2 Möglichkeiten: Zum einen bieten die Landesgesetze über die Unterbringung psychisch Kranker (also öffentlich-rechtliche Vorschriften) die Möglichkeit der zwangsweisen Unterbringung und Behandlung, andererseits kann eine Unterbringung im Rahmen einer Betreuung erfolgen.

17.3.1 Öffentlich-rechtliche Unterbringung

Landesgesetze über die Unterbringung psychisch Kranker (PsychKG) ermächtigen Ärzte, psychisch Kranke zunächst zur Beherrschung einer gefährlichen Situation in Kliniken zurückzuhalten. Zur Abwehr von Gefahrensituationen sind im Rahmen solcher öffentlich-rechtlicher Unterbringungen auch medikamentöse Behandlungsmaßnahmen oder mechanische Sicherungsmaßnahmen (z.B. Einschluss oder Fixierung) gerechtfertigt, so sie denn auf die Beherrschung unmittelbar auftretender Gefahr abzielen. Letztendlich muss über die Notwendigkeit einer Unterbringung jedoch eine gerichtliche Entscheidung herbeigeführt werden. Auch die »vorübergehende Zurückhaltung«, also die zwangsweise Aufnahme auf

Station oder Verweigerung der Entlassung durch den Arzt, muss im Nachhinein legitimiert werden. Den dafür zuständigen Vormundschaftsgerichten muss vor der Anordnung einer endgültigen Unterbringungsmaßnahme das Gutachten eines Sachverständigen vorgelegt werden, der den Betroffenen in den meisten Fällen persönlich untersucht oder befragt haben muss. Der Sachverständige sollte in der Regel ein Arzt für Psychiatrie sein; nur in Ausnahmefällen genügt es, dass der Arzt über ausreichende Erfahrungen auf diesem Gebiet verfügt. Diese Aufgabe übernehmen meist die in den Gesundheitsämtern angestellten Ärzte (Sozialpsychiatrische Dienste). Die genauen Bestimmungen zum Ablauf des Verfahrens legen die PsychKG der einzelnen Bundesländer fest.

Das vorzulegende Gutachten muss eine Vorgeschichte enthalten, insbesondere Informationen darüber, wann die zur Gefährdung führende Krankheit erstmals bekannt wurde, wo und wann eine psychiatrische Behandlung erfolgte, warum und mit welchem Erfolg. Im Anschluss an den Krankheitsverlauf ist das Verhalten in der Klinik zu schildern und eine auf detailliertem psychopathologischen Befund fußende psychiatrische Diagnose zu begründen, welche dem Eingangsmerkmal (z. B. »psychische Krankheit«) des betreffenden Landesunterbringungsgesetzes zugeordnet werden kann. Anschließend muss dargelegt werden, welchen Rechtsgütern Gefahr droht (z. B. der eigenen Gesundheit, Leben, Sachen, dem eigenen Vermögen, der »öffentlichen Sicherheit und Ordnung«), und es muss ein Zusammenhang hergestellt werden mit der psychischen Störung, die ursächlich für die Gefährlichkeit des Betroffenen ist. Darüber hinaus muss das Gutachten die Möglichkeit diskutieren, ob die Unterbringung durch andere Maßnahmen abgewendet werden könnte. Meistens verlangen Vormundschaftsgerichte auch Einschätzungen der voraussichtlichen Unterbringungsdauer. Der Inhalt eines Unterbringungsgutachtens umfasst also

- den Krankheitsverlauf: Beginn, bisherige (Behandlungs-)Maßnahmen, Erfolg vorheriger Behandlungen,
- die aktuelle Entwicklung,
- den detaillierten aktuellen psychopathologischen Befund,
- die psychiatrische Diagnose,
- die Zuordnung der Diagnose zum Krankheitsbegriff der gesetzlichen Grundlage,
- die Angabe, welchen Rechtsgütern Gefahr droht,
- die Darlegung des Zusammenhangs zwischen psychischer Störung und Gefährlichkeit,
- die Angabe von Alternativen zur Unterbringung und
- die voraussichtliche Dauer der Unterbringung.

Ein »psychiatrisches Testament« bzw. eine Vorsorgevollmacht, im Rahmen derer bestimmte Wünsche zum Umgang mit dem Patienten in Krisen- oder Notfallsituationen festgeschrieben sind, heben die Gültigkeit der gesetzlichen Regelungen nicht auf. Wenn die Voraussetzungen der Unterbringung gemäß PsychKG vorliegen, kann ein psychiatrisches Testament oder eine Vorsorgevollmacht die Unterbringung nicht verhindern.

Im eingangs beschriebenen Beispiel könnten Sie für die Anordnung der Unterbringung auf öffentlich-rechtlicher Grundlage darlegen, dass ein demenzieller Abbauprozess mit akuter Verschlechterung (Verwirrtheitszustand) zu erheblicher Gefahr für den Kranken und seine Umgebung führt (Schwelbrand). Da Sie zunächst klären müssen, inwieweit der akute Zustand behandlungsfähig ist, liegen auch keine wirklichen Alternativen zur Unterbringung vor. Der Gefahr kann demnach nur durch die zwangsweise Zurückhaltung und Behandlung im Krankenhaus begegnet werden. Sie sind somit berechtigt, eine Behandlung des Patienten im Krankenhaus gegen dessen Willen durchzuführen.

17.3.2 Zivilrechtliche Unterbringung

In § 1906 BGB heißt es: »Eine Unterbringung des Betreuten durch den Betreuer, die mit Freiheitsentziehung verbunden ist, ist nur zulässig, solange sie zum Wohl des Betreuten erforderlich ist, weil

1. aufgrund einer psychischen Krankheit oder geistigen oder seelischen Behinderung des Betreuten die Gefahr besteht, dass er sich selbst tötet oder erheblichen gesundheitlichen Schaden zufügt oder
2. eine Untersuchung des Gesundheitszustandes, eine Heilbehandlung oder ein ärztlicher Eingriff notwendig ist, die ohne die Unterbringung des Betreuten nicht durchgeführt werden kann und der Betreute aufgrund einer psychischen Krankheit oder geistigen oder seelischen Behinderung die Notwendigkeit der Unterbringung nicht erkennen oder nicht nach dieser Einsicht handeln kann.«

Eine Unterbringung nach bürgerlichem Recht ist also nur bei durch psychische Störung, geistige oder seelische Behinderung bedingte Selbstgefährdung oder zur Durchführung ärztlicher Maßnahmen gerechtfertigt. Sie darf nicht zum Schutze Dritter oder im öffentlichen Interesse angeordnet werden. Geht von einem Kranken Gefährdung für andere aus, so kommt nur die öffentlich-rechtliche Unterbringung in Betracht (s. Kap. 17.3.1). Die Unterbringung auf zivilrechtlicher Grundlage erfolgt also im Rahmen einer Betreuung. Die Anordnung einer Betreuung und die im Rahmen dieser Betreuung angeordnete Unterbringung sind *2 selbstständige Verfahren*. Zum einen muss das Vormundschaftsgericht die Entscheidung treffen, dass der Kranke aufgrund einer psychischen Störung oder geistigen oder seelischen Behinderung nicht mehr in der Lage ist, seine persönlichen Angelegenheiten zu besorgen. Zum anderen muss die stationäre Behandlung auch gegen seinen erklärten Willen genehmigt werden, also die Unterbringung im Rahmen einer angeordneten Betreuung.

Da die Errichtung einer Betreuung mit Bestellung eines Betreuers relativ lange Zeit in Anspruch nimmt (die Vorgaben zur Errichtung einer Betreuung werden in Kap. 17.4 noch dezidiert dargestellt), hat das Vormundschaftsgericht die Möglichkeit, im sogenannten Eilverfahren die Voraussetzungen zur Unterbringung auf zivilrechtlicher Grundlage zu schaffen. Besteht schon vor der aktuellen Aufnahme im Krankenhaus eine Betreuung, so kann die Unterbringung auf einer psychiatrischen Station auch vom Betreuer mündlich angeordnet werden, wenn er die richterliche Genehmigung unverzüglich nachreicht.

Die in § 1906 BGB vorausgesetzte Unfähigkeit, die Notwendigkeit der Unterbringung zu erkennen oder nach dieser Einsicht zu handeln, korrespondiert eng mit der oben beschriebenen aufgehobenen Einwilligungsfähigkeit. Im Unterbringungsgutachten ist die Notwendigkeit der Unterbringungsmaßnahme zu begründen. Hierfür muss Folgendes mitgeteilt werden: das konkrete, aktuelle Beschwerdebild des Patienten, die Krankheitsvorgeschichte, die biografische Anamnese, die psychiatrische Diagnose, die sich auf detaillierte psychopathologische Befunde stützt, und die daraus resultierende Zuordnung zu den Eingangsmerkmalen. Die Einschätzung der krankheitsbedingten erheblichen Gefahr für den Betroffenen muss ausreichend dargelegt werden. Ferner sollen Art und Umfang therapeutischer Maßnahmen, die Prognose und Rehabilitationsmöglichkeiten diskutiert werden (s. Aufzählung in Kap. 17.3.1).

Bei zivilrechtlichen Unterbringungen im Rahmen von Betreuungen ist zunächst nur die stationäre Aufnahme genehmigt, also die Freiheitsentziehung. Eine Genehmigung für medizinische Maßnahmen besteht nicht zwingend. Zur Beherrschung akuter Gefahrenmomente ist es selbstverständlich zulässig, geeignete medizinische Schritte einzuleiten. Dauerhafte oder regelmäßig anzuordnende Maßnahmen, die mit zusätzlicher Freiheitsbeschränkung einhergehen (z.B. Fixierung zur Sicherung der Flüssigkeitszufuhr über Infusionen, Bettgitter, Medikamentengabe gegen den Willen des Patienten), müssen jedoch zusätzlich genehmigt werden. Auch für die Anwendung therapeutischer Verfahren, die mit besonderen Nebenwirkungen verbunden sind (operative Eingriffe, Medikamentengabe mit besonderem oder hohem Nebenwirkungsrisiko) muss eine Genehmigung beim Betreuer oder direkt beim Vormundschaftsgericht eingeholt werden.

17.3.3 Selbst- bzw. Eigengefährdung

Am häufigsten tritt Selbst- bzw. Eigengefährdung bei suizidalen Menschen auf. Akute Suizidalität (s. Kap. 3) stellt einen behandlungsbedürftigen Zustand dar. Bei Weigerung eines suizidalen Menschen, sich in angemessene Behandlung zu begeben, haben Sie als Arzt jedoch zu prüfen, ob die Voraussetzungen für eine Unterbringung vorliegen. Da Suizidalität ein Phänomen menschlichen Verhaltens ist und an sich keine Krankheitsentität darstellt, wird kontrovers diskutiert, ob Suizidalität ohne psychopathologische Veränderungen vom Ausmaß einer Störung auftreten kann (»präsuizidales Syndrom« nach Ringel 2002) oder ob es Lebenssituationen gibt, in denen »klaren Geistes« die Entscheidung zur Selbsttötung getroffen wird (sog. Bilanzsuizid).

Wenn Sie zur Einschätzung gelangen, dass krankheitsbedingte Suizidalität vorliegt, müssen Sie im Rahmen der ärztlichen Fürsorgepflicht auch dafür zu sorgen, dass der Patient eine angemessene Behandlung erfährt. Suizidalität kann, wie oben beschrieben, im Rahmen öffentlich-rechtlicher als auch zivilrechtlicher Rahmenbedingungen Anlass für eine Unterbringung sein. Es gilt immer, einen Zusammenhang zwischen einer (exazerbierten) psychischen Störung und der akuten Suizidalität als Unterbringungsgrund darzulegen. Schwierigkeiten kann die Einschätzung akuter Suizidalität bei chronisch suizidalen Patienten beispielsweise im Rahmen von Persönlichkeitsstörungen bereiten. Pauschale und generalisierte Beurteilungen dürfen Sie dabei nicht treffen.

Selbstgefährdung kann auch im Rahmen anderer psychopathologischer Veränderungen unabhängig von Suizidalität auftreten. Vor allem bei organisch bedingten psychischen Störungen wird Eigengefährdung beobachtet. Häufig ist diese durch krankheitsbedingtes Fehlverhalten oder situative Verkennungen begründet. Bei Verwirrtheitszuständen im Rahmen demenzieller Syndrome oder weit fortgeschrittenen Hirnabbauprozessen kann unter Umständen unzureichende Flüssigkeits- bzw. Nahrungsaufnahme oder eine gravierend vernachlässigte Körperhygiene akut bedrohlich werden. Nicht selten führen aber auch durch Orientierungs- oder Gedächtnisstörungen bedingte Fehlverhaltensweisen (z.B. Umherirren im Straßenverkehr) zu gefährlichen Situationen. Auch das eingangs geschilderte Beispiel stellt krankheitsbedingtes Fehlverhalten durch Gedächtnisstörungen und Orientierungsstörungen dar. Ähnliche Umstände mit akuten Gefahren für den psychisch Kranken können z.B. auch bei deliranter Symptomatik im Entzugssyndrom oder im Rahmen postiktaler Dämmerzustände auftreten.

Es kann zur akuten Gefahrenabwehr auch notwendig werden, bei einem psychisch Kranken, der unter Betreuung steht, eine Unterbringung auf öffentlich-rechtlicher Grundlage zu erwirken, obwohl der Gesetzgeber ein solches Vorgehen durch die Verabschiedung des Betreuungsgesetzes verhindern wollte. Allerdings konkurrieren in diesem Bereich die gesetzlichen Grundlagen. Häufig wird daher unter den Bedingungen des Klinikalltags durch pragmatische Überlegungen (Zeitersparnis) der formal einfachere Weg der öffentlich-rechtlichen Unterbringung beschritten.

17.3.4 Fremdgefährdung

Organisch bedingte psychopathologische Veränderungen können Gefährlichkeit bedingen. Der demenzielle Patient, der eingangs beschrieben wurde, stellt eine Gefahr für seine Umwelt dar. Der postiktal umdämmerte Epilepsiepatient kann bei Verkennung der Untersuchungssituation im Krankenhaus ebenso gelegentlich aggressiv handeln. Am häufigsten treten aggressive Zustände jedoch bei intoxikierten oder akut psychotischen Menschen auf. Im Rahmen endogener Psychosen tritt Fremdaggression v.a. bei Schizophrenien auf; das Risiko für aggressives Verhalten bis hin zu schwerwiegenden Straftaten ist erhöht.

Die öffentlich-rechtliche Unterbringung im Rahmen der PsychKG zielt auf die Beherrschung ganz unmittelbar zu erwartender Gefährlichkeit. Sie ist also gerechtfertigt, wenn bei Entlassung eines Patienten mit hoher Wahrscheinlichkeit innerhalb kürzester Zeit (Stunden bis wenige Tage) die Entstehung einer gefährlichen Situation (z.B. Angriff auf eine Person, Zerstörung mit großem Schaden, Störung der öffentlichen Sicherheit und Ordnung) zu erwarten ist. Die Tatsache, dass eine psychische Erkrankung oder Störung lediglich prinzipiell das Risiko für aggressives Handeln erhöht, rechtfertigt nicht die Unterbringung auf dieser gesetzlichen Grundlage. Hüten sollte man sich auch vor einer pauschalen Einschätzung, dass Aggression zwingend Ausdruck von Psychopathologie sein müsse. Menschen können sich auch klaren Geistes zu gewalttätigem Handeln entscheiden.

Wenn Sie darlegen können, dass die Symptomatik einer psychischen Störung direkt eine konkret zu beschreibende Gefahr bedingt, so ist zur Gefahrenabwehr die zwangsweise Unterbringung zur Behandlung der Störung und damit der Reduktion der Gefährlichkeit legitimiert. Sollte sich während einer Zwangsbehandlung herausstellen, dass bei einem Patienten Aggression auch unabhängig von schwerwiegender psychischer Gestörtheit ein Problem darstellt (weil er sich z.B. mit kriminellen Idealen identifiziert), so liegen die Voraussetzungen einer öffentlich-rechtlichen Unterbringung nicht vor.

17.3.5 Behandlungsnotwendigkeit

Sobald Sie die Indikation für eine medizinische Behandlung gestellt haben, müssen Sie den Patienten darüber informieren, welche Maßnahmen sinnvollerweise durchgeführt werden sollten (s. Kap. 17.1.5). Sie müssen dabei einschätzen, ob ein Patient diese Information aufnehmen, verarbeiten, bewerten und reflektieren kann und ob er in der Lage ist, seinen Willen zu bestimmen und zu äußern. Wenn diese Einsichtsfähigkeit wegen psychischer Erkrankung nicht gegeben ist, können Sie eine medizinische Behandlung unabhängig vom erklärten Willen oder gegen den erklärten Willen des Betroffenen durchführen. Bei akut lebensbedrohlichen internistischen oder chirurgischen Erkrankungen bereitet die Einschätzung der »Notwendigkeit« einer Behandlung häufig keine Schwierigkeiten. Schwerer fällt dies schon bei Erkrankungen, die lediglich mittel- bis langfristig zu schweren Schäden oder gar zum Tod führen.

Schwierig ist auch die Einschätzung, ob eine psychische Erkrankung an sich einen behandlungsbedürftigen Zustand darstellt. Das Delir ist ein akut lebensbedrohlicher Zustand mit nicht unerheblicher Letalität, dabei liegen zweifelsfrei die Voraussetzungen des § 1906 Nr. 2 BGB vor. Auch bei extremer Kachexie im Rahmen einer Anorexie können die internistischen Komplikationen Anlass für eine betreuungsrechtliche Unterbringung darstellen. Abzuwägen ist jedoch, ob beispielsweise die möglicherweise auftretende Residualsymptomatik bei chronischer Schizophrenie eine so akute Bedrohung darstellt, dass eine »Behandlungsnotwendigkeit« besteht. Ärztlich durchgeführte Maßnahmen mit psychotherapeutischem Schwerpunkt (Entwöhnungsbehandlungen, Therapie bei Persönlichkeitsstörungen) können keine Unterbringung nach § 1906 BGB begründen.

17.4 Betreuung

Stellen wir uns vor, dass die Behandlung des im Eingangsbeispiel geschilderten Patienten soweit abgeschlossen ist, dass keine Indikation mehr für eine stationäre Behandlung oder Unterbringung und auch nicht mehr die Voraussetzungen einer öffentlich-rechtlichen Unterbringung vorliegen. Gleichzeitig ist der Eindruck entstanden, dass der Patient zu einem eigenständigen Leben nicht mehr in der Lage ist. Es wäre daher sinnvoll, beim Vormundschaftsgericht die Errichtung einer dauerhaften Betreuung anzuregen, um beispielsweise eine Heimunterbringung regeln zu können. Dabei können auch Vorschläge unterbreitet werden, welche Personen als Betreuer infrage kommen. Im Rahmen einer Vorsorgevollmacht kann ein Mensch zudem festlegen, wer vom Gericht als Betreuer bestimmt werden sollte.
Betreuung wird gemäß § 1896 BGB für einzelne Aufgabenkreise eingerichtet, in denen eine Betreuung erforderlich ist. Die wichtigsten Aufgabenkreise sind: Aufenthaltsbestimmung, Zustimmung zu Heilmaßnahmen, Wohnungs-, Geld- und Postangelegenheiten. Betreuung kann nur für Volljährige errichtet werden (bei Minderjährigen würde ein *Vormund* bestellt). Sie wird auf Antrag des zu Betreuenden (bei körperlichen Krankheiten sogar ausschließlich) oder von Amts wegen eingeleitet oder angeordnet. Dritte, z.B. Angehörige oder Psychiater, können lediglich anregen; das Gericht hat dann zu prüfen, ob ein Betreuungsverfahren eingeleitet werden soll oder nicht.
Betreuung hat 2 Voraussetzungen:

- »psychische Krankheit« (also organische und endogene Psychosen, Abhängigkeitserkrankungen, aber auch Neurosen und Persönlichkeitsstörungen) sowie »körperliche«, »geistige und seelische Behinderungen« (also angeborene oder erworbene Intelligenzminderungen bzw. Dauerzustände als Folge psychischer Störungen wie Residualsyndrome bei Schizophrenien) und daraus resultierend
- Unvermögen des Volljährigen, »seine Angelegenheiten ganz oder teilweise nicht oder nicht mehr zu besorgen«.

Im für die Betreuung notwendigen Gutachten muss also herausgearbeitet werden, welche Defizite krankheitsbedingt bestehen und was eine Person aufgrund psychischer Störung nicht mehr umfassend selbstständig regeln kann.
Sinnvoll kann die Anordnung eines sogenannten **Einwilligungsvorbehalts** gemäß § 1903 BGB sein, der ebenfalls auf bestimmte Bereiche beschränkbar ist. Der Betreute kann dann eine bestimmte Willenserklärung nur rechtswirksam abgeben, wenn die Einwilligung des Betreuers eingeholt wurde, ansonsten sind Rechtsgeschäfte unwirksam.

17.5 Geschäftsfähigkeit

Die Errichtung einer Betreuung hat nicht zwangsläufig die Geschäftsunfähigkeit zur Folge. Unabhängig von der Errichtung einer Betreuung kann sich daher zusätzlich die Frage ergeben, ob der Patient in unserem Fallbeispiel in der Lage war, rechtswirksam ein Geschäft abzuschließen; möglicherweise wird bekannt, dass er an der Haustür einen Vertrag zum Abonnement einer Zeitschrift unterschrieben hatte. Ein häufiges Problem im psychiatrischen Alltag ist auch, dass akut manisch Kranke eine Vielzahl von Käufen tätigen, die sie in finanzielle Bedrängnis führen können, sodass geklärt werden sollte, ob sie geschäftsfähig gewesen sind.
Geschäftsfähigkeit ist immer nachträglich zu beurteilen. Sie wird bei Volljährigen zunächst vorausgesetzt. »Geschäftsunfähig ist

- wer nicht das 7. Lebensjahr vollendet hat;
- wer sich in einem die freie Willensbestimmung ausschließenden Zustand krankhafter Störung der Geistestätigkeit befindet, sofern der Zustand nicht seiner Natur nach ein vorübergehender ist.« (§ 104 BGB)

Bei vorübergehenden Zuständen (z. B. Bewusstseinstrübung bei Rauschzuständen oder Anfallsgeschehen) kann der § 105 BGB Anwendung finden: »Nichtig ist auch eine Willenserklärung, die im Zustand der Bewusstlosigkeit oder vorübergehender Störung der Geistestätigkeit abgegeben wird.«
In der Regel ist bei akut endogen-psychotischen Zuständen (akute Schizophrenie, Manie, Depression) Geschäftsunfähigkeit anzunehmen. Die Denkabläufe sind im Rahmen so gravierender Psychopathologie extrem verändert, dass sich daraus die Aufhebung freier Willensbestimmung ergibt. Bei Demenzen sind Informationsaufnahme und -verarbeitung so stark gestört, dass die freie Willensbildung durch eine schwere Beeinträchtigung der Fähigkeit abzuwägen, aufgehoben wird. Auch bei schweren Persönlichkeitsstörungen, Reaktionen und intellektuellen Minderbegabungen kann die Entscheidungsfähigkeit und damit die Willensbildung aufgehoben sein (Kröber 2003).

17.6 Testierfähigkeit

Die Testierfähigkeit stellt eine Sonderform der Geschäftsfähigkeit dar. Geregelt werden durch ein Testament Rechtsgeschäfte, die erst nach dem Tod des Erblassers relevant werden. Beurteilt werden muss jedoch der Geisteszustand eines Verfassers zum Zeitpunkt der Testamentserrichtung.
Bei erhaltener Testierfähigkeit geht man davon aus, dass der Erblasser ein Testament wirksam errichten, ändern oder aufheben kann. Gefordert wird dafür (Foerster 2004) eine klare Vorstellung darüber,

- dass und welche letztwilligen Verfügungen getroffen werden (das Testament muss jedoch nicht selbstständig abgefasst werden),
- dass die Inhalte des Testaments vom Erblasser selbst bestimmt wurden,
- dass er die Auswirkungen des Testaments klar erkennen und in seine Entscheidungen einbeziehen kann und
- dass er frei von der Einflussnahme Dritter handeln kann.

Testierunfähigkeit wird durch § 2229 BGB geregelt: »Wer wegen krankhafter Störung der Geistestätigkeit, wegen Geistesschwäche oder wegen Bewusstseinsstörung nicht in der Lage ist, die Bedeutung einer von ihm abgegebenen Willenserklärung einzusehen und nach dieser Einsicht zu handeln, kann ein Testament nicht errichten.«
Zur »krankhaften Störung der Geistestätigkeit« gehören Psychosen aus dem schizophrenen Formenkreis, affektive Psychosen und organische psychische Störungen. »Geistesschwäche« beschreibt Minderbegabungen, »Bewusstseinsstörungen« vorübergehende psychische Störungen (z. B. Intoxikationen). Allerdings reicht wiederum die Diagnose allein nicht aus, um die Voraussetzungen der Testierunfähigkeit zu bejahen. Erst durch eine Beschreibung und Graduierung der Beeinträchtigungen (die bei ausschließlicher Auswertung von Aktenmaterial, d. h. ohne die Möglichkeit der persönlichen Untersuchung des Erblassers, ausgesprochen schwierig sein kann) muss plausibel herausgearbeitet werden, wodurch die Fähigkeit, ein Testament zu errichten, aufgehoben war. Pauschale Einschätzungen verbieten sich prinzipiell wie bei der Beantwortung jeder anderen forensisch-psychiatrischen Fragestellung auch. Vorsicht ist zudem geboten bei der Frage nach »luziden Intervallen«, also der Beurteilung, ob vorübergehend die Voraussetzungen zur rechtswirksamen Testamentserrichtung wiedererlangt wurden. Eine solche Einschätzung sollte erfahrenen Sachverständigen vorbehalten bleiben, die sich mit der Problematik des Begriffs auskennen (Saß u. Kröber 1999).

17.7 Fahrtüchtigkeit

Eine im allgemeinpsychiatrischen Alltag sehr häufig aufgeworfene Frage ist die nach der Fähigkeit eines Patienten, ein Kraftfahrzeug sicher im Straßenverkehr zu führen. Ein behandelnder Arzt muss sich darüber im Klaren sein, dass Beeinträchtigungen dieser Fähigkeit zum einen aus der psychischen Störung selbst resultieren können oder aber aus der Behandlung der Störung, meist ist hierbei der Effekt einer psychopharmakologischen Behandlung abzuschätzen. Juristischerseits wird zudem unterschieden zwischen *Fahrtauglichkeit* und der *Fahrtüchtigkeit*. Psychische Störungen können die generelle Fähigkeit zum Führen eines Kraftfahrzeugs (Fahrtauglichkeit) beeinflussen oder gar aufheben. Die Diagnose einer psychischen Störung (meist das Vorliegen einer klassischen psychiatrischen Erkrankung) kann den Entzug der Fahrerlaubnis zur Folge haben. Nach Remission akuter Symptomatik können die Voraussetzungen zur Wiedererteilung einer Fahrerlaubnis jedoch erneut vorliegen. Gegebenenfalls muss dies sachverständig geklärt werden. Die Fahrerlaubnisverordnung (FeV) nebst Anlagen regelt, bei welchen Krankheiten von absoluter oder bedingter Fahruntauglichkeit auszugehen ist und wie die Fahrerlaubnis nach Abklingen akuter Symptomatik wiederzuerlangen ist. Einer medizinisch-psychologischen Begutachtung zur Wiedererlangung der Fahrerlaubnis müssen sich häufig auch Personen unterziehen, die durch wiederholte Verstöße gegen die Straßenverkehrsordnung auffällig geworden sind. Bei ihnen steht im Raum, ob sie wegen »charakterlicher Mängel« zum Führen eines Kraftfahrzeugs ungeeignet sind.

Akute psychiatrische Syndrome und auch die Einnahme psychotroper Substanzen beeinflussen zudem ganz unmittelbar die Fähigkeit, einen sicheren, situationsangemessenen Verkehrsablauf zu garantieren (Fahrtüchtigkeit) (Wehner 2003). Durch ausgeprägte Psychopathologie sind die normalen Denkabläufe so stark verändert, dass die Möglichkeit zum umsichtigen Verhalten im Straßenverkehr ausgeschlossen ist. Aber auch die Einnahme von Psychopharmaka beeinflusst die Fähigkeiten, die für eine Sicherheit garantierende Verkehrsteilnahme notwendig sind, erheblich (z.B. Vigilanz, Reaktionsvermögen, Motorik).

Sie sollten den Patient darüber aufklären, dass seine Fahrsicherheit beeinträchtigt ist. Eine solche Aufklärung sollten Sie sich generell angewöhnen. Die Aufklärung ist zu dokumentieren, um sicher straf- oder haftungsrechtliche Konsequenzen auszuschließen; am besten sollte sie auch vom Patienten schriftlich bestätigt werden. Bei uneinsichtigen Patienten, die trotz Mahnung wiederholt in fahruntüchtigem Zustand am Straßenverkehr teilnehmen, kann unter Umständen sogar der Bruch der Schweigepflicht im Sinne eines rechtfertigenden Notstands erfolgen. Sollten Sie nach Abwägung zu dem Schluss kommen, dass das Sicherheitsbedürfnis der Allgemeinheit höher anzusiedeln ist als die Persönlichkeitsrechte des Patienten, so darf eine Meldung an die Verwaltungsbehörde erfolgen (Mußhoff u. Madea 2003).

Literatur

Dettmeyer R, Madea B. Arzt-Patient-Verhältnis. In: Madea B (Hrsg). Praxis Rechtsmedizin: Befunderhebung, Rekonstruktion, Begutachtung. Berlin, Heidelberg, New York: Springer 2003; 556–65.

Foerster K. Begutachtung bei zivilrechtlichen Fragen. In: Foerster K (Hrsg). Psychiatrische Begutachtung. 4. Aufl. München: Urban & Fischer 2004; 503–23.

Kröber H-L. Psychiatrische Kriterien zur Beurteilung der Einwilligungsfähigkeit. Rechtsmedizin 1998; 8: 41–6.

Kröber H-L. Forensische Psychopathologie. In: Madea B (Hrsg). Praxis Rechtsmedizin: Befunderhebung, Rekonstruktion, Begutachtung. Berlin, Heidelberg, New York: Springer 2003; 304–28.

Mußhoff F, Madea B. Medikamente. In: Madea B (Hrsg). Praxis Rechtsmedizin: Befunderhebung, Rekonstruktion, Begutachtung. Berlin, Heidelberg, New York: Springer 2003; 456–66.

Ringel E. Der Selbstmord. Abschluß einer krankhaften psychischen Entwicklung. 8., unveränd. Aufl. Eschborn: Klotz 2002.

Saß H, Kröber H-L. Rechtliche Beurteilung psychisch Kranker in Bezug auf Geschäfts-, Testier-, Einwilligungs-, Verhandlungs- und Schuldfähigkeit. In: Helmchen H et al. (Hrsg). Psychiatrie der Gegenwart. 4. Aufl. Band 2: Allgemeine Psychiatrie. Berlin, Heidelberg: Springer 1999; 481–94.

Wehner HD: Fahrtüchtigkeit. In: Madea B (Hrsg). Praxis Rechtsmedizin: Befunderhebung, Rekonstruktion, Begutachtung. Berlin, Heidelberg, New York: Springer 2003; 409–66.

18 Medizinethische Aspekte der Therapieentscheidung

Peter Neu

Fallbeispiel

Eine 63 Jahre alte Patientin wird akut nach Psychischkrankengesetz (PsychKG) in der psychiatrischen Klinik aufgenommen. Aufgrund eines ausgedehnten Wasserschadens in ihrem Haus war man zum Betreten ihrer Wohnung gezwungen, woraufhin die Patientin sich sehr erregte und versuchte, den Zugang gewaltsam zu verhindern. Die Patientin ist alleinstehend, sehr vermögend und lebt selbstständig und sehr zurückgezogen in einer 200 qm großen Wohnung in ihrem eigenen Mietshaus. Sie ist seit wahrscheinlich über 20 Jahren an einer Schizophrenie vom paranoiden Typus erkrankt. Vor mehreren Jahren wurde für sie eine rechtliche Betreuung für die Bereiche Finanzen und Vertretung vor Behörden eingerichtet. Das Mietshaus wird nunmehr von einer beauftragten Hausverwaltung verwaltet. Die Patientin wurde in der Vergangenheit einmal stationär behandelt, nähere Informationen hierzu sind nicht verfügbar.

Aktuell besteht symptomatisch ein ausgeprägter systematisierter Wahn; die Patientin fühlt sich von einer Verschwörung heimgesucht, die sich auch der schwarzen Magie bedient. Wenn sie z. B. einkaufen gehe und an der Kasse bezahle, müsse sie aufpassen, dass die Münzen des Wechselgeldes ihr nicht aus den Händen gezaubert werden. Daher müsse sie diese immer gut festhalten und auch möglichst schnell wieder ausgeben. Da die Beeinflussung und Überwachung auch in ihrer Wohnung stattfinde, benutze die Patientin kaum elektrisches Licht oder andere elektronische Geräte, um nicht auf sich aufmerksam zu machen. Daher habe sie abends als einzige Lichtquelle meist nur eine Kerze an und nutze auch nur einen sehr kleinen Teil ihrer großen Wohnung. Sie gehe auch meist auswärts in einem nach ihrer Einschätzung »sicherem« Imbissstand essen und bereite sich selbst keine Speisen zu. Sie sagt, sie könne noch viel mehr unglaublich klingende Geschichten erzählen, die ihr tagtäglich widerführen, jedoch wolle sie nicht zu viel darüber sprechen, da dies nur die Aufmerksamkeit der Verschwörer auf sie ziehen würde. Sie könne kaum einem Menschen trauen und lebe daher sehr zurückgezogen. Auf die Frage nach ihrer Lebensqualität antwortet sie, ihre Situation sei keinesfalls angenehm, aber sie komme zurecht. Die Patientin hat keinerlei Krankheits- und Behandlungseinsicht und verwehrt sich wiederholt ausdrücklich und mit Inbrunst gegen einen Behandlungsversuch mit Antipsychotika. Sie ist ansonsten in einem altersentsprechend mäßigen Allgemeinzustand. Es besteht keine akute Eigen- oder Fremdgefährdung. An weiteren Erkrankungen besteht ein moderater Bluthochdruck unklarer Genese, den die Patientin aber nicht behandeln lassen möchte, da sie Ärzten und Medikamenten grundsätzlich misstraue. Sie vermutet auch hier eine Beteiligung an der Verschwörung. Aus denselben Gründen lasse sie sich nicht zahnärztlich behandeln, sie habe daher auch langjährige Zahnschmerzen durch unbehandelten Karies, die sie aber in Kauf nähme, obwohl sie feste Nahrung nicht mehr beschwerdefrei kauen könne.

18.1 Problemdarstellung

Ärzte werden in ihrem beruflichen Alltag häufig mit der Situation konfrontiert, dass Patienten aus verschiedensten Gründen eine empfohlene Behandlung ablehnen, selbst wenn ihnen dadurch gesundheitliche Nachteile zu entstehen drohen. Dies zu akzeptieren, entspricht unserem Verständnis vom Selbstbestimmungsrecht eines jeden Patienten und ist unumstritten. Ungleich schwieriger wird die Situation, wenn Ärzte entscheiden müssen, ob sie eine Behandlung vornehmen oder unterlassen sollen, ohne den Patienten nach seinem Willen fragen zu können, etwa wenn dieser nicht bei Bewusstsein ist oder aus anderen Gründen vorübergehend seinen Willen nicht äußern kann. Dies kommt mehr oder weniger häufig in fast allen medizinischen Disziplinen vor. Psychiatrisch tätige Ärzte dagegen werden zusätzlich mit dem noch mehr gravierenden Problem konfrontiert, eine medizinische Behandlung sogar gegen den erklärten Willen eines Patienten durchführen zu müssen. Diese Situation tritt außerhalb des psychiatrischen Fachgebietes nur selten auf und weist ihm dadurch einen gewissen Sonderstatus innerhalb der Medizin zu. Gegen den Willen des Patienten zu behandeln, ist eine schwerwiegende Entscheidung, hebt sie doch die Autonomie, die jede Person für sich einfordern kann, zumindest in Teilbereichen vorübergehend auf. Daher ist dies auch nur unter Erfüllung von gesetzlichen Normen möglich (s. Kap. 17). Daneben gibt es aber eine Vielzahl von relevanten Aspekten, die nicht von gesetzlichen Bestimmungen definiert werden, die aber für die Entscheidung, ob und welche Behandlung ohne oder sogar gegen den erklärten Willen eines Patienten erfolgen soll, von hoher Bedeutung sind. Diese sind medizinethischer und auch einfach behandlungspraktischer Natur, stellen aber in der Praxis eine wichtige Grundlage ärztlicher Entscheidungsfindung in diesem Problemfeld dar. Mit anderen Worten ausgedrückt: Die Entscheidung, ob der behandelnde Arzt überhaupt eine rechtliche Genehmigung für eine Behandlung anstreben sollte, ist mitunter ungleich schwieriger, als die rechtlichen Grundlagen für die Behandlung zu schaffen. Das bedeutet, in einem Fall wie dem oben geschilderten müssen 2 Fragen vom Arzt beantwortet werden:

- Gibt es für eine Behandlung gegen den Willen des Patienten eine gesetzliche Grundlage?
- Würde man im wohlverstandenen Interesse des Patienten handeln, wenn man diese gesetzliche Grundlage in Anspruch nehmen würde, oder wäre es eher im Sinne des Patienten, wenn man sie nicht in Anspruch nähme?

Nach PsychKG darf eine Unterbringung und Behandlung nur zur akuten Abwehr einer Gefährdung des Betroffenen selbst oder Dritter erfolgen. Eine Unterbringung nach Betreuungsrecht geht meist von einer weniger akuten Gefährdung aus, jedoch muss der langfristig entstehende Schaden für den Betroffenen zumindest erheblich sein. Die Antizipation dieses möglichen Schadens obliegt dem Arzt und verlangt mitunter fast seherische Fähigkeiten. Während in nahezu allen Bereichen der Medizin nach Vereinheitlichung von Therapieschemata und Konsensus gestrebt wird, existieren diese für grundlegende Therapieentscheidungen wie die der Einrichtung einer rechtlichen Betreuung zur Behandlung jedoch nicht. Zum einen liegt dies daran, dass eine zwangsweise Behandlung sowohl in der Öffentlichkeit, als auch in der Fachwelt mit kritischer Distanz betrachtet wird und dieses Thema daher selbst von Ärzten gerne gemieden wird. Zum zweiten liegt es daran, dass trotz einer definierten Gesetzeslage in der Praxis in vielen Fällen ein erheblicher Unsicherheitsbereich verbleibt, der nicht durch Gesetzesvorgaben beantwortet wird. In diesem Kapitel soll daher ein Vorgehen vorgeschlagen werden, anhand dessen es dem Arzt leichter möglich ist, eine Entscheidung in diesen Fragen treffen zu können. Soweit vorhanden, basiert dieser Algorithmus auf wissenschaftlichen Daten. Die Vorgehensweise soll anhand des eingangs dargestellten Fallbeispiels illustriert werden.

18.2 Vorgehen

Die erste entscheidende Frage, die Sie sich als behandelnder Arzt im Beispielfall stellen müssen, ist, ob eine unmittelbare Notwendigkeit oder Verpflichtung besteht, eine Behandlung einzuleiten oder nicht. Dass die Patientin an einer behandlungsbedürftigen Krankheit leidet, steht außer Frage. Es besteht jedoch bei dieser Patientin offensichtlich keine akute Eigen- oder Fremdgefährdung, d. h., es existiert keine Rechtsgrundlage, auf der man unter den beschriebenen Voraussetzungen zu einer *unmittelbaren* Behandlung gegen den Willen der Patientin gezwungen wäre. Das bedeutet, man würde die erste Frage mit einem »Nein« beantworten, denn es besteht keine *unmittelbare* Notwendigkeit oder Verpflichtung, die Erkrankung unverzüglich zu behandeln.
Als nächste Frage wäre jedoch zu beantworten, ob es dennoch angezeigt wäre, die rechtlichen Möglichkeiten für die Einleitung einer Behandlung zu schaffen. Man könnte hierzu nur das Betreuungsgesetz heranziehen und die Erweiterung der Betreuung für die Bereiche Aufenthalt und Heilbehandlung empfehlen, um auf diese Weise einen Behandlungsauftrag zu erwirken. Dies würde wahrscheinlich die Genehmigung durch das Gericht finden. Bevor jedoch diese rechtlichen Voraussetzungen überhaupt geprüft werden, müssen Sie die Entscheidung treffen, ob Sie es *im wohlverstandenen Interesse der Patientin* für indiziert halten, *die Genehmigung eines solchen Behandlungsversuches überhaupt anzuregen.*
Es würde den Rahmen dieses Buches sprengen, die ethischen Erwägungen aufzuführen, die die Frage erörtern, ob und in welchem Ausmaß ein Mensch ein grundsätzliches Recht auf eine psychiatrische Erkrankung hat oder ob im Gegenteil der Arzt, der nicht zumindest den Versuch macht, einen Patienten von seinen beeinträchtigenden psychiatrischen Symptomen zu befreien, diesem etwas vorenthält und eine Unterlassung begeht. Diese Fragen müssen und werden immer wieder diskutiert werden, jedoch entbinden sie den Arzt in der Klinik nicht, eine praktische Entscheidung zu treffen. Daher wurde in diesem Buch auf die umfassende Darstellung der ethischen Diskussion verzichtet. Wir wollen uns stattdessen auf die Entscheidungsfindung in solchen praxisrelevanten Situationen beschränken, wie sie das aufgeführte Fallbeispiel impliziert.
Es gibt keine absoluten Kriterien, jedoch dienen die folgenden Fragen als Hilfe, um zu einer Entscheidung für oder gegen eine Therapie zu kommen:

- Wie hoch wären die Chancen einer Symptomverbesserung im Falle einer Behandlung einzuschätzen? Gibt es hierzu Hinweise aus der bisherigen Krankengeschichte?
- Wie wäre – im Hinblick auf das psychische Wohlbefinden der Patientin – die zu erwartende aversive Erfahrung einer Behandlung gegen ihren erklärten Willen einzuschätzen im Vergleich zur Chance, eine günstige Beeinflussung der Symptome zu erreichen?
- Wenn man die Patientin gegen ihren Willen behandeln würde, wäre dann zu erwarten, dass sie nach Beendigung der stationären Behandlung ihrer Weiterbehandlung zustimmt und diese auch weiter unterstützt, bzw. welche Bedeutung hat eine Zwangsbehandlung für die Compliance gegenüber medizinischen Einrichtungen und Ärzten für die Zukunft?
- Wie lautet die Einschätzung, ob sich unter Berücksichtigung des bisherigen Krankheitsverlaufes bei einer weiter anhaltenden Nichtbehandlung weitere Nachteile für die Patientin ergeben?

Bei den Fragen geht es also im Wesentlichen um ein gegeneinander Abwägen der Parameter Einschätzung der Prognose, der aversiven Wirkung einer Behandlung, der Auswirkung einer Zwangsbehandlung auf die Compliance und der Nachteile bei Nichtbehandlung.

Tabelle 18-1 Prognostische Kriterien der Patientin im Fallbeispiel

Prognostisch günstige Kriterien	Prognostisch ungünstige Kriterien
• Die Tatsache, dass es sich um einen paranoiden Typus der Schizophrenie handelt • Die wahrscheinlich relativ späte Erstmanifestation • Das weibliche Geschlecht • Die geringen Negativsymptome • Die stabile finanzielle Situation	• Die wahrscheinlich sehr lange Dauer der Erkrankung • Der wahrscheinlich schleichende Beginn der Symptome • Die fehlende familiäre Bindung und Unterstützung

18.2.1 Prognoseeinschätzung

Um die Frage der Prognoseeinschätzung zu beantworten, können für die jeweilige spezifische Erkrankung allgemeingültige Prognosekriterien herangezogen werden, um eine Einschätzung abzugeben. Die für und gegen eine günstige Prognose sprechenden Faktoren in dem Fallbeispiel sind in Tabelle 18-1 aufgeführt. Jeder mag die einzelnen Kriterien unterschiedlich gewichten und daher zu einem unterschiedlichen Schluss kommen. Wichtig ist aber sicherlich die Überlegung, dass man unter den eben genannten prognostischen Einschätzungen der Patientin im Falle einer Freiwilligkeit sicherlich zu einem Behandlungsversuch geraten hätte.

18.2.2 Einschätzung der aversiven Wirkung einer Behandlung

Zu der aversiven Erfahrung und den Folgen für die Compliance im Falle einer Behandlung gegen den Willen des Patienten existieren in der Literatur sehr wenige Daten, sodass beide Fragen aufgrund der Studienlage nicht befriedigend beantwortet werden können. Einige Studien versuchten die Folgen von Zwangsunterbringung und -behandlung zu operationalisieren, indem sie untersuchten, ob Patienten, die zwangsbehandelt wurden, in der Folge Symptome einer posttraumatischen Belastungsstörung entwickelten (Meyer et al. 1999; Priebe et al. 1998). Es ließ sich aber keine statistisch signifikante Assoziation feststellen, es wurde im Gegenteil sogar diskutiert, ob die Daten eher ein Hinweis darauf sein könnten, dass die aufgetretenen Krankheitssymptome, wie z. B. Halluzinationen oder Wahnvorstellungen, von den Patienten als traumatischer erlebt wurden als die durchgeführte Zwangsbehandlung.

In einer Untersuchung von Smolka et al. (1997) wurde eine Gruppe von stationären Patienten, die zwangsbehandelt wurden (Untersuchungsgruppe), mit einer Gruppe von Patienten verglichen, bei denen keine Zwangsbehandlung nötig war (Kontrollgruppe). Beide Gruppen wurden während des gesamten Behandlungsverlaufes bezüglich ihrer Befindlichkeit und des Erlebens ihrer Behandlung befragt. Als Ergebnis wurde festgestellt, dass sich die Patienten der Untersuchungsgruppe vor und nach der stationären Behandlung als wesentlich weniger krank erlebten als die Kontrollgruppe. Das lässt sich plausibel als Ausdruck einer geringeren Krankheitseinsicht bei dieser Gruppe interpretieren, die sich offensichtlich im Verlauf der Behandlung nicht verbessern ließ. Wenig überraschend wurden die Zwangsmaßnahmen von den Patienten überwiegend abgelehnt, jedoch nahm die Behandlungszufriedenheit der Untersuchungsgruppe insgesamt im weiteren Behandlungsverlauf zu. Dies stimmt mit Befunden in der Literatur überein, dass das Urteil über die Behandlung offenbar umso positiver wird, je länger die Zwangsmaßnahme zurückliegt. Überraschend war der Befund, dass in der Untersuchungsgruppe am Ende 42 % der Patienten angaben, überhaupt nicht zwangsbehandelt worden zu sein, wohingegen aber immerhin 4 % der Kontrollgruppe, die tatsächlich nicht zwangsbehandelt wurde, angaben, einer Zwangsbehandlung unterworfen worden zu sein. Dieses Ergebnis impliziert noch ein weiteres Problem, dass nämlich Behandler und Patienten mitunter eine andere Wahrnehmung davon haben, was unter einer Zwangsbehandlung zu verstehen ist.

Einige neuere Untersuchungen fanden, dass die Tatsache, ob Zwangsbehandlungen während des stationären Aufenthaltes stattgefunden hatten oder nicht, sich nicht signifikant auf die Behandlungstreue der Patienten auswirkten; dies galt sowohl für kurzfristige (Steinert u. Schmid 2004), als auch längerfristige (1 Jahr) Nachuntersuchungen (Rain et al. 2003).

Aufgrund der bisherigen Literatur können wir die Fragen nach der aversiven Erfahrung und den Folgen für die Compliance wie folgt beantworten: Man kann sich bei seiner Entscheidung auf keine ausreichenden wissenschaftlichen Daten stützen, die nachweisen oder widerlegen, dass eine Zwangsbehandlung langfristige negative psychische Folgen für den Betroffenen bedeuten. Es ist bisher ferner nicht gelungen, nachzuweisen oder zu widerlegen, dass eine Zwangsbehandlung sich nachteilig auf die zukünftige Behandlungsbereitschaft des Patienten auswirken wird. Es ergeben sich jedoch Hinweise darauf, dass Zwangsbehandlungen von den Patienten sehr unterschiedlich erlebt werden. Dies macht deutlich, dass der Art der Durchführung einer Zwangsbehandlung wahrscheinlich eine herausragende Bedeutung zukommt. Wir gehen davon aus, dass eine für den Patienten transparente, wenn möglich vorher abgesprochene und v.a. in einer ruhigen und zugewandten Atmosphäre durchgeführte Behandlung das wichtigste Moment überhaupt ist, welches das psychische Befinden und damit auch den weiteren Behandlungserfolg des Patienten bestimmt.

18.2.3 Nachteile durch Nichtbehandlung

Es existieren keine Studien, die standardisiert untersucht haben, ob und welche Nachteile für Patienten entstehen, die sich nicht einer Behandlung unterzogen haben, weil sich die Folgen einer Nichtbehandlung sehr schwer operationalisieren lassen. Man kann die Abschätzung dieser Frage daher nicht wissenschaftlich, sondern allenfalls nur mit dem gesunden Menschenverstand durchführen. Um sich die Frage nach den Nachteilen einer Nichtbehandlung in dem Beispielfall zu beantworten, so muss man sich die sozialen und gesundheitlichen Folgen der Erkrankung für die Patientin vor Augen führen. Sie ist sicherlich in der glücklichen Lage, sich in einer guten und stabilen finanziellen Versorgungssituation zu befinden. Das heißt, von dieser Seite gibt es keinen Grund zur Sorge. Anders sieht es bei dem sonstigen Gesundheitszustand aus. Aufgrund der im Fall beschriebenen Situation besteht ein sanierungsbedürftiger Zahnstatus, der aber aufgrund der Wahnsymptomatik eher unbehandelt bleiben und sich verschlechtern wird. Dies könnte man schon aufgrund der Schmerzen und der zunehmend erschwerten Nahrungsaufnahme als mindestens in Zukunft problematisch erachten. Aber immerhin muss man keinen kurz- oder mittelfristig lebensbedrohlichen Zustand fürchten, und es gibt viele Menschen, die aus verschiedensten Gründen nicht den Zahnarzt aufsuchen und lieber Beschwerden in Kauf nehmen. Etwas anders dagegen sieht die kardiale Situation aus. Die Genese des Hypertonus ist nicht bekannt. Selbst wenn man einen eher günstigen Fall annehmen würde, so erhöht sich insbesondere in Anbetracht des Alters der Patientin in jedem Fall das Risiko von kardialen und vaskulären Komplikationen. Ein kurzfristiges Risiko ist nicht wahrscheinlich, ein mittelfristiges jedoch schon.

18.2.4 Konsequenz für die Therapieentscheidung

Wie der einzelne Arzt die einzelnen Fragen in diesem Kapitel beantwortet, mag unterschiedlich sein, und entsprechend könnte auch die daraus abgeleitete Therapieentscheidung im Fallbeispiel divergieren. Wir wollen auf diese Fragen keine Antwort vorgeben. Es stehen zur Zeit keine allgemeingültigen Algorithmen zu einer Entscheidungsfindung zur Verfügung, aber man wird bei Anwendung der am Anfang von Kapitel 18.2 aufgezählten Fragen zumindest in der Lage sein, sich selbst eine Meinung zu bilden und der Patientin (oder anderen Patienten sowie Angehörigen oder Betreuern) die Gründe zu erläutern, welche zu einer Entscheidung für oder gegen eine Behandlung führen.

Literatur

Meyer H, Taiminen T, Vuori T, Äijälä A, Helenius H. Posttraumatic stress disorder symptoms related to psychosis and acute involuntary hospitalization in schizophrenic and delusional patients. J Nerv Ment Dis 1999; 187(6): 343–52.

Priebe S, Broker M, Gunkel S. Involuntary admission and posttraumatic stress disorder symptoms in schizophrenia patients. Compr Psychiatry 1998; 186(7): 220–4.

Rain SD, Williams VF, Robbins PC. Perceived coercion at hospital admission and adherence to mental health treatment after discharge. Psychiatr Serv 2003; 54: 103–5.

Smolka M, Klimitz H, Scheruing B, Fähndrich E. Zwangsmaßnahmen in der Psychiatrie aus der Sicht der Patienten. Nervenarzt 1997; 68: 888–95.

Steinert T, Schmid P. Effect of voluntariness of participation in treatment on short-term outcome of inpatients with schizophrenia. Psychiatr Serv 2004; 55: 786–91.

19 Aggression und Deeskalation

Peter Neu

Fallbeispiel

Ein Patient mit einem akuten schizoaffektiven Syndrom wird von der Polizei in die Klinik gebracht. Der Patient hatte auf der Straße Passanten aufgrund psychotischer Symptome verkannt und daraufhin angegriffen. Diese verständigten die Polizei. Der Patient wird nach PsychKG und später Betreuungsgesetz gerichtlich in der Klinik untergebracht. Er weist in der Vorgeschichte bereits 3 psychiatrische Krankenhausaufenthalte auf. Im Rahmen einer dieser Aufenthalte war der Patient wegen schwerer Fremdaggressionen mehrere Tage fixiert worden.

Auf Station ist der 1,80 m große und 100 kg schwere Patient stark angespannt und deutlich psychotisch. Er hat keine Zigaretten bei sich, verlangt aber ständig, Rauchen zu können. Er läuft unruhig auf dem Stationsgang auf und ab, nimmt die angebotene orale Medikation aber nur teilweise ab. Immer wieder kommt es zu verbalen Aggressionen und Drohungen, weil der Patient andere Personen (Mitpatienten und Personal) im Rahmen seines psychotischen Erlebens verkennt.

Als therapeutische Maßnahme wird dem Patienten ein Einzelzimmer gegeben und mit ihm besprochen, dass er sich vorwiegend dort aufhalten soll, um eine Eskalation zu verhindern. Er wird regelmäßig in den Garten zum Rauchen begleitet und erhält von der Station Zigaretten. Als bis zum Abend die Situation trotzdem bedrohlich bleibt und Fremdaggressionen zunehmen, werden 8 Personen des Personals ins Zimmer des Patienten zusammengezogen. Er lässt sich daraufhin ohne Widerstand fixieren, nachdem ihm die Notwendigkeit erklärt wurde. Er erhält parenteral verabreichte Medikation. Am nächsten Morgen ist die Situation immer noch angespannt. Der Patient wird dennoch defixiert. Er nimmt jetzt nach ausführlichen Erklärungen die orale Medikation freiwillig ein und hat teilweise Krankheits- und Behandlungseinsicht. Nachdem ihm erklärt wurde, dass auf Station Gewalt nicht geduldet werden wird und dass er sich bei aufkommenden Aggressionen ins Zimmer oder in den Garten zurückziehen soll, erhält er 1 × pro Stunde allein Ausgang in den Klinikgarten zum Rauchen. Vorher wird ihm erklärt, dass bei Fernbleiben eine Fahndung eingeleitet würde. Diese Vorgehensweise wird über die nächsten Tage fortgeführt. Nach 2 Tagen ist der Patient compliant und nimmt die Medikation selbstständig ein. Er hat noch Krankheitssymptome, Aggressionen treten jedoch nicht mehr auf; eine weitere Fixierung ist seit der Aufnahme nicht notwendig.

Aggressionen sind ein Thema, über das nicht gern geredet wird, weil es geeignet ist, neue Vorurteile zu schaffen und alte zu schüren. Dennoch muss klar benannt werden, dass krankheitsbedingte Aggressionen zu einem gängigen Problem der Akutpsychiatrie gehören und dafür Lösungen gefunden werden müssen. Dass Kenntnisse und Fertigkeiten in diesem Bereich in der medizinischen Ausbildung nicht oder nicht hinreichend vermittelt werden, rächt sich spätestens im ersten Nachtdienst, wenn unerfahrene Dienstärzte mit dem Management von drohenden oder ausbrechenden Aggressionen oder Gewalt konfrontiert sind.

Es ist kein Zufall, dass sich nach und nach immer mehr Anbieter von Deeskalationsausbildungen und Selbstverteidigungskursen auf dem medizinischen Dienstleistungsmarkt etablieren. Bedarf hierfür ist mehr als vorhanden. Noch vor wenigen Jahren wäre es jedoch völlig undenkbar gewesen, eine offizielle Fortbildungsveranstaltung für Ärzte oder Pflegepersonal in diesem Bereich zu machen, weil sofort Vorwürfe mit Attributen wie »übergriffige Medizin« oder »Gefängnispsychiatrie« laut geworden wären. Aber nur wenn man dieses vorhandene Problem offen anspricht und als eine seltene, aber normale Facette einiger psychiatrischer Erkrankungen akzeptiert, kann man auch unvoreingenommen Lösungen finden, die das medizinische Personal schützen und gleichzeitig im Sinne einer optimalen Behandlung des Patienten wirken. In der Tat lassen sich aufkommende Aggressionen durchaus in vielen Fällen aus der individuellen Symptomatik des Patienten verstehen. Wenn medizinisches Personal diesen Symptomen mit der gleichen selbstverständlichen Empathie begegnet, wie es bei anderen Krankheitsbeschwerden geschieht, so können dagegen ebenso selbstverständlich professionelle Maßnahmen ergriffen werden wie bei anderen Beschwerdekomplexen.

19.1 Risikofaktoren von aggressivem Verhalten

Es gibt leider keine zuverlässigen Prädiktoren, die eine verlässliche Vorhersage von aggressivem Verhalten gestatten würden, obwohl es auf diesem Gebiet etliche Forschungsbemühungen gegeben hat und gibt. Nachfolgend sind diejenigen Faktoren aufgeführt, die in vielen Studien mit einem erhöhten Aggressionsrisiko assoziiert waren, ohne jedoch eine sichere Korrelation darzustellen: Aggressionen in der Vorgeschichte, Alkoholkonsum, Persönlichkeitsstörung, Positivsymptome, männliches Geschlecht und gestörter Serotoninmetabolismus.

19.1.1 Aggressionen in der Vorgeschichte

Sehr viele Studien kommen zu dem Schluss, dass Aggressionen in der Vorgeschichte (v.a. in Form von physischer Gewalt), bei früheren stationären Aufenthalten und kurz vor der aktuellen Aufnahme einen prädiktiven Wert für ein aktuelles Aggressionsrisiko haben. Eine Vorhersage von Gewalthandlungen bleibt jedoch selbst bei Vorliegen dieser Informationen trotzdem unsicher und kann auf einem nachvollziehbaren wissenschaftlichen Niveau nicht geleistet werden (Steinert 2002). Dennoch sollte es in jeder psychiatrischen Anamnese erfragt werden.

19.1.2 Alkoholkonsum

Statistisch lässt sich eine eindeutige konsistente Beziehung zwischen Alkoholkonsum und der Gefahr von aggressivem Verhalten belegen. Insbesondere eine Komorbidität mit Persönlichkeitsstörungen oder Schizophrenie potenzieren die Aggressionsgefahr zusätzlich. Allerdings muss betont werden, dass nicht alle Personen, die Alkohol konsumieren, aggressiv werden; in der Tat werden einige dagegen eher depressiv. Es hat umfangreiche Forschungsbemühungen gegeben, Unterteilungen von Patienten mit starkem Alkoholkonsum zu finden, die eine bessere Vorhersage erlauben. Die Ergebnisse sind jedoch noch nicht eindeutig. Vieles spricht allerdings dafür, dass Personen, die primär eine Störung der Impulskontrolle aufweisen, unter Alkoholeinfluss ebenfalls vermehrt aggressiv reagieren. Mit einer geringen Impulskontrolle ausgestattet sind eher diejenigen Personen, die selber unter anhaltend stressreichen sozialen Umgebungsfaktoren, wie z. B. Verlust der Bezugsperson oder eigenen Gewalterfahrungen, aufgewachsen sind (Fulwiler et al. 2005).

19.1.3 Persönlichkeitsstörung

Die größte Wahrscheinlichkeit von Impulsivität und Fremdaggressionen haben Persönlichkeitsstörungen des Cluster B nach DSM (antisoziale, narzisstische, histrionische und Borderline-Persönlichkeitsstörung; DSM = Diagnostic and Statistical Manual of Mental Disorders). In diesem Cluster stellt die antisoziale Persönlichkeitsstörung wiederum eine Untergruppe dar, die ein besonders hohes Aggressionspotenzial besitzt. Dies liegt schon in der typischen Symptomatik begründet, die durch Attribute wie fehlende Reue und Mitgefühl, Rücksichtslosigkeit sich und anderen gegenüber und der Unfähigkeit gekennzeichnet ist, sich an Normen anzupassen (Nouvion et al. 2007). In der klinischen Allgemeinpsychiatrie spielen Patienten mit dem Vollbild einer antisozialen Persönlichkeitsstörung normalerweise nur eine geringe Rolle, jedoch kann eine Komorbidität etwa zusammen mit einer Schizophrenie oder einer Alkoholkrankheit das klinische Bild wesentlich verschlechtern und die Gefahr von Aggressionen deutlich erhöhen (Putkonen et al. 2004).

19.1.4 Positivsymptome

Ein erhöhtes Risiko für Gewalttaten und Aggressionen bei Patienten, die an einer Schizophrenie leiden, ist klinisch und epidemiologisch gesichert. Über das genaue Ausmaß gibt es jedoch wenig konsistente Daten, weil verschiedene Studien sehr unterschiedliche beeinflussende Faktoren berücksichtigen. Eine gewisse prädiktive Wirkung können das Vorliegen und der Grad an Positivsymptomen wie Halluzinationen, Wahnwahrnehmungen oder Verfolgungswahn haben. Dies ist auch nachvollziehbar, da aus der subjektiven Sicht des Patienten eine Aggression in so einem Fall ein Akt der Selbstverteidigung ist. Daher sind häufig enge Bezugspersonen Ziele der Aggressionen, weil diese oft in die Symptomatik eingebunden werden. In der Klinik ist dann folgerichtig meist medizinisches Personal Ziel der Aggressionen. Hingegen reduzieren ausgeprägte Negativsymptome (wie auch das Vorliegen einer Major Depression) das Risiko von Gewalt und modulieren den Effekt von Positivsymptomen. Gewalt ist nur dann signifikant erhöht, wenn Negativsymptome insgesamt wenig vorliegen. Dies hat ebenfalls eine intuitive Plausibilität, denn es bedarf eines bestimmten Maßes an Initiative, Antrieb und sozialem Kontakt, um Gewalt ausüben zu können (Soyka u. Morhart-Klute 2002).

19.1.5 Männliches Geschlecht

In der Allgemeinbevölkerung ist männliches Geschlecht einer der konsistentesten Prädiktoren für aggressives Verhalten. Ferner begehen Männer einen Großteil der Gewalttaten in der Gesellschaft, unabhängig von dem Vorhandensein einer psychiatrischen Krankheit. Es drängt sich daher die Frage auf, ob das männliche Geschlechtshormon Testosteron eine aggressionsfördernde Wirkung hat. Bei Tieren ließ sich dieser Zusammenhang sicher nachweisen. Nach Studien an Vögeln mit einem monogamen Paarungsverhalten wurde die sogenannte Challenge-Hypothese formuliert, die besagt, dass sich bei männlichen Individuen kontextabhängige Anstiege des Testosteronspiegels nachweisen lassen, die mit Aggressionen assoziiert sind (Wingfield et al. 1990). Eine Übertragung dieser Befunde auf den Menschen lassen sich jedoch nur teilweise und in einer sehr viel schwächeren Assoziation nachweisen. Es scheint Hinweise darauf zu geben, dass Männer mit höheren Testosteronspiegeln gehäuft Verhaltensweisen zeigen, die mit Risikofreude, Impulsivität und Nonkonformität einhergehen. Die Assoziationen sind hier allerdings schwach (Archer 2006). Für Patienten in psychiatrischen Kliniken lässt sich ebenfalls keine klare Assoziation zwischen Geschlecht und Aggressionsgefahr nachweisen.

19.1.6 Gestörter Serotoninmetabolismus

Der Einfluss des Serotoninmetabolismus auf aggressives Verhalten erscheint für den Kliniker zunächst wenig relevant, weil für dessen Beurteilung relativ aufwendige apparative und labortechnische Diagnostik notwendig ist und diese Frage eher von theoretisch-wissenschaftlichem Interesse ist. Die Bedeutung des Serotoninsystems für Impulsivität und Aggressivität ist jedoch sehr groß und soll aus diesem Grund hier im Überblick Erwähnung finden. Das Serotonin trägt als wichtiger Neurotransmitter zum normalen Ablauf etlicher emotionaler Regulationen bei. Das Serotoninsystem respondiert zügig unter Stressbedingungen und stellt eine zentrale Schaltstelle für Afferenzen aus dem Frontalhirn bereit. Es spielt die wichtigste Rolle für inhibitorische Regulationen von impulsivem und aggressivem Verhalten. Es steht dabei mit anderen für die Stressregulation wichtigen Regelkreisen des Organismus in enger Wechselwirkung. Nach der neuronalen Signalübertragung wird das Serotonin mittels eines Serotonintransporter-Proteins aus dem synaptischen Spalt wieder dem präsynaptischen Neuron zur Verfügung gestellt und dort mithilfe der Monoaminoxidase A (MAO-A) letztendlich zu 5-Hydroxyindoleacetiacid (5-HIAA) metabolisiert. Es konnte konsistent in zahlreichen Studien gezeigt werden, dass Personen sowohl mit einer erhöhten Suizidgefahr, als auch einer erhöhten Neigung zur Fremdaggressivität verminderte Werte des 5-HIAA im Liquor aufweisen (Placidi et al. 2001). Dabei könnten der Serotonintransporter und die MAO-A eine Schlüsselrolle spielen, denn in einigen Studien konnten eine verminderte Verfügbarkeit des Serotonintransporters im anterioren cingulären Cortex von Personen mit erhöhter Impulsivität und Aggressivität, die ein erniedrigtes 5-HIAA aufwiesen, gezeigt werden (Frankle et al. 2005). Ebenfalls liegen Studien von MAO-A Allelen mit niedriger Aktivität bei Populationen mit aggressiven und antisozialen Verhaltensweisen vor (Craig 2007).

19.2 Vorbeugende Maßnahmen gegen Aggressionen

Wie in vielen anderen Bereichen auch gilt beim Aggressionsmanagement: *Vorbeugung ist besser als Schadensbegrenzung!* Wenn das Behandlerteam einer Akutstation sich der Schwierigkeiten und Fallstricke bewusst ist, die auftreten können, und im Vorfeld ein Arrangement schafft, das hilft, diesen frühzeitig zu begegnen, so ist dies die beste Möglichkeit für eine Patientenversorgung ohne oder zumindest mit nur wenigen Aggressionen.

Freundliche und empathische Haltung einnehmen: Schon in anderen Kapiteln wurde auf die Bedeutung der Milieugestaltung hingewiesen (s. Kap. 6.3.1). Auch im Bereich des Aggressionsmanagement kommt diesem Behandlungselement eine prominente Bedeutung zu. Den ersten und nachhaltigsten Eindruck, den ein Patient bekommt, wenn er neu auf eine Station aufgenommen wird, bestimmt das Personal der Station. Durch das Personal wird der Charakter und die Atmosphäre der Station determiniert, und zwar vom ersten Augenblick an. Dessen muss sich jeder bewusst sein, der auf einer Station arbeitet. Um eine Atmosphäre zu schaffen, die Aggressionen wenig Raum zugesteht, ist es notwendig, dass das Personal eine und empathische Haltung einnimmt. Dies ist um so wichtiger, als dass Patienten auf eine Akutstation meist in einer eher derangierten Verfassung kommen. Sie werden z. B. von der Feuerwehr oder Polizei oder von aufgeregten Verwandten gebracht und sind schon durch die Aufnahmeumstände in einem Erregungszustand. Meist haben sich die Patienten in der Zeit vor der Aufnahme unzureichend ernährt oder gepflegt und sind in einem schlechten Allgemeinzustand. Eine respekt- und verständnisvolle Haltung des Personals wirkt hier sofort deeskalierend.

Potenziell gefährliche Gegenstände sichern: Gleichzeitig ist es jedoch notwendig, potenziell gefährliche Gegenstände, die der Patient mit sich führen könnte, zu sichern. Wenn er mit der Polizei gebracht wird, muss der Patient von dieser Waffen, gefährlichen Gegenständen oder Ähnlichem untersucht worden sein. Trotzdem muss dies vom Stationspersonal noch einmal erfragt werden. Wenn der Patient noch nicht untersucht wurde, muss vom Personal darauf bestanden werden, dass dies durch die Polizei noch durchgeführt wird! Sollte ein Patient weniger akut z. B. von Verwandten gebracht werden, so erklärt die Person vom Behandlungsteam, die den Patienten in Empfang nimmt, die Situation und bittet, kurz im Beisein des Patienten die Sachen nach gefährlichen Gegenständen durchsuchen zu dürfen.

Aggressive Impulse erfragen: Selbst Fachpersonal hat häufig Hemmungen, Patienten nach Suizidimpulsen zu fragen, weil immer noch die Meinung verbreitet ist, dadurch solche Gedanken erst zu induzieren und dass außerdem diese Frage zu intim ist. Aus dem gleichen Grund besteht eine noch größere Hürde, nach aggressiven Impulsen zu fragen. Dies ist genau so unangemessen wie falsch. Nur wenn man ein Symptom offen anspricht, kann man entsprechend darauf reagieren. Es gibt keinerlei Hinweise, dass aggressives Verhalten durch Nachfragen ausgelöst wird. Daher gilt die wichtige Regel: Aggressive Impulse müssen erfragt werden, und zwar routinemäßig und wiederholt!

Grenzen setzen: Neben der eingangs dargestellten freundlichen und respektvollen Haltung gegenüber dem Patienten ist es jedoch auch gleichzeitig dringend notwendig, dass vom Behandlungsteam unmissverständlich signalisiert wird, dass Aggressionen in der Klinik keinesfalls geduldet werden. Dies muss auch gegenüber dem Patienten so klar und deutlich ausgesprochen werden, damit vorne herein Grenzen gesetzt werden. Häufig geäußerte Befürchtungen, dass durch Grenzsetzungen gerade Aggressionen induziert werden, sind nicht haltbar (Steinert 2002). Selbstverständlich ist hierbei aber auch das Gesamterscheinungsbild und die Art entscheidend, wie man als Behandler dem Patienten gegenüber auftritt. Aggression erzeugt Gegenaggression, d. h., Sie sollten dem Patienten ihrerseits nicht aggressiv gegenübertreten, selbst wenn Sie manches Mal durchaus aggressive Gefühle auf einen Patienten haben mögen. Das Gleiche gilt für z. B. Signale der Vorwürflichkeit; solche Haltung ist eher geeignet, eine angespannte Situation noch zu steigern.

Räumliche Enge vermeiden: Zu einer effektiven Milieutherapie gehört auch, dass die baulichen Gegebenheiten einer Klinik so gestaltet sind, dass sie eine Konzentrierung vieler Patienten auf engem Raum verhindern. Aggressionen entstehen sehr häufig dadurch, dass viele schwer Kranke auf einem engen Raum zusammen sind und sich gegenseitig weiter aufbringen und eine anfangs möglicherweise nur geringe Anspannung weiter eskaliert. Das Stationsteam einer Akutstation sollte daher eine solche Konstellation erkennen und z. B. Patienten auf andere Stationen verlegen, um so der Atmosphäre den Zündstoff zu nehmen.

Rückzug und Ausgang ermöglichen: Aus dem selben Grund muss eine Akutstation so gestaltet sein, dass Patienten die öglichkeit zum Rückzug haben. Dies wäre durch eine entsprechend großzügige Raumgestaltung zu erreichen (z. B. möglichst nur Ein- oder Zweibettzimmer), aber auch durch Regelung des Ausgangs. Die Behandlung auf einer Akutstation muss keinesfalls bedeuten, dass der Patient keinen Ausgang erhält. Im Gegenteil sollte angestrebt werden, dass kein Patient länger als 3 Tage dauerhaft auf Station verbleiben muss. Selbst ein Patient, der gerichtlich untergebracht ist, kann und sollte nach Einleitung einer effektiven Therapie zügig in Begleitung von Pflegepersonal in den Ausgang geschickt werden, und wenn es nur kurz zum Rauchen ist. Die Annahme, es sei viel zu risikoreich, Patienten nur wenige Tage nach Aufnahme die Station verlassen zu lassen, ist obsolet. Denn zu einer modernen und effektiven Behandlung gehört ein gestuftes Exponieren im Sinne eines Verlassens des Klinikgebäudes und ist darüber hinaus zum Verhindern von Gewalt und Aggressionen sehr gut geeignet. Dies impliziert, dass auf Akutstationen ein hohe Zahl an Pflegekräften gebraucht wird, da z.B. Einzelbegleitungen häufig notwendig sind. Dafür lässt sich aber eine deutliche Reduktion der Aggressionen mit allen medizinischen und ökonomischen Nachteilen (Ausfall von Mitarbeitern, Polizeieinsatz, Schäden an der Einrichtung) erreichen.

Körperliche Bewegung ermöglichen: Sportliche Bewegung erhält in der Psychiatrie aus verschiedensten Gründen einen immer höheren Stellenwert. Für die Aggressionsprävention bedeutet körperliche Bewegung einen Beitrag zum Spannungsabbau. In der Praxis sollten auch diejenigen Patienten, die die Station vorübergehend nicht verlassen dürfen, die Möglichkeiten der körperlichen Bewegung haben (z.B. Ergometer). Sobald der Zustand es zulässt, sollte der Zugang zu weiteren Bewegungsformen ermöglicht werden (Turnhallenbenutzung, Laufgruppe usw.).

Psychopathologie behandeln: Zu einer effektiven Therapie aggressiver Impulse gehört selbstverständlich in erster Linie auch die der zugrunde liegenden Psychopathologie. Eine spezifische Medikation, die Aggressionen gezielt therapiert, existiert zur Zeit noch nicht. Das einzige Medikament, dem aufgrund von Fallberichten, naturalistischen Studien und inzwischen auch randomisierten, doppelblinden, prospektiven Studien ein genuiner antiaggressiver Effekt bescheinigt wird, der über die bloße Behandlung psychotischer Symptome hinausgeht, ist das Clozapin (Krakowski et al. 2006). Über welche Mechanismen diese Wirksamkeit vermittelt wird, ist jedoch noch unklar. Es gibt auch noch keine Erkenntnisse darüber, ob auch Patienten mit Aggressionen vom Clozapin profitieren könnten, die nicht unter einer psychotischen Störung leiden.

Sich selbst schützen: Schließlich muss das Personal für Eigenschutz sorgen. Aufgrund von Gewalterfahrungen am Arbeitsplatz können Helfer sehr schnell selbst zum Patienten werden (s. Kap. 12.3.4). Falls Personal zum Ziel von Gewalt wurde, müssen von der Stations- und Klinikleitung Maßnahmen zur Verfügung gestellt werden, die signalisieren, dass niemand mit solchen Schwierigkeiten allein gelassen wird. Als Prävention solcher Ereignisse sollte für alle Mitarbeiter einer Akutstation eine Ausbildung in Deeskalations- und Selbstverteidigungstechniken zum Standard gehören. Es haben sich inzwischen einige Anbieter derartiger Seminare auf dem Markt etabliert, die von erfahrenen Mitarbeitern medizinischer Berufe durchgeführt werden und die ein Programm speziell für Klinikpersonal anbieten. Fertigkeiten in diesem Gebiet dienen der Stärkung der Zuversicht und des Selbstvertrauens bei den Mitarbeitern und tragen dazu bei, das Gefühl der Hilflosigkeit zu vermindern. Dadurch können sie in einer schwierigen Situation den Patienten sehr viel gelassener und damit deeskalierend gegenübertreten. Denn ein häufiger Begleiter des medizinischen Personals beim Umgang mit aggressiven Patienten ist die Angst. Die ist nur allzu verständlich, ist aber letztendlich einer optimalen Versorgung solchen Patientenklientels hinderlich. Angst hindert das medizinische Personal daran, entschlossen und besonnen zu handeln, sie verführt zu Vermeidung von notwendigen Maßnahmen oder im Gegenteil zu überschießenden Handlungen. Eine gute Kenntnis und ein sicherer Umgang mit Selbstschutzmaßnahmen und -fertigkeiten erlauben ein ruhiges und verhältnismäßiges Vorgehen im Sinne einer optimalen Patientenversorgung. Als weiterer wichtiger Aspekt des Eigenschutzes ist zu betonen, dass man sich bei dem Verdacht oder Anzeichen von Aggressionen nicht allein mit dem Patienten in einem Zimmer aufhalten sollte. Nur wer dies einmal selbst erlebt hat, kann ermessen, wie schnell einem der Fluchtweg zur Tür abgeschnitten sein kann, wenn man sich nicht vorher strategisch günstig im Raum platziert hat und der Patient urplötzlich aggressiv wird. Und nur wer dies einmal selbst erlebt hat, kennt das Gefühl absoluter Hilflosigkeit, wenn man in einem Raum bedrängt oder angegriffen wird und niemand von den Kollegen einen hören kann. Dem kann durch relativ einfache Maßnahmen und eine grundsätzliche Aufmerksamkeit für solche Situationen vorgebeugt werden. Ein Internetlink eines Anbieters von Selbstschutzmaßnahmen für medizinisches Personal ist am Ende dieses Kapitels verzeichnet.

Die zu beachtenden Punkte der Aggressionsprävention fassen wir wie folgt zusammen:

- Jeder neu aufgenommene Patient wird nach gefährlichen Gegenständen untersucht.
- Das Vorhandensein von aggressiven Impulsen wird wiederholt erfragt.
- Eine Konzentration schwieriger Patienten auf einer Station wird vermieden.
- Patienten mit Aggressionsgefahr wird die Möglichkeit zum Rückzug gegeben.
- Patienten wird die Möglichkeit zur körperlichen Bewegung geboten.
- Die psychopathologische Symptomatik wird effektiv behandelt.
- Das Personal nimmt grundsätzlich eine freundliche und ruhige Haltung ein.
- Verständnis und Empathie stehen neben klarer Grenzsetzung.
- Das Personal sorgt für den Eigenschutz.

19.3 Vorgehen bei ausbrechender Aggression

Im europäischen Vergleich finden sich sehr viele, teils deutlich unterschiedliche Arten, wie mit Aggressionen im klinisch-psychiatrischen Bereich umgegangen wird. Dies zeigt auch, dass gegen dieses Phänomen keine allgemeingültigen Mittel existieren und dass hier noch sehr viel Forschungsbedarf besteht. In vielen Ländern existieren auf den Akutstationen spezielle Räume (seclusion room), in welche die Patienten bei Ausbruch von Aggressionen gebracht werden. Diese Räume sind meist nur mit einer Matratze und einer Sitzgelegenheit, eventuell noch ein, zwei weiteren Möbelstücken ausgestattet, die keine kantigen Stellen haben, sodass die Gefahr, sich und andere zu verletzen, gering ist. Die Patienten sind außerdem von Reizen abgeschirmt, die Unruhe und Aggression fördern. Selbst wenn diese Art der Vorgehensweise in einigen Fällen empfehlenswert ist, so gibt es Situationen, wo sie nicht ausreichend oder angemessen sind. In einigen Krankheitszuständen sind Patienten so von ihrer Symptomatik gequält, dass eine Medizierung erfolgen muss, weil anders keine Erleichterung erfolgt. Außerdem kann sich ein psychomotorisch stark erregter Patient selbst in einem solchen Raum verletzen. In bestimmten Situationen aber kann ein solcher Raum ein wichtiges Element in einer Reihe von Behandlungsmöglichkeiten darstellen, und es ist daher sehr empfehlenswert, auf einer Akutstation eine solche Möglichkeit zu haben.

In einigen Ländern, z.B. in Großbritannien, werden keinerlei Fixierungen vorgenommen, sondern die Patienten werden im Bedarfsfall, etwa zu Medikation, nur festgehalten (physical restraint). Dies ist akzeptabel, erfordert aber relativ viel Personal und hat den Nachteil, dass das Personal dann im Falle einer nicht sofortigen Wirkung der Medikation die ganze Zeit den Patienten halten muss. Ob dies im Gegensatz zu einer Fixierung für den Patienten schonender ist, könnte lange und kontrovers diskutiert werden. Die in Deutschland im Falle von Aggressionen am meisten angewendete Maßnahme ist die Fixierung zur Medikation. Für was immer Sie sich auch entscheiden mögen, in jedem Fall sollten Sie die eigene präferierte Vorgehensweise nicht für die beste halten, sondern bereit sein, das eigene Prozedere immer wieder kritisch zu hinterfragen, zu verbessern und zu modifizieren. Die optimale Vorgehensweise bei ausbrechenden Aggressionen hängt letztendlich von den räumlichen und personellen Gegebenheiten ab. Ein allgemeiner Vorschlag ist:

- Patienten aus einer die Anspannung fördernden Situation herausführen,
- Bedarfsmedikation anbieten,
- ausreichend Personal zur Hilfe holen,
- dem Patienten nicht mehr allein gegenübertreten und
- medikamentöse Akuttherapie anwenden, gegebenenfalls fixieren.

Gleichgültig ob in einem separaten Raum oder dem Garten, dem Patienten sollten Sie immer die Möglichkeit des Rückzugs einräumen. Das Anbieten oraler Bedarfsmedikation ist empfehlenswert, da der Patient dann immer noch die Autonomie über seinen Zustand hat, gleichzeitig aber eine Besserung der auch für ihn unangenehmen Zustände in Aussicht ist. In einer solchen Situation sollten Sie dem Patienten nicht mehr allein gegenübertreten, sondern sollten medizinisches Personal mindestens in Sichtkontakt haben. Wenn dies nicht mehr ausreicht, sollten Sie den Patienten unter Hinzuziehung von ausreichendem Personal in ein Einzelzimmer bringen und dort medikamentös behandeln, notfalls auch mithilfe der Fixierung. Die empfohlene Vorgehensweise bei einer Fixierung ist in Kapitel 20 ausführlich beschrieben.

19.4 Messinstrumente aggressiven Verhaltens

Wie in anderen Bereichen auch, ist bei der Gewaltprävention das Bedürfnis nach objektiver Messbarkeit entstanden. In der Allgemeinpsychiatrie hat sich zur Einschätzung einer Vorhersage drohender Gewalt am meisten die »Brøset Violence Checklist« (BVC) durchgesetzt (Almvik et al. 2000). Dieses Instrument wurde zur Vorhersage von Gewaltpotenzial innerhalb der auf die Testdurchführung folgenden 24 Stunden entwickelt. Dabei werden 6 Verhaltensausprägungen (Verwirrtheit, Reizbarkeit, lärmendes Verhalten, verbale Drohungen, körperliche Drohungen oder Angriffe auf Gegenstände) auf ihr Vorhandensein eingeschätzt. Wenn bis zu 2 Verhaltensweisen vorhanden sind, wird das Aggressionspotenzial als moderat, ab 3 vorhandenen Verhaltensweisen als hoch eingeschätzt. Zwar erlaubt die BVC eine befriedigende kurz- bis mittelfristige Vorhersage aggressiven Verhaltens, übertrifft allerdings nicht die intuitiven Vorhersagen erfahrener Kliniker, sodass eine standardisierte Anwendung durchaus nicht in allen Kliniken durchgeführt wird.

Zur Dokumentation aggressiver Übergriffe für statistische Erfassungen hat sich in Europa die »Staff Observation Aggression Scale« (SOAS-R) durchgesetzt (Nijman u. Palmstierna 2002).

Literatur

Almvik R, Woods P, Rasmussen K. The Brøset Violence Checklist: sensitivity, specificity, and interrater reliability. J Interpers Violence 2000; 15: 1284–96.

Archer J. Testosterone and human aggression: an evaluation of the challenge hypothesis. Neurosci Biobehav Rev 2006; 30: 319–45.

Craig IW. The importance of stress and genetic variation in human aggression. BioEssays 2007; 29: 22–36.

Frankle WG, Lobardo I, New AS, Foddman M, Talbo PS, Huang Y, Hwang DR, M, Curry S, Abi-Dargham A, Laruelle M, Siever LJ. Brain Serotonin transporter distribution in subjects with impulsive aggressivity: a positron emission study with [^{11}C]McN 5652. Am J Psychiatry 2005; 162: 915–23.

Fulwiler C, Eckstine J, Kalsy S. Imulsive-aggressive traits, serotonin function, and alcohol-enhanced aggression. J Clin Pharmacol 2005; 45: 94–100.

Krakowski MI, Czobor P, Citrome L, Bark N, Cooper TB. Atypical antipsychotic agents in the treatment of violent patients with schizophrenia and schizoaffective disorder. Arch Gen Psychiatry 2006; 63: 622–9.

Nijman H, Palmstierna T. Measuring aggression with the staff observation aggression scale – revised. Acta Psychiatr Scand Suppl 2002; 412: 101–2.

Nouvion SO, Cherek DR, Lane SD, Tcheremissine OV, Lieving LM. Human proactive aggression: association with personality disorders and psychopathy. Aggressive Behav 2007; 33: 552–62.

Placidi GP, Oquendo MA, Malone KM, Huang YY, Ellis SP, Mann JJ. Aggressivity, suicide attempts, and depression: relationship to cerebrospinal fluid monoamine metabolite levels. Biol Psychiatry 2001; 50(10): 783–91.

Putkonen A, Kotilainen I, Joyal CC, Tiihonen J. Comorbid personality disorders andsubstance use disorders of mentally ill homicide offenders: a structured clinical study on dual and triple diagnoses. Schizophr Bull 2004; 30(1): 59–72.

Soyka M, Morhart-Klute V. Aggression und Straffälligkeit durch Gewalt bei Schizophrenien. Dtsch Med Wochenschr 2002; 127: 1708–12.

Steinert T. Gewalttätiges Verhalten von Patienten in Institutionen. Psychiatr Prax 2002; 29: 61–7.

Wingfield JC, Hegner RE, Dufty Jr. AM, Ball GF. The »challenge hypothesis«: theoretical implications for patterns of testosterone secretion, mating systems, and breeding strategies. Am Nat 1990; 136: 829–46.

Internet

http://www.iemas.org/seminars/medicine.htm (Deeskalation und Selbstverteidigung)

20 Fixierung

Peter Neu

Fallbeispiel
Ein 28-jähriger und 80 kg schwerer Patient wird aufgrund einer paranoiden Schizophrenie mit starkem Verfolgungs- und Beziehungserleben in die Klinik gebracht und nach Betreuungsgesetz untergebracht. Der Patient hatte im Vorfeld krankheitsbedingt verbale und auch körperliche Angriffe auf die Eltern verübt und seine Wohnungseinrichtung zerstört. Auf Station ist der Patient sehr erregt und zieht sich in den Aufenthaltsraum zurück. Er erhält zur Beruhigung Zigaretten und etwas zu Essen. In der folgenden Stunde wird er jedoch immer erregter und wirft vereinzelt mit Tassen und lässt sich vom betreuenden Pfleger nicht beruhigen, lehnt angebotene orale Medikation vehement ab und droht mit körperlicher Gewalt, sollte er nicht augenblicklich zu seinen Eltern gefahren werden. Der aufnehmende Arzt beschließt aufgrund dieser Situation, den Patienten zu medizieren. Das Pflegepersonal fordert daraufhin von anderen Stationen personelle Unterstützung an. Der Arzt sucht den Patienten im Tagesraum auf, um ihn weiter zu untersuchen und die Vorgehensweise zu besprechen. Nach wenigen Worten tritt der Patient nach dem Arzt und wirft einen Stuhl nach ihm. Das Pflegepersonal der Station, welches die Situation beobachtet hat, kommt zu Hilfe und ergreift den Patienten, der weiter heftig um sich schlägt. Von einer Schwesternschülerin wird das Fixierbett herbeigeholt und der Patient auf das Bett gelegt und fixiert. Danach wird er in ein leeres Einzelzimmer geschoben. Der Patient schreit weiterhin lauthals und stößt wilde Drohungen gegen das Personal aus und kündigt Vergeltung an. Er erhält 10 mg Diazepam und 5 mg Haloperidol i.v. und zusätzlich 75 mg Zuclopenthixol i.m. appliziert. Dazu muss er sogar unter der Fixierung festgehalten werden. Er wird daraufhin unter Betreuung vom Pflegepersonal im Zimmer allein gelassen. Nach 15 Minuten ist er eingeschlafen und nach 30 Minuten wird er wieder defixiert. Er schläft bis zum Abend. Dann steht er auf und nimmt Abendessen zu sich und legt sich danach wieder schlafen. Am nächsten Morgen begrüßt er den behandelnden Arzt bereits an der Stationstür und möchte mit ihm die weitere Ausgangsregelung besprechen.

Eine Fixierung ist eine Behandlungsmaßnahme, die als Ultima Ratio nur nach strenger Indikationsprüfung und unter Abwägung aller Vor- und Nachteile für den Patienten und seine Erkrankung durchgeführt werden darf. Die Fixierung kann notwendig sein zur Abwehr von Gefahr für den Patienten und seine Umgebung oder zur Einleitung einer notwendigen Behandlung, um längerfristigen Schaden vom Patienten abzuwenden. Keinesfalls aber darf die Fixierung der Bequemlichkeit des medizinischen Personals oder gar einer Maßregelung eines unbequemen Patienten dienen!
Für den Gesunden hat die Fixierung etwas sehr Martialisches und Übergriffiges, und daher nährt sie die negativen Vorurteile gegenüber der Psychiatrie. Wenngleich es ohne Zweifel richtig ist, dass die meisten Patienten diese Prozedur als unangenehm und aversiv empfinden, kann sie für viele Patienten – etwa während eines psychotischen Anspannungszustandes – durchaus auch eine immense Erleichterung bedeuten. Sehr häufig wird der Arzt zu seiner eigenen Verwunderung feststellen, dass der Patient, der sich noch eben heftig

gewehrt hat, nach der Fixierung entspannt und geradezu freundlich wirkt und die Medikamentengabe erleichtert entgegennimmt. Es kommt ferner vor, dass Patienten die Fixierung selbst erbitten, weil sie eine beginnende starke Erregung verspüren, von der sie glauben, sie nicht selbst kontrollieren zu können. Auch haben schon Patienten z.B. mit starken Ich-Störungen medizinisches Personal aufgefordert, sie zu fixieren, weil sie in diesem Moment den Eindruck hatten, der zerfließenden Körpergrenzen nicht anders Herr werden zu können. Aus dem eben Gesagten ergibt sich, dass der in der Psychiatrie tätige Arzt die Fixierung als das ansehen und auch einsetzen sollte, was es ist: eine medizinische Notfallmaßnahme!

Daher sollte auch die Entscheidung zur Fixierung wohl abgewogen, dann aber entschlossen und konsequent durchgeführt werden, weil die Aversivität für den Patienten besonders dadurch entsteht, dass entweder der Grund für ihn nicht ersichtlich ist oder die Durchführung desorganisiert erfolgt.

Die Situationen, die zu einer Fixierung führen, mögen sehr unterschiedlich sein. Häufig sind daher auch die Möglichkeiten der Vorbereitung sehr unterschiedlich. Bei einem Patienten, der z.B. in einem katatonen Zustand unvermittelt eine andere Person angreift oder die Einrichtung der Notaufnahme verwüstet, ist die Ausgangslage ungleich schwieriger als bei einem Patienten, der zwar unter starker Anspannung steht, aber nur auf dem Stationsgang auf und ab läuft.

Je besser ein Behandlungsteam in einen bestimmten Ablauf eingespielt ist, desto schonender kann die Maßnahme bei einem Patienten vorgenommen werden. Es sollte daher unbedingt bei einem festen Behandlungsteam eine Fixierung immer wieder durchgesprochen und v.a. geübt werden, damit jeder weiß, worauf es ankommt und worin seine Aufgaben bestehen.

! Merke
Eine Fixierung sollte regelmäßig mit dem gesamten Behandlungsteam geübt werden, damit sie so sicher und schonend wie möglich durchgeführt werden kann.

20.1 Durchführung einer Fixierung

Im Folgenden beschreiben wir die einzelnen Schritte einer für den Patienten möglichst schonenden Fixierung.

Abbildung 20-1 stellt die Schritte zusammenfassend dar.

Vorbereitung

Bevor die Fixierung erfolgt, sollte das Fixierbett überprüft werden. Es gibt verschiedene Systeme auf dem Markt, die mit unterschiedlichen Verschlüssen funktionieren. Diese Verschlüsse können z.B. Steck- oder Magnetknöpfe sein. Erfahrungsgemäß werden diese Verschlüsse in der Aufregung häufig vergessen. Überprüfen Sie daher vorher, dass die Verschlüsse griffbereit sind bzw. lassen Sie diese durch Pflegepersonal an die Beteiligten verteilen.

Entscheiden Sie vorher, welche Medikation zu verabreichen ist. Die Applikation wird üblicherweise parenteral sein. Welche Medikation infrage kommt, haben wir besonders im Kapitel 1, aber auch in den Kapiteln zu den speziellen Krankheitsbildern dargestellt. Lassen Sie die Medikation aufziehen und bereithalten.

Unterstützung holen

Rufen Sie soviel Personal wie möglich zusammen. Obwohl es sehr vorteilhaft ist, wenn man körperlich trainierte Personen darunter hat,

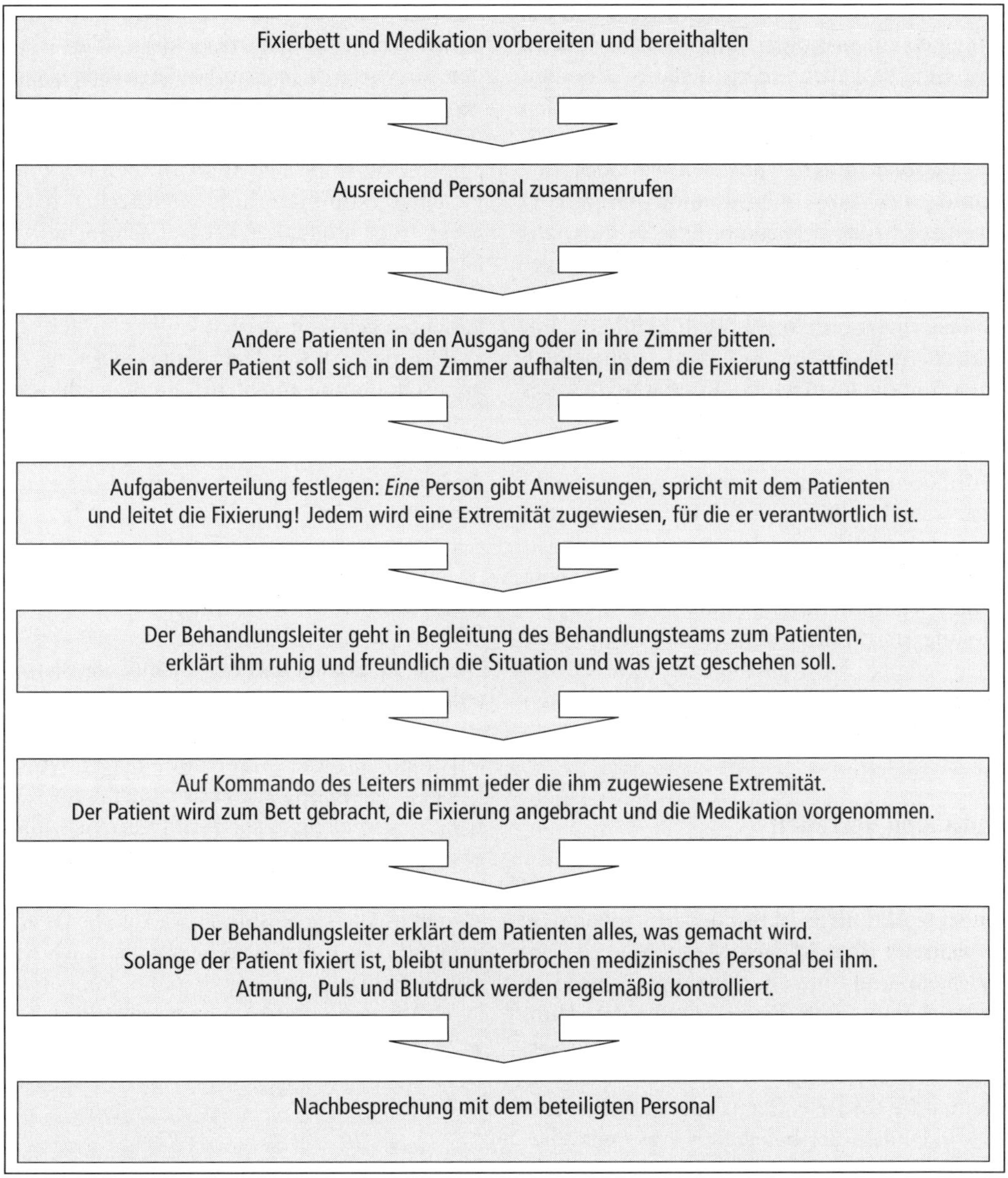

Abb. 20-1 Durchführung einer Fixierung

so erfüllt auch z. B. eine kleine und zierliche Person eine wichtige Funktion, weil der Patient häufig einfach durch den Anblick der »Übermacht« an medizinischem Personal sich der Behandlung ohne gewalttätigen Widerstand zuführen lässt.

Andere Patienten evakuieren

Der Stationsflur, das Zimmer, wo sich der Patient aufhält, oder die Notaufnahme sollte vorübergehend frei von anderen Patienten sein. Der Grund hierfür liegt nicht darin, dass man etwas verheimlichen will. Vielmehr sollen die Patienten einerseits geschützt werden, denn in den seltenen Fällen einer Eskalation könnten sie als Unbeteiligte unbeabsichtigt zu Schaden kommen. Andererseits könnten sie aber auch das Personal durch Unbedarftheit oder aufgrund einer durch die Situation induzierten eigenen Unruhe behindern. Es kam durchaus vor, dass ein unbeteiligter Patient im Angesicht der Akutsituation den Arzt gefragt hat, ob dieser jetzt für ein Gespräch Zeit hätte. Ein anderes Mal beschimpfte eine unbeteiligte Patientin die mangelnde Kooperativität des akut erregten Patienten und danach die Ärzte, dass sie nicht in der Lage wären, solches zu verhindern. Dem allem kann vorgebeugt werden, wenn die Patienten in ihre Zimmer oder – wenn möglich – in den Ausgang geschickt werden. Dass kein anderer Patient in dem Zimmer anwesend sein sollte, in dem die Fixierung stattfindet, versteht sich von selbst. Dies verlangt die Wahrung der Intimsphäre, aber soll auch eine Belastung der Patienten verhindern.

Aufgaben verteilen

Die wichtigste Grundregel lautet: Eine Person leitet die Aktion! Es ist fast unvermeidbar, dass es während einer solchen Maßnahme zu Turbulenzen und unvorhersehbaren Schwierigkeiten kommt. Der Leiter entscheidet dann, was getan wird. Das schlimmste Szenario, das man sich in einem solchen Fall vorstellen kann, wäre ein Diskutieren oder gar gegensinniges Handeln der beteiligten Personen. Dies wäre für die erfolgreiche Durchführung der Behandlung und für den Patienten fatal. Daher darf es nur eine Person geben, die die Anweisungen gibt und die dann auch das Wort an den Patienten richtet, ihm alles erklärt und mit ihm alles bespricht. Der Leiter der Gruppe ist jetzt der Kommunikationspartner des Patienten und niemand sonst!

Der Leiter nimmt vorher eine Aufgabenverteilung vor. Jede Person erhält eine Aufgabe, für die sie zu sorgen hat. Alle potenziell gefährlichen Körperteile müssen kontrolliert werden. So wird jede Extremität einer Person »zugeordnet«. Bedenken Sie auch, dass erregte Patienten beißen oder spucken können, d.h., eine Person sollte sich auch um den Kopf des Patienten kümmern und gleichzeitig dafür Sorge tragen, dass der Patient sich nicht verletzt. Denken Sie daran, ein Handtuch mitzuführen, das dann als »Spuckschutz« vor den Patienten gehalten werden kann. Um sich vor Verletzungen zu schützen, sollte jeder Einmalhandschuhe und möglichst einen geschlossenen Kittel tragen, Brillenträger sollten diese abnehmen, potenziell gefährliche Gegenstände wie Stifte sollten aus den Kitteltaschen entfernt werden.

Den Patienten informieren

Der Leiter, gefolgt von der Gruppe des Personals, geht nun zum Patienten und erklärt ihm ruhig und klar, was jetzt geschehen muss und dass man zu dieser Maßnahme berechtigt ist. Dabei ist es wichtig, dass er sich nicht auf Verhandlungen einlässt, sondern freundlich, aber bestimmt auf die Durchführung besteht. Einige Patienten versuchen diese Organisation zu stören, indem sie beispielsweise den Leiter ablehnen (»Mit Ihnen spreche ich nicht, ich will mit Frau Dr. X sprechen, dann kooperiere ich«). Wenn die Entscheidung einmal gefallen ist, so darf man sich darauf nicht mehr einlassen.

Fixieren

Meist wird sich der Patient im Angesicht des Personals der Behandlung fügen, und eine Fixierung ist dann in den überwiegenden Fällen gar nicht mehr nötig. Andernfalls gibt der Leiter die Anweisung an das Team, den Patienten zum Bett zu bringen. Es sollte vorher durchaus mehrmals geübt werden, dass das Team auf die Anweisung hin nicht zögert, sondern entschlossen vorgeht. Im einfachsten Fall wird der Patient nur an den Armen gefasst und zum Bett geführt. Im schwierigeren Fall wird man ihn zum Bett tragen müssen, daher sollte der Weg zum Fixierbett nicht zu weit sein. Es obliegt dem Leiter abzuschätzen, ob der zu erwartende Widerstand heftig sein wird. In diesem Falle sollte ein Teammitglied das Bett holen und in der Nähe aufstellen.

Wenn der Patient auf dem Bett liegt und fixiert wird, werden nicht alle Teammitglieder direkt neben dem Patienten stehen, sondern einige werden etwas im Hintergrund sein. Es ist wichtig, das Team dafür zu sensibilisieren, dass die im Hintergrund Stehenden für die Sicherheit derer verantwortlich sind, die am Patienten hantieren und damit ungeschützt sind. Jede Extremität sollte, wenn sie noch nicht fixiert ist, unter Kontrolle sein. Auch wenn die Extremitäten scheinbar ruhig liegen, sollten sie zumindest locker festgehalten werden. Sehr häufig kommt es vor, dass z. B. ein Bein kurzzeitig nicht unter Kontrolle ist und dieses dann mit voller Wucht ein Teammitglied trifft, das gerade mit einer anderen Extremität beschäftigt ist.

Während des gesamten Vorgehens und bei jedem einzelnen Schritt spricht der Teamleiter beruhigend zu dem Patienten und erklärt ihm alles, was als Nächstes geschieht, um die ohnehin vorhandene Angst nicht noch zu verstärken. Es obliegt in diesem Moment dem Teamleiter zu entscheiden, für wie kooperativ er den Patienten jetzt einschätzt. Es wäre möglich, dass der Patient nunmehr orale Medikation akzeptiert oder auch, dass er eine parenterale Applikation ohne Fixierung zulässt. Für diese Entscheidung gibt es keine allgemeingültigen Regeln, es hängt von der vorhergehenden Situation ab und wie sich der Patient verhalten hat. Wenn man sich überhaupt entschlossen hat, eine Fixierung zu beginnen, wird eine orale Medikation meist nicht ausreichend sein, zumal die Wirkung erst mit deutlicher Verzögerung einsetzt. Es ist aber möglich, dass die parenterale Medikation zumindest ohne eine Fixierung verabreicht werden kann.

Wenn die Fixierung zu Ende geführt und sicher beendet ist, sollte ein Teil des Teams den Raum verlassen, und nur noch wenige Personen sollten im Raum verbleiben, damit es für den Patienten nicht zu unangenehm ist. Dem Patienten wird dann die Medikation erklärt und appliziert. Wenn die Medikation i.m. verabreicht wird und hierzu beispielsweise die Hosen geöffnet werden müssen, sollte darauf geachtet werden, dass sich medizinisches Personal des jeweils anderen Geschlechts im Hintergrund hält, um bei dem Patienten kein unangenehmes Schamgefühl zu verursachen. Atmung, Puls und Blutdruck werden kontrolliert.

> **! Merke**
> Ein fixierter Patient darf keine Minute alleine gelassen werden!

Nachbetreuung

Der Leiter entscheidet und dokumentiert, wie lange die Fixierung zunächst zu bestehen hat. Danach bleibt üblicherweise nur noch eine Person zur Überwachung und weiteren Kontrolle der Kreislaufparameter bei dem Patienten. Sehr wichtig ist hierbei, dass in jeder Minute, in der ein Patient fixiert ist, Pflegepersonal anwesend sein muss, um im Notfall sofort Hilfe leisten oder holen zu können.

Mit jedem Patienten sollte außerdem jede Fixierung nachgesprochen werden. Da die Patienten durch Medikation zunächst einmal sediert sind, oder aber aufgrund der Tatsache einer stattgehabten Fixierung mit dem Arzt nicht sprechen wollen, sollte man erst einige Zeit verstreichen lassen. Wann der richtige Zeitpunkt ist, hängt von vielen Umständen ab, spätestens vor der Defixierung sollte jedoch ein Gespräch erfolgen. Darin sollte dem Patienten noch einmal klar gemacht werden, warum diese Maßnahme erfolgt ist und noch einmal darauf hingewiesen werden, dass dies einer Krankheitsbehandlung diente. Wiederum sollte die Haltung gegenüber dem Patienten nicht vorwürflich, sondern empathisch und respektvoll, aber deutlich sein.

Nachbesprechung mit dem Behandlungsteam (Debriefing)

Jede Zwangsmaßnahme findet unter unterschiedlichsten Voraussetzungen und Umständen statt. Es wird immer unvorsehbare Ereignisse oder Pannen geben, auf die kurzfristig reagiert werden muss. Je eingespielter und erfahrener ein Team ist, desto flexibler kann es auf Unvorhergesehenes reagieren. Daher sollte eine kurze Nachbesprechung einer Fixierung Standard sein. Dies dient dazu, Fehler frühzeitig zu erkennen, zu benennen und in Zukunft zu vermeiden. Was klappte gut, was weniger gut? Wie hat der Patient reagiert? Hätte man anders darauf eingehen sollen? Außerdem ist es für die psychische Verfassung der an der Fixierung beteiligten Mitarbeiter notwendig, über ihre eigenen Empfindungen sprechen zu können, denn eine solche Maßnahme belastet auch erfahrene Ärzte und Pflegekräfte selbst bei ausreichend langer Routine (s. Kap. 20.3).

20.2 Dokumentation

Wie in allen Notfallsituationen sind auch bei der Fixierung eine Dokumentation und Begründung der Maßnahmen von Wichtigkeit. Sie dient zum Schutz des Patienten, aber auch des anordnenden Arztes, denn es werden hier Grundrechte eingeschränkt. Die Dokumentation sollte ausführlich sein, die Maßnahme muss zudem noch einmal explizit schriftlich angeordnet werden, dasselbe gilt für die Defixierung. Die Angabe einer ungefähren Dauer ist nicht ausreichend. In den meisten Kliniken gibt es eigene vorgefertigte Protokollbögen, ansonsten muss die Dokumentation formlos erfolgen. Folgende Punkte sollte eine Dokumentation mindestens enthalten: Name und Geburtsdatum des Patienten, Tag und genauer Zeitpunkt der Fixierung sowie der Defixierung, Art der Fixierung, verabreichte Medikation, Grund der Fixierung, rechtliche Grundlage, Name und Unterschrift des anordnenden Arztes.

20.3 Psychische Belastung des Personals

Es darf nicht ignoriert werden, dass Fixierungen auch für das Personal eine große Belastung bedeuten. Dies ist nicht zuletzt deswegen der Fall, weil es intuitiv dem Selbstverständnis von helfenden und heilenden Berufen widerspricht. Sehr stark hängt dies auch davon ab, wie der Patient auf die Maßnahme reagiert. Es gibt 2 Extreme, die eine besondere Herausforderung an die eigene Psyche des Personals darstellen: In einem Fall wird der Patient, der eben möglicherweise noch bedrohlich und aggressiv war, höchst verzweifelt sein und heftig zu weinen beginnen. Dies ruft bei Pflegekräften und Ärzten das Gefühl hervor, selber herzlos und brutal zu sein. Es ist deshalb wichtig, sich klarzumachen,

- dass man das Für und Wider im konkreten Einzelfall abgewogen und die Entscheidung nicht leichtfertig getroffen hat,
- dass die Fixierung eine Maßnahme ist, um dem Patienten bei seinem Leiden zu helfen und die Behandlung seiner Krankheit so gut wie möglich durchführen zu können,
- dass in erster Linie die »Krankheit fixiert« wird, und nicht die Person des Patienten,
- dass eine zwar konsequente, aber dennoch empathische Durchführung einer Fixierung für den Patienten keinen nachhaltigen Schaden bewirkt.

Bedenken Sie: So paradox es im ersten Moment klingen mag, aber eine Fixierung ist ein Teil der therapeutischen Beziehungsgestaltung zwischen Arzt und Patient. Das bedeutet, dass der durchführende Arzt sie im Sinne des Arzt-Patient-

Verhältnisses positiv oder negativ gestalten kann. Es mag verwundern, ist aber häufige Erfahrung in der Praxis, dass die Patienten dem Arzt die Fixierung am nächsten Tag nicht persönlich übel nehmen, so sie denn mit der entsprechenden Empathie durchgeführt wurde.

Ein anderes Extrem bedeutet es, wenn der Patient in rasende Wut gerät und die an der Fixierung Beteiligten direkt als Person bedroht und ihnen »Rache« ankündigt. Man kann und will den Patienten während der Behandlung nicht daran hindern, sich zu äußern. Dabei kommt es aber vor, dass er an bestimmte Personen gezielte Drohungen ausstößt, die bis ins Mark gehen können. Gerade wenn man davon ausgeht, dass das Personal bereits vor und wahrscheinlich auch nach der Fixierung mit dem Patienten zu tun haben wird, kann dies sehr große Angst um die eigene Unversehrtheit auslösen. Um dem zu begegnen, sollten Sie wiederum folgende Punkte beachten:

- Wir haben es in der Allgemeinpsychiatrie normalerweise nicht mit forensischen Patienten zu tun, d.h., die Patienten haben keine Straftaten begangen. Dies ist keine Garantie, aber doch schon ein Hinweis auf eine andere Qualität der Gefährdung.
- Auch die Drohung wird eigentlich nicht vom Patienten ausgestoßen, sondern von seiner Krankheit! Wenn die Erkrankung erst einmal behandelt ist, sind die ausgestoßenen Drohungen Schall und Rauch. Die Krankheit wird aber nur dann gut behandelt werden können, wenn Sie sich nicht beeindrucken lassen, sondern konsequent das einmal eingeschlagene Prozedere zu Ende führen. Dazu wiederum ist es notwendig, dass Sie als Behandlerteam geschlossen auftreten.

20.4 Amtshilfe

Zweifelsohne begeben sich Ärzte und Pflegepersonal generell in Gefahr, wenn sie ihren Beruf ausüben. Besonders in der Akutpsychiatrie und speziell bei einer Fixierung lassen sich leichte körperliche Blessuren nicht immer ganz ausschließen. Diese Gefährdung kann aber so groß werden, dass sie nicht mehr von medizinischem Personal zu leisten und zu erwarten ist. In diesem Falle muss Amtshilfe bei der Polizei angefordert werden. Wann diese Schwelle überschritten ist, muss der Entscheidung des verantwortlichen Arztes obliegen. Es gibt durchaus Abteilungen, die sehr häufig die Polizei hinzurufen müssen, während andere versuchen, derartige Situationen nur im Ausnahmefall mithilfe der Polizei zu lösen. Dies hängt sehr vom Einzelfall ab, hier kann man keine allgemeingültigen Richtlinien angeben. Es sollte nur klar sein, dass sich der verantwortliche Arzt selbst ein Bild macht und danach unter Abwägung der bestehenden Umstände die Entscheidung trifft, ob er Amtshilfe anfordert oder nicht. Man muss bedenken, dass Polizisten meist keine oder wenig Erfahrung im Umgang mit psychiatrischen Patienten haben. Dies hat sicherlich zur Folge, dass Patienten eine solche Situation eher als sehr aversiv erleben werden. Daher sollte die Anforderung der Amtshilfe gut begründet sein und zu den Ausnahmen gehören. Sollte Amtshilfe angefordert werden müssen, ist es unbedingt notwendig, dass der verantwortliche Arzt vorher die Polizeibeamten mit dem Problem vertraut macht und ihnen die Situation erklärt. Dadurch wird sichergestellt, dass die Polizei mit dem Betroffenen wie mit einem Patienten umgeht, und nicht wie mit einem Straftäter. Wenn die Polizisten gut eingewiesen sind und sich als Unterstützung für eine medizinische Maßnahme verstehen, so kann meist durch ihre Anwesenheit eine Deeskalation erreicht werden, und die Situation wird für den Patienten nicht traumatisch. Das konkrete Vorgehen sollte ähnlich sein wie ohne polizeiliche Hilfe, nur dass die eigentliche Fixierung allein der Polizei obliegt. Die Vor- und Nachbetreuung des Patienten erfolgt dann genau wie bisher beschrieben.

21 Organisationsstrukturen auf der psychiatrischen Akutstation

Peter Neu

21.1 Die geschlossene Tür – eine Herausforderung für Patienten und Personal

Die Frage, ob eine Akutstation mit ständig geschlossener Tür vorgehalten werden sollte oder nicht, ist ein schon lange kontrovers diskutiertes Thema, und es konnte sich bisher keine allgemeingültige einhellige Meinung herausbilden. Sehr viele psychiatrische Kliniken hätten am liebsten gar keine geschlossene Tür, weil dies dem Image der Psychiatrie abträglich sein könnte. Es sollen daher die verschiedenen Möglichkeiten dargestellt werden, wie mit dem Status einer geschlossenen Station umgegangen werden kann. Jedoch wird selbstverständlich jede Klinik je nach Ausstattung und Organisation, Einzugsbereich und Patientenklientel unter Umständen einer anderen Lösung den Vorzug geben.

Es gibt 3 Möglichkeiten, den Status der Akutstation umzusetzen:

- Fakultativ geschlossene Stationen: Es gibt keine eigentliche Akutstation, sondern die peripheren Stationen der Klink werden bei Bedarf dazu umfunktioniert, und gegebenenfalls werden ihre Türen abgeschlossen.
- Offene Akutstation: Es gibt eine Akutstation, die Tür ist jedoch bis auf Ausnahmen nicht geschlossen. Stattdessen sitzt ein Mitglied des Pflegepersonals direkt neben der offenen Tür und kontrolliert diese.
- Geschlossene Akutstation: Die Akutstation hat eine geschlossene Tür. Wenn es die aktuelle Situation erlaubt, wird die Stationstür offen gelassen, und ein Mitglied des Pflegepersonals kontrolliert die Tür wie im zweitgenannten Fall.

Eine Akutstation sollte nicht mit einem Hochsicherheitstrakt verwechselt werden. Dies muss Richtern, Angehörigen und der Polizei immer wieder deutlich gemacht werden, weil es immer wieder Anlass zu Missverständnissen und Vorwürfen gibt. Unausgesprochen wird häufig erwartet, dass ein Patient auf einer Akutstation für eine gewisse Zeit sicherheitsverwahrt ist. Dies entspricht weder den Möglichkeiten, noch den Zielen einer Akutstation. Die Aufgabe der Akutstation ist es, schwer kranke Patienten vor ihrer Erkrankung zu schützen und sie rasch und effektiv zu behandeln.

Selbst wenn es selbstverständlich ist, dass man alles versucht, dies zu vermeiden, sollte man aber mit der Möglichkeit rechnen, dass Patienten die Station absprachewidrig verlassen können und dann unter Umständen gefahndet werden müssen. Es ist aber auch selbstverständlich, dass damit nicht leichtfertig umgegangen wird und Patienten, die z. B. als akut suizidal eingeschätzt werden, eine engmaschige Betreuung (sogenannte 1 : 1-Betreuung) erhalten, wobei eine Person rund um die Uhr bei dem Patienten bleibt. Daher gilt auch hier, dass jeder Patient individuell eingeschätzt und die Sicherheitsmaßnahmen entsprechend angesetzt werden müssen.

Insgesamt ist die Akutstation aber durchaus dem Dilemma ausgesetzt, dass einerseits eine engmaschige Betreuung und Überwachung garantiert werden, andererseits die Erkrankung effektiv behandelt werden soll. Um eine psychiatrische Behandlung aber effektiv zu gestalten, müssen die Patienten aktiviert und dem täglichen Leben dosiert ausgesetzt werden. Dies birgt ein gewisses Risiko, dass ein Patient nicht zurückkehrt, was dann die entsprechenden erforderlichen Handlungsmaßnahmen nach sich zieht, aber das ist der (kalkulierbare) Preis, der für eine moderne Therapie gezahlt wird.

Dasselbe Dilemma besteht für Patienten mit Aggressionen. Nicht selten verlangt es ein fortschrittliches Aggressionsmanagement, dass ein Patient der relativen Enge einer Station befreit wird, um Spannungen und Aggressionen abzubauen. Hierzu muss er z.B. in Begleitung von Pflegepersonal in den Klinikgarten gebracht werden. Das heißt, die stark überwachende Komponente der Akutstation muss vorübergehend durchlässiger gemacht werden, um eines akuten Syndroms Herr werden zu können.

Aus dem eben Gesagten ergibt sich, dass es keine wesentliche Rolle spielt, ob man sich für die oben genannte zweite oder dritte Variante des Status der Akutstation entscheidet, dies kann je nach personellen Möglichkeiten bestimmt werden. Es ist jedoch zu bedenken, dass über den Status der geschlossenen Tür mehr Aufhebens gemacht wird als eigentlich notwendig ist. Auch andere Intensivstationen, wie z.B. in der Kardiologie, haben geschlossene Türen. Hier würde keiner von Einschränkungen oder dergleichen sprechen, sondern es wird nur signalisiert, dass auf einer solchen Station Krankheitsbilder behandelt werden, die besonderer Maßnahmen bedürfen. Es ist viel ausschlaggebender, wie das Behandlungskonzept der Station gestaltet ist, und hier lautet unsere Empfehlung, eine gestufte, aber zügige Orientierung nach außen zu erreichen – dann wird die Frage des Zustandes der Tür eine nur noch relative.

Einige Kliniken geben dem Konzept den Vorzug, keine eigentliche Akutstation zu haben, sondern akute und weniger akute Patienten auf derselben Station zu behandeln, weil damit die schwerer Erkrankten von etwas mehr Normalität profitieren (Variante 1). Dies hat einiges für sich, man muss jedoch bedenken, dass in der Realität dann die Station fast immer wie eine Akutstation behandelt wird, man sie also auch von vornherein als solche einrichten kann. Ferner sagt die Erfahrung, dass sowohl die weniger schwer erkrankten Patienten unter diesem Zustand leiden, weil sie von den akuten Symptomen der Mitpatienten geängstigt sind, als auch die schwerer Erkrankten selbst, weil ihnen ihre Defizite immer wieder vor Augen geführt werden.

21.2 Rauchen

Fallbeispiel

Eine 32-jährige Patientin wird mit der Reexazerbation ihrer Schizophrenie vom desorganisierten Typus aufgenommen. Sie war unter regelmäßiger Medikation 3 Jahre lang gesundheitlich stabil gewesen und konnte in einer geschützten Werkstatt berufstätig sein. Sie hatte vor 6 Monaten ihre Medikation wegen Nebenwirkungen abgesetzt und kommt jetzt mit Halluzinationen, formalen Denkstörungen, Antriebsminderung und desorganisiertem Verhalten zur Behandlung in die Klinik. Sie hat keine Krankheits- und Behandlungseinsicht. Sie leidet zusätzlich an einem insulinpflichtigen juvenilen Diabetes mellitus. Sie hat in der letzten Zeit ihren Blutzucker nicht mehr regelmäßig kontrolliert und sich auch kein Insulin mehr gespritzt. Im Aufnahmegespräch werden ihr die Erkrankung und Therapiemöglichkeiten erläutert. Sie lehnt eine Behandlung inklusive der Insulingabe ab. Sie erklärt jedoch, sie sei Raucherin und müsse nur regelmäßig rauchen, dann werde alles wieder in Ordnung kommen. Im Verlauf der Behandlung ist es sehr schwer, die Patientin zu motivieren, an den verschiedenen Therapien teilzunehmen. Sie möchte morgens lange im Bett liegen bleiben und am liebsten nur zu den Mahlzeiten aufstehen. Sie besteht jedoch auf pünktliches und ausgiebiges Rauchen, wird dann auch deutlich aktiver, aber auch verbal aggressiv, wenn sie nicht sofort Rauchen darf, obwohl zeitgleich Therapien stattfinden sollen.

Es mag verwundern, dass auf das Thema Nicotinrauchen in einem eigenen Abschnitt eines Buches über Akutpsychiatrie eingegangen wird. Bei näherem Hinsehen hat es aber – für ein Krankenhaus im Allgemeinen und für die psychiatrische Akutstation im Speziellen – eine wichtige Bedeutung.

Dies wird immer von neuem offensichtlich, wenn zum Beispiel ein Patient, wie im Beispielfall dargestellt, neu auf die Akutstation aufgenommen wird. Sie werden unter Umständen bemerken, dass ein Patient sehr stark von seinen quälenden Krankheitssymptomen belastet wird und außerdem möglicherweise noch komorbide Erkrankungen aufweist und etliche soziale Probleme hat, die sein Leben erheblich beeinträchtigen. Das vordringlichste Problem, in das er seine Energien investiert, ist jedoch die Forderung nach ausreichend Zigaretten.

Man könnte etwas pointiert sagen, wenn die Patienten dieselbe Entschlossenheit und Energie, die sie in das Rauchen stecken, in andere Aktivitäten zu investieren in der Lage wären, dann wäre das Wiederherstellen einer beruflichen und sozialen Funktionalität um vieles leichter. Wenn man sich diesen Stellenwert klarmacht, den das Rauchen für das subjektive Wohlbefinden des Patienten hat, wird offensichtlich, dass es sowohl sich nachteilig auf den Heilungserfolg auswirken kann, aber auch therapeutisch genutzt werden kann.

Nicotinabhängigkeitssyndrom

Selbst wenn Nicotinrauchen zur allgemeinen Normalität gehört, kann dies nicht darüber hinwegtäuschen, dass es sich dabei um ein Abhängigkeitssyndrom mit den bekannten, vorwiegend langfristigen Folgen handelt. Es wird daher auch in allen Klassifikationssystemen unter Abhängigkeitssyndrome verschlüsselt. Das Nicotinabhängigkeitssyndrom sollte in einer Epikrise auch entsprechend aufgeführt und genannt werden.

Die Prävalenz von Nicotinabhängigkeit ist unter psychiatrisch Erkrankten deutlich höher als in der gesunden Allgemeinbevölkerung. Für die Schizophrenie wird in einigen Studien eine Rate von 90 % angegeben und ist damit sogar höher als z. B. bei der Depression oder der bipolaren affektiven Störung (Ucok et al. 2004). Die hohe Prävalenz von Rauchern z. B. unter schizophrenen Patienten trägt zur hohen Rate an koronarer Herzkrankheit und Osteoporose in dieser Erkrankungsgruppe bei (Hennekens et al. 2005).

Es wurde eine Reihe von Theorien aufgestellt, wie sich das vermehrte Rauchen bei psychiatrisch Erkrankten erklären ließe. Neben den allgemeinen psychischen Faktoren in einer stressreichen Krankheitsepisode wurde zum Beispiel für die Schizophrenie postuliert, dass Nicotinrauchen möglicherweise Nebenwirkungen bessert, die mit der Einnahme von Antipsychotika assoziiert sind, wie z. B. die Akathisie und kognitive Störungen (Kumari u. Postma 2005). Außerdem induziert Nicotinrauchen das Enzymsystem Zytochrom P450. Einige Antipsychotika werden auf diese Weise vermehrt metabolisiert (Haslema et al. 2006). Kürzliche Untersuchungen fanden, dass schizophrene Patienten unter Nicotingebrauch eine vermehrte Wachheit und Stimulation berichten als gesunde Personen, wohingegen Faktoren wie soziale Geselligkeit eine signifikant geringere Rolle spielt als bei Gesunden (Barr et al. 2008).

Es ist allgemeiner Konsensus, dass es nicht sinnvoll und geradezu unethisch ist, einem Patienten, der aufgrund einer psychischen Erkrankung stationär aufgenommen werden muss, zusätzlich die Belastung zumuten zu wollen, von seiner Nicotinabhängigkeit abstinent zu werden.

So wie bei anderweitig gesunden Rauchern in Zeiten vermehrten Stresses der Nicotingebrauch zunimmt, so gilt dies erst recht für psychisch Erkrankte: Der Konsum wird mit der Exazerbation der Erkrankung deutlich gesteigert.

Einbindung des Rauchens in ein gesamttherapeutisches Konzept

Trotz der verständnisvollen Haltung, die eine psychiatrische Klinik Patienten mit zusätzlicher Nicotinabhängigkeit entgegengebracht werden sollte, darf nicht vergessen werden, dass die Bestrebungen einer der Gesundheit verpflichteten medizinischen Institution dahin gehen müssen, das Nichtrauchen zu fördern. Es ist daher eigentlich selbstverständlich, dass eine allgemeine Rauchfreiheit für ein Klinikgebäude deklariert wird. Dass gleichzeitig Ausnahmefälle geschaffen werden müssen, ist ebenfalls selbstverständlich.

Wenn ein akut kranker und erregter Patient auf Station gebracht wird, so wird es mit Sicherheit zur Beruhigung und Deeskalation beitragen, wenn dem Patienten ermöglicht wird, sofort eine Zigarette zu rauchen. Da die Patienten häufig keine eigenen Zigaretten mitbringen, sollte von der Station unbedingt ein Zigarettenvorrat vorgehalten werden.

In der Folge sollte jedoch das Rauchen in ein gesamttherapeutisches behaviorales Behandlungskonzept eingebunden werden. Die Frage, die sich wiederum stellt, ist: Welches Verhalten soll auf der Akutstation gefördert und welches vermindert werden? Die Antworten, die im Zusammenhang mit Rauchen eine Rolle spielen, sind:

- Es soll der Antrieb gefördert werden.
- Es soll die Tagesstrukturierung gefördert werden.
- Es soll Anspannung vermindert werden.

Wenn die Patienten, wie es in früheren Zeiten der Fall war, auf Station rauchen können, wann immer sie wollen, wird es den oben formulierten Zielen, zumindest langfristig gesehen, entgegenwirken. Der Antrieb, nach draußen zu gehen oder irgend etwas anderes zu machen, wird sehr gering sein und die einzige Aktivität wird das Anzünden der Zigarette im Aufenthaltsraum sein. Die Zahl der gerauchten Zigaretten wird im Vergleich zum Normaldurchschnitt eher zunehmen als abnehmen.

Es hat sich daher sehr bewährt, feste Rauchzeiten zu etablieren, die zwar der Nicotinabhängigkeit und dem Wunsch nach Zigarettenrauch Rechnung trägt, aber gleichzeitig hilft, die Menge an täglich gerauchten Zigaretten nicht ausufern zu lassen und gleichzeitig einer Aktivierung zuträglich ist. Daher könnten etwa die folgenden Regeln hilfreich sein:

- Es kann 1 × pro Stunde geraucht werden.
- Das Rauchen auf Station ist prinzipiell nur den Patienten gestattet, die krankheitsbedingt keinen Ausgang haben. Dies wird auch nur 1 × jede Stunde ermöglicht. Es findet dann je nach räumlichen Möglichkeiten in einem eigens dafür vorgesehenen Raum oder im Tagesraum statt.
- Alle anderen Patienten müssen zum Rauchen in den Garten gehen. Für die Patienten, die nur Ausgang in Begleitung haben, wird jede Stunde eine Rauchergruppe in Begleitung von Pflegepersonal durchgeführt.
- Um diese Regeln besser durchsetzen zu können, werden Tabak und Feuerzeug beim Pflegepersonal abgegeben und bei Bedarf ausgehändigt.

Um dieses Vorgehen im Sinne eines Behandlungskonzepts einsetzbar zu machen, sind folgende Punkte sehr wichtig: Vonseiten des Behandlerteams sollte der stündliche Rauchgang pünktlich und regelmäßig bereitgestellt werden. Dies erfordert hohen personellen Aufwand, es ist aber wichtig, die »Rauchzeiten« nicht etwa nur unregelmäßig zu ermöglichen. Es muss für die Patienten berechenbar sein. Sie müssen sich darauf einstellen und vorbereiten können. Nur so hat es auch einen therapeutischen Nutzen. Daher sollten im Bedarfsfalle auch nachts »Rauchergruppen« nach draußen organisiert werden. Da viele Patienten krankheitsbedingt einen gestörten Schlaf oder Tag-Nacht-Rhythmus haben, hat die Nacht in vielerlei Hinsicht den gleichen Stellenwert wie der Tag. Im Idealfall hilft das Prozedere des organisierten Rauchens dabei,

- den Nicotinkonsum auf ein erträgliches Maß zu beschränken,

- eine Aktivierung nach draußen zu fördern und
- mit den Patienten eine Strukturierung zu üben.

21.3 Ausstattung und Behandlungsteam

Aus den Punkten, die in den vorhergehenden Kapiteln besprochen wurden, wird deutlich, dass eine Akutstation eine hoch spezialisierte Station ist, die mit einer großen Zahl von Schwierigkeiten und Herausforderungen fertig werden muss. Jede Spezialstation braucht eine besondere Ausstattung, damit sie ihren Aufgaben gerecht werden kann. Dies zu bagatellisieren oder zu leugnen würde an der Realität vorbeigehen und führt unweigerlich zu dem Zustand, den die psychiatrische Versorgungspolitik seit langer Zeit eigentlich bekämpft und von dem sogar vielfach behauptet wurde, er sei überwunden: die sogenannte »Drehtürpsychiatrie«, in der keine langfristige Stabilisierung oder gar Heilung mehr angestrebt werden kann, sondern nur noch einzelne Großfeuer kurzfristig eingedämmt werden. Die psychiatrische Station wird dann zur Verwahranstalt und gibt damit Vorurteilen gegen dieses Fach neue Nahrung. Eine moderne Humanmedizin, die diese Bezeichnung verdient, muss aber bereit sein, für eine Ausstattung ihrer psychiatrischen Akutstationen zu sorgen, die denen etwa der internistischen Intensivstationen vergleichbar sind. Es gibt keinen triftigen Grund, warum dies nicht durchführbar sein sollte. Psychische Erkrankungen sind häufig und spielen eine alltägliche Rolle in unserem Leben. Die Behauptung, es handele sich um ein Randproblem, trifft nicht zu.
Die folgenden Empfehlungen einer Ausstattung sind den verschiedenen Erfordernissen der einzelnen Erkrankungen geschuldet, die auf einer Akutstation behandelt werden. Wir gehen hier von einem Idealbild aus, deren auch nur teilweise Verwirklichung ein Plus in der modernen Krankenbehandlung bedeutet.

Rückzugsmöglichkeiten für Patienten

Alles, was eine Entspannung des Patienten fördert und Anspannung vermindert, sollte auf der Akutstation eingesetzt werden. Ein wesentliches Moment, das zu Anspannung führt, ist die Konzentration von vielen Menschen auf eingeschränkten Raum. Es sollte bei der Konzeptionierung einer Akutstation daher darauf geachtet werden, dass die Räumlichkeiten großzügig bemessen sind. Aus demselben Grund sollten auch möglichst nur Ein- oder Zweibettzimmer zur Verfügung stehen. Patienten, denen es schwer fällt, sich selbst zu kontrollieren, sollten nicht auch noch denselben Schwierigkeiten von mehreren Zimmernachbarn ausgesetzt sein.
Daher ist auch eine Gartenanlage wünschenswert, in welche die Patienten sich zurückziehen können. Um nicht zuviel Personal mit begleiteten Ausgängen zu binden, ist es wünschenswert, dass der Garten oder die Terrasse in die Gesamtanlage der Klinik integriert ist und möglichst abgegrenzt ist.

Separates Raucherzimmer

Wie bereits dargestellt hat das Nicotinrauchen für die Psychiatrie eine erhebliche Bedeutung. Es entspricht zwar einem modernen Behandlungskonzept, dass das Rauchen in einer Klinik zumindest nicht gefördert wird. Dennoch kann man das Rauchen den Patienten in einer schweren Erkrankungsphase nicht vorenthalten. Das Rauchen auf Station sollte aber die absolute Ausnahme darstellen und nur denjenigen Patienten vorbehalten sein, die aus verschiedensten Gründen die Station nicht verlassen können. Für solche Ausnahmefälle – und nur für diese – ist ein separates Raucherzimmer zu erwägen, um die Nichtraucher und gemeinschaftlich genutzten Räume zu schonen und außerdem dem inzwischen gesetzlich verankerten Nichtraucherschutz zu genügen.

Überwachungsmonitore

Es kommt bei einigen Erkrankungen wie z. B. Intoxikationen oder auch bei akutmedikamentösen Therapien vor, dass die Patienten stark sediert sind. Um hier eine optimale und sichere Versorgung zu gewährleisten, sind Kreislaufüberwachungsmonitore wünschenswert. Dadurch kann z. B. manches Mal verhindert werden, dass etwa alkoholintoxikierte Patienten auf eine Intensivstation zur Überwachung verlegt werden müssen (s. Kap. 7).

Ergotherapieraum auf Station

Akut erkrankte Patienten nehmen üblicherweise in den meisten Kliniken in der ersten Zeit ihrer Behandlung meist noch nicht an der Ergotherapie teil. Dies zum Teil, weil sie die anderen Teilnehmer bei der Therapie stören könnten, zum Teil, weil es einen großen personellen Aufwand bedeutet, einen Patienten während der Ergotherapie durch Pflegepersonal begleiten zu lassen. Dennoch ist es auch für akut erkrankte Patienten von Vorteil, ergotherapeutisch behandelt zu werden. Dies ist möglicherweise nur sehr rudimentär möglich, stellt aber dennoch bereits ein wichtiges Moment in einer modernen Therapie dar. So wie nach einem Schlaganfall zügig mit Krankengymnastik zur Wiederherstellung der funktionellen Fähigkeiten begonnen werden sollte, ist auch eine rasche Förderung von Alltagsfunktionen und allen Bereichen geistiger Funktionalität zu empfehlen, um die Langzeitprognose zu verbessern. Daher sollte auf Station die Möglichkeit bestehen, die Patienten ergotherapeutisch zu behandeln.

Bewegungsmöglichkeiten

Die Möglichkeiten zur leichten sportlichen Betätigung spielen in einer modernen Therapie psychiatrischer Erkrankungen in vielerlei Hinsicht eine wichtige Rolle. Zum einen gibt es mehr und mehr Evidenzen, dass viele psychiatrische Krankheiten per se das Risiko von Stoffwechsel und Herzkreislauferkrankungen erhöhen. Zum zweiten tragen etliche Psychopharmaka das Risiko in sich, ein metabolisches Syndrom zu fördern. Und schließlich ist sportliche Bewegung ein wichtiges Element des Spannungs- und Aggressionsabbaus. Daher sollten solche Möglichkeiten auf einer Akutstation geschaffen werden, damit auch die Patienten, die kurzfristig nicht die Station verlassen können, davon profitieren können.

Aggressionsraum

Es mag unterschiedliche Präferenzen und v.a. unterschiedliche Umstände geben, wie Patienten, die unter akuten Aggressionen leiden, therapiert werden (s. auch Kap. 19). Es ist aber dringend zu empfehlen, dass ein Zimmer für solche Fälle vorgehalten wird. Ob der Raum selbst so ausgestattet ist, dass er z. B. als Aggressionsraum dient (also keine Möbel oder sonstige Gegenstände mit harten Kanten enthält) oder ein normaler Raum mit einem Fixierbett ist, obliegt der grundsätzlichen Entscheidung der Stationsleitung. So oder so sollte es jedoch einen Notfallraum geben, der einer Aggressionsbehandlung vorbehalten ist. Nach unseren Erfahrungen ist es empfehlenswert, einen Aggressionsraum zu haben, in dem der Patient zwar separiert ist, sich aber frei bewegen kann, und zusätzlich einen weiteren Raum für fixierte Patienten. So kann die Entscheidung, welche therapeutische Maßnahme angewendet wird, individuell getroffen werden.

Personal

Ebenso wie Patienten der Rückzug ermöglicht werden muss, um Überforderung zu verhindern, so gilt dies genauso für das Personal. Die Belastung für Ärzte und Pflegepersonal auf einer psychiatrischen Akutstation ist immens. Wer einmal auf einer solchen Akutstation gearbeitet hat, der weiß, was es bedeutet, mitunter täglich verbalen Aggressionen ausgesetzt zu sein, die teilweise gezielt auf die eigene Person gerichtet sind. Er weiß ferner, was es bedeutet, während der gesamten Dienstzeit den ununterbrochenen und fordernden Nachfragen von Patienten nach mehr Taschengeld, Zigaretten oder Ausgang ausgesetzt zu sein. Er weiß schließlich, was es bedeutet, etwa in Nachtdiensten mit einer geringeren Anzahl an Personal eine angespannte Situation und drohende Gewalttätigkeiten beherrschen zu müssen.

Diese Situation ruft das Gefühl der Angst, Überforderung und Ohnmacht hervor. Es kann eigenes aggressives Verhalten induzieren. Dies ist wiederum weder förderlich für die Genesung der Patienten, noch für die Aufrechterhaltung der Gesundheit des Personals. Es muss daher konsequent darauf geachtet werden, dass das Personal Rückzugsmöglichkeiten sowie die Möglichkeit und sogar die Pflicht hat, Pausen einzuhalten und diese auch außerhalb der Station zu verbringen. Es ist ferner dafür zu plädieren, dass Rotationen auf Abteilungen mit anderen Schwerpunkten regelmäßig stattfinden. Bei Ärzten ist dies aufgrund des Katalogs der Facharztausbildung üblich, beim Pflegepersonal sollte es genauso selbstverständlich werden. Hier bestehen noch Defizite.

An personeller Ausstattung muss generell ein hoher Ärzte- und Pflegeschlüssel gefordert werden. Eine intensive Erkrankung erfordert eine höhere Personaldichte, als dies für andere Bereiche gilt. Jede Station sollte eine eigene Sozialarbeiterin, Ergotherapeutin und Bewegungs- bzw. Physiotherapeutin haben.

Die Empfehlungen und gewünschten Effekte der Ausstattung einer modernen Akutstation sind in Tabelle 21-1 zusammengefasst.

Tab. 21-1 Ausstattung einer modernen Akutstation

Ausstattung	Therapeutischer Effekt
Rückzugsmöglichkeiten für Patienten (Vermeidung von räumlicher Enge)	Verhinderung von Anspannung und Aggression
Einzel- oder Zweibettzimmer	Vermeidung von Anspannung und Überlastung der Patienten
Raucherzimmer separat vom Aufenthaltsraum	Entlastung des Personals, Schonung nichtrauchender Patienten
Bewegungsmöglichkeit (Boxsack, Ergometer usw.)	Spannungsabbau, ganzheitliche Behandlung, Prophylaxe bei Medikamentennebenwirkungen
Monitore für Überwachung der Kreislaufparameter	Optimale Versorgung von sedierten oder intoxikierten Patienten
Ergotherapieraum auf Station	Frühzeitige nichtmedikamentöse Therapiemöglichkeit
Garten	Frühzeitige Aktivierung
Aggressionsraum, Raum mit Fixierbett	Schonende und effektive Behandlung von Aggressionen
Pausenraum und Rückzugsmöglichkeit für Personal außerhalb der Station	Vorbeugung eines Burn-out-Syndroms beim Personal

Literatur

Barr AM, Procyshyn RM, Hui P, Johnson JL, Honer WG. Self-reported motivation to smoke in schizophrenia is related to antipsychotic drug treatment. Schizophr Res 2008. Epub 2008 Jan 4.

Haslema T, Eikeseth PH, Tanum L, Molden E, Refsum H. The effect of variable cigarette consumption on the interaction with clozapine and olanzapine. Eur J Clin Pharmacol 2006 Dec; 62(12): 1049–53.

Hennekens CH, Hennekens AR, Hollar D, Casey DE. Schizophrenia and increased risks of cardiovascular disease. Am Heart J 2005; 1115–21.

Kumari V, Postma P. Nicotine use in schizophrenia: the self medication hypotheses. Neurosci Biobehav Rev 2005; 1021–34.

Ucok A, Polat A, Bozkurt O, Meteris H. Cigarette smoking among patients with schizophrenia and bipolar disorders. Psychiatry Clin Neurosci 2004; 434–7.

Sachverzeichnis

L

M

sie durch die Erkrankung geraten ist, zunehmen werden. Dennoch ist die Rechtslage eindeutig: Eine Unterbringung nach PsychKG wird eher nicht erfolgen können, da eine akute Eigen- oder Fremdgefährdung nicht klar erkennbar ist. Es müsste also unbedingt eine Eilbetreuung erfolgen, die aber möglicherweise erst mit einigen Tagen Verzögerung gerichtlich beschlossen wird. Bis dahin müsste die Patientin auf Wunsch nach Hause geschickt werden.

Wenn hingegen die Entscheidung gefallen ist, dass eine Behandlung stationär erfolgen soll, und wenn die rechtlichen Voraussetzungen hierfür geschaffen wurden, geht es darum, ein **Behandlungskonzept**. Bei der Manie liegt, anders als bei z.B. depressiven oder schizophrenen Erkrankungen, der Schwerpunkt zumindest der Akutbehandlung eindeutig auf der medikamentösen Therapie. Zunächst sollten Sie dem Patienten den so dringend benötigten Schlaf ermöglichen und die Antriebssteigerung beherrschen.

Der Diagnose- und Entscheidungsalgorithmus ist noch einmal in Abbildung 9-1 zusammengefasst.

9.2 Medikamentöse Therapie

Für eine bessere Übersicht unterscheiden wir im Folgenden wieder zwischen parenteral und oral applizierbaren Substanzen. Tabelle 9-1 stellt die zugelassenen Substanzen für die Manie dar. Wir weisen auch hier nochmals darauf hin, dass die Besprechung der Psychopharmaka kein Lehrbuch der Psychopharmakologie ersetzen soll und keinen Anspruch auf Vollständigkeit erhebt, sondern sie beschränkt sich auf die Situation der Akutstation. Wenn eine Empfehlung für oder gegen eine Substanz ausgesprochen wird, bedeutet dies keine Bewertung für andere Indikationsgebiete außerhalb der Akutstation.

9.2.1 Parenteral applizierbare Substanzen

Typische Antipsychotika

Wir führen die typischen Antipsychotika hier nur kurz aus, weil deren Einsatz in der Manie zu den Ausnahmefällen gehören sollte. Früher zählten typische Antipsychotika zur Standardbehandlung der Manie, auch wenn keine psychotischen Symptome vorlagen. Dies ist heute obsolet. Patienten mit manischen Erkrankungen beschreiben die Wirkung von typischen Antipsychotika als sehr unangenehm, und es stehen heute besser verträgliche Mittel mit gleich guter Wirksamkeit zur Verfügung. Die einzige noch existierende Indikation von typischen Antipsychotika ist eine Manie mit psychotischen Symptomen, bei der gleichzeitig eine parenterale Behandlung notwendig ist. Einzig das unten aufgeführte Zuclopenthixol hat aufgrund der guten sedierenden und die Erregung hemmenden Eigenschaften seinen Einsatzbereich auch in nichtpsychotischen Krankheitsphasen.

◐ **Haloperidol i.m. oder i.v.:** ◐ *Dosierung:* Eine Tagesdosis von 5–15 mg sollte nur in begründeten Ausnahmefällen überschritten wer-

Tab. 9-1 Manie – Zulassungsstatus von Substanzen laut Fachinformation

	Akuttherapie	Phasenprophylaxe
Aripiprazol	+	+
Lithium	+	+
Zyprexa	+	+
Valproinsäure	+	+
Carbamazepin	–	+
Lamotrigin	–	–
Risperidon	+	–
Quetiapin	+	–
Ziprasidon	+	–

+ = zugelassen für die Indikation; – = nicht zugelassen für die Indikation nen, so etwas nicht zu brauchen, da sie ja nicht krank sind.

Wenn Sie sich einen befriedigenden Überblick über die Diagnose verschafft haben, gilt es wiederum zu **entscheiden**, ein Klinikaufenthalt und eine Behandlung auch gegen den Willen des Patienten ist oder nicht. Insbesondere bei leichter ausgeprägten Manien ist dies nicht immer einfach zu entscheiden. Zwar ist es im Allgemeinen offensichtlich, dass eine Krankheit vorliegt, aber dies impliziert nicht notwendigerweise, dass der Patient gegen seinen Willen im Krankenhaus bleiben muss. Selbst wenn einer Person dadurch Nachteile drohen, hat sie das Recht, sich gegen eine Behandlung zu entscheiden. Gerade bei einer Manie kann es sehr schwierig sein, die Nachteile, die einem Patienten durch die Erkrankung entstehen, zu quantifizieren, da die Grenzen zwischen exzentrischem und pathologischem Verhalten fließend sein können und die sozialen, finanziellen und persönlichen Folgen nicht immer klar abzuschätzen sind.

Sehr häufig wird man als Arzt vor der Situation stehen, dass z.B. die zu Recht verzweifelten Angehörigen massiv darauf drängen, eine Aufnahme und Behandlung durchzuführen, und mit Unverständnis und Empörung reagieren, wenn der Arzt den Patienten wieder nach Hause entlässt, weil die ärztlichen Entscheidungskriterien mitunter nun einmal andere sind als die der Angehörigen (zum Problem der medizinethischen Aspekte der Therapieentscheidung s. Kap. 18). In unserem Beispielfall fällt die Entscheidung für eine Behandlung relativ leicht, da die sozialen, beruflichen und finanziellen Schäden, die durch die Krankheit angerichtet werden, so ausgeprägt sind, dass man im Sinne der Patientin tätig werden muss.

Als nächsten Schritt müssen Sie allerdings zunächst wiederum die **Rechtsgrundlage** für eine Behandlung bzw. schaffen. Eine Unterbringung nach Psychischkrankengesetz (PsychKG) wird im Beispielfall nicht möglich sein, da eine akute Gefahr für Leib und Leben der Patientin oder ihrer Umgebung trotz der ausgeprägten Symptome nicht erkennbar ist. Es kommt daher nur ein Antrag auf Eilbetreuung nach Bürgerlichem Gesetzbuch (BGB) verbunden mit einem Behandlungsauftrag infrage. Dieser Antrag muss beim zuständigen Vormundschaftsgericht gestellt werden. Wir gehen auf die Details hierzu im Kapitel 17 ein. Gleichzeitig müssen Sie aufgrund der Rechtslage im vorliegenden Beispielfall aber zunächst einmal wieder kontraintuitiv handeln: Solange die Rechtsgrundlage nicht geschaffen ist, müssen Sie die Patientin, wenn sie dies verlangt, wieder nach Hause entlassen, obwohl absehbar ist, dass die Schwierigkeiten, in die

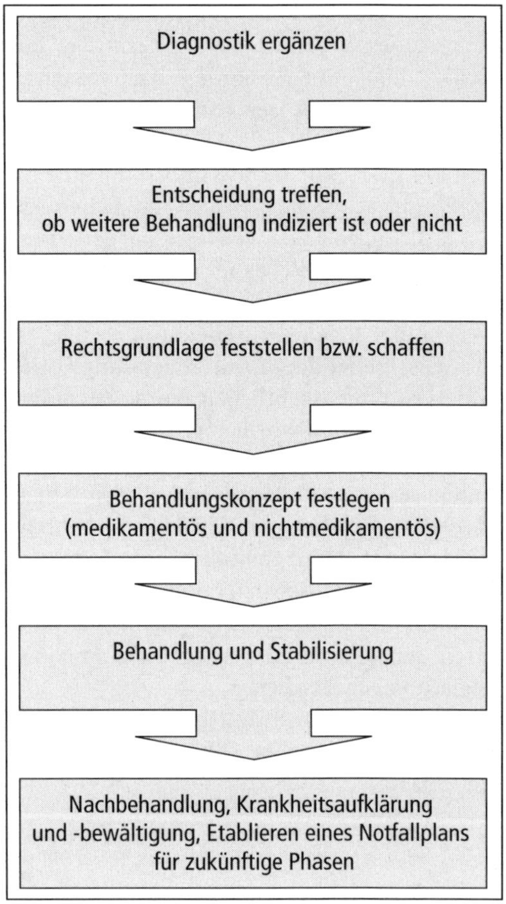

Abb. 9-1 Diagnose- und Entscheidungsalgorithmus bei der Manie